100일 레시피 시리즈

식도암 수술 전후 100일간의 식단

회복에서 식사 계획까지

호카무라 노부카즈 (의료 해설) · 마쓰바라 히로키(영양 해설) · 고스케 요코(레시피, 요리개발)

옮긴이
황진욱 고려대학교 안산병원 흉부외과 교수
하길매 성빈센트병원 외래 간호사
최보람 NYCHH Bellevue Hospital 간호사
김달님 고려대학교 안산병원 영양팀 주임영양사

의료해설 감수
김광택 (전) 고려대학교 의과대학 흉부외과 교수, 폐식도외과 · 고려대학교 명예교수
최영호 (전) 고려대학교 의과대학 흉부외과 교수, 폐식도외과 · 고려대학교 명예교수

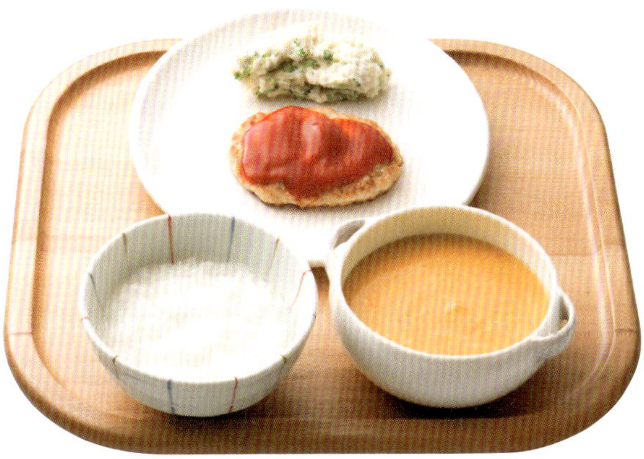

KU PRESS
고려대학교
출판문화원

Contents

옮긴이 서문

식도암 환자들을 위한 요리 실용서이자 식도암 입문서

황진욱
고려대학교 안산병원 흉부외과

저는 식도암을 수술하는 흉부외과 의사입니다. 저는 평소 환자를 진료하다가 우리나라 환자분들이 수술 전 항암방사선치료 중이나 수술 후에도 식사에 대해 제대로 된 교육을 받을 기회가 없다는 것이 무척 안타까웠습니다. 그래서 우리나라에도 식도 절제 수술을 받은 환자들을 위한 식단 및 식사 가이드북이 있으면 좋겠다고 생각했고, 우리나라보다 식도암 수술을 받는 환자들이 많은 일본에는 식도암 환자들을 위한 식사 가이드북이 있지 않을까라는 생각을 했습니다.

그러던 중 우연히 일본을 방문할 기회가 생겨 시내 서점을 들러, 《식도암 수술 전후 100일간의 식단食道がん 術前·術後の100日レシピ》이라는 책을 발견하고 만세를 불렀습니다. 하지만, 일본어를 심도 있게 공부해 본 적이 없는 저로서는 번역에 어려움이 있었습니다. 당시 부산에 있는 동남권 원자력 병원에 근무할 때였는데, 소화기내과 외래에 일본어를 전공한 하길매 간호사가 근무하고 있어 이분께 의료해설과 일부 레시피 번역을 부탁드렸습니다. 이후 병원을 옮겨 고려대학교 안산병원에서 내과 중환자실 최보람 간호사에게 레시피를 중심으로 번역을 부탁드렸습니다.

그리하여 출판을 고려대학교출판문화원에 제안을 하였고, 감사하게도 출판 결정을 해주셔서 이렇게 번듯한 책이 출판되게 되었습니다. 오직 환자를 위한 마음으로 번역에 힘써 주신 두 분 간호사 선생님들께 지면을 빌려 감사의 말씀을 드립니다.

이 책은 식도암 환자들을 위한 요리에 대한 실용서이며, 중간 중간 의학 칼럼을 삽입하여 식도암을 발생부터 진단, 항암방사선치료, 수술까지 일반인도 쉽게 이해할 수 있게 설명한 식도암 입문서입니다. 그러나, 일본이 우리나라와 같은 동양권이며 비슷한 식문화를 가지고 있다고 하더라도 식재료의 차이와 조리방법의 차이 등이 우리나라 독자들이 일식 레시피를 이해하기 어렵게 만드는 장애물이 되리라고 생각합니다. 다행히 평소 병원 영양지원팀의 위원으로 활동하며 연하곤란 환자 및 중환자실 환자의 영양처방을 담당하고 있는 고려대 안산병원 영양팀 김달님 영양사 선생님의 도움으로 레시피 분석 및 해설에 도움을 받게 되었습니다.

이 책을 통해 한국의 식도암 환자들이 수술 전, 수술 후 식사를 마련하고 식습관 재활에 많은 도움을 받을 수 있었으면 좋겠습니다.

책을 출판하기까지 많은 도움을 주신 고려대학교출판문화원 원장님과 편집실 여러 선생님들께 감사의 말씀을 드립니다. 또한, 감수를 맡아주신 고려대 병원 흉부외과 은사님이신 고려대 안암병원 김광택 교수님, 고려대 구로병원 최영호 교수님께 감사의 말씀을 올립니다.

끝으로 사랑하는 아내 정다운, 착한 딸 예나, 귀여운 아들 태오에게 미안한 마음과 고맙다는 말을 전하고 싶습니다.

새로 만들어진 식도를 능숙하게 사용하여, 먹는 즐거움을 되찾아 드립니다

호카무라 노부카즈 外村修一
국립 암연구센터 중앙병원 소화관종양과 식도외과

'무언가를 먹는다.' 건강할 때에는 누구라도 당연히 할 수 있는 일입니다. 따라서, 그것을 깊이 생각했던 적이 없을 것입니다. 그러나, 식도암에 걸리면 이 당연한 일이 힘들어지게 됩니다. 외래진찰을 받는 절반 정도의 분들이, '잘 먹을 수가 없다' '음식물이 막힌다'라고 말씀하십니다. 평소처럼 식사를 하기 어렵게 되고, 유동식으로 바꾸거나, 믹서에 갈아서 드시는 분들이 적지 않습니다. 체중이 많이 줄어드는 경우도 꽤 있습니다.

'먹는다'라는 것은, 살아있는 생물체에게 가장 중요한 행위이고, 무엇보다도 큰 즐거움일 것입니다. '먹을 수가 없다면, 살아있을 의미가 없다'라고 어떤 환자분은 말하기도 합니다. 식도암에 걸리게 되면 이 중요한 행위가 침해당하게 됩니다. 그것을 낫게 하기 위해 수술을 받지만, 수술은 처음의 상태로 되돌리는 것이 아닙니다. 수술에 따라, 새롭게 먹는 것이 어려워지기도 합니다. 특히, 증상이 없을 때 발견되어 수술을 받은 분은, 수술 후에 먹기가 어려워졌다고 느낄 것입니다.

저는 지금까지 식도암 수술을 수없이 많이 해왔습니다. 수술 전의 환자분들은 암을 치료하는 것으로 머릿속이 꽉 찹니다. 수술이 아무리 힘들어도 병이 나을 수 있다면 힘을 내보자라고 생각합니다. 수술은 하루에 끝이 납니다. 그러나, 정말로 힘이 드는 것은 수술이 끝나고 나서부터입니다. 저는 수술을 받을 환자분에게, 수술 전에 항상 '정말로 힘든 것은 퇴원하고 나서부터입니다'라고 설명합니다.

폐암과 유방암 수술에서는 '안 좋은 부분을 잘라내고', 위암과 대장암 수술에서는 '안 좋은 부분을 잘라내고 남은 부분을 이어주는 식'으로 수술이 행해집니다. 식도암 수술에서는 그렇게 하지 않습니다.

식도를 잘라내면 이을 수가 없기 때문에 다른 장기를 사용해 새로운 식도를 만들지 않으면 안 됩니다. 거기에 큰 차이점이 있습니다.

새로운 식도는 대부분의 경우, 위를 이용해 만듭니다. 그렇기 때문에 위의 기능을 잃게 됩니다. 수술로 경부(목부분)도 조작된다면, 그것만으로도 삼키기는 어려워집니다. 식도암 수술을 받게 되면, '먹는다'라고 하는 것이 조금 어려워지게 될 것입니다.

하지만, 수술 후의 먹기 어려움은 시간이 지나면서 단계적으로 좋아질 것입니다. 평생 지속되는 것이 아닙니다. 특히 힘이 드는 것은 수술 후 3개월, 약 100일간입니다. 이 시기를 잘 극복할 수 있다면, 먹는 것에 자신을 가질 수 있을 것입니다.

이 책은 지금부터 수술을 받으시게 될 분에게, 수술 후의 식생활을 가르쳐주는 참고가 될 것입니다. 이미 수술을 받으신 분에게는 현재의 괴로운 상황을 극복해 나가는 데 일조할 수 있다면 기쁘겠습니다.

서 장

치료를 시작하기 전에 알아두어야 할 것

식사 재활은 치료의 일환입니다

식도암은 수술 후에도 먹기 어려운 상황이 지속되지만,
그 시기에 어떻게 먹느냐가 회복력에도 크게 영향을 줍니다.
거기서 필요한 것은 자신의 몸 상태를 정확히 아는 것,
그리고 "먹는 힘"을 몸에 익히는 것입니다. 우선, 〈의료해설〉에서
식도의 역할과 치료에 따른 영향에 대해 알아보도록 하겠습니다.
그 다음 "먹는 힘"의 기초가 되는 정보에 대해서도 보시기 바랍니다.
한두 가지라도, "아! 그렇구나!"라고 납득할 만한 것이 있다면
그것이 힘이 되어 앞으로 나아갈 수 있을 것입니다.

의료해설 1

식도의 역할과 식도암

호카무라 노부카즈 外村修一

식도는 어떤 역할을 하고 있을까요?

식도는 인두(흔히 말하는, 목에 해당하는 부위입니다)와 위를 잇는 길이 25~30cm 정도의 긴 파이프와 같은 모양의 장기입니다. 위와 달리, 무언가를 분비하거나 음식물을 잘게 만든다거나 하는 특별한 기능은 없습니다. '목구멍만 넘기면 뜨거움을 잊는다'라는 말이 있듯이, 식도는 평소 느껴지지 않는 장기입니다.

식도의 가장 큰 역할은 입으로 들어간 음식물을 위까지 보내는 것입니다. 식도는 입에서 가까운 1/3 정도까지는 뇌의 명령에 의해 수축될 수 있습니다. 큰 덩어리를 삼켰을 때, 이 부분이 강하게 수축하여 음식물을 위장까지 보내게 됩니다. 이러한 기능 덕분에 물구나무를 선 상태에서도 먹은 음식물이 위까지 갈 수 있습니다.

목과 식도를 잇는 곳(식도 입구 부분), 식도와 위를 잇는 곳(식도, 위접합 부분)에는 역류를 방지하는 기능이 있습니다. 일단, 식도와 위에 들어온 음식물은 그것들의 연결부위의 움직임으로 역류하기 어렵게 되어 있습니다. 한창 식사를 하는 도중, 마루에 떨어뜨린 젓가락을 주우려고 엎드리더라도 음식물이 역류하지 않는 것은 이러한 기능 덕분입니다.

다시 말하지만, 식도의 중요한 기능은 음식물을 위까지 잘 전달하는 것입니다. 식도는 그 대부분이 가슴 속에 있습니다. 가슴 속에는 심장, 폐, 기관, 대동맥 등 생명에 특히 중요한 기능을 하는 장기가 모여 있습니다. 식도는 그 중앙을 지나고 있습니다.

그림1 식도의 위치

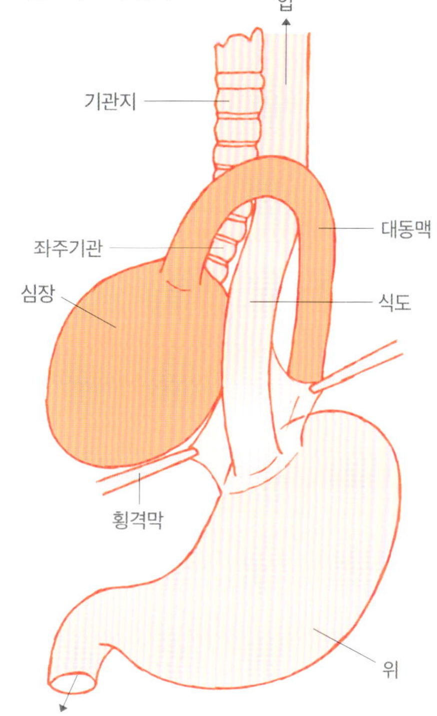

식도는 입에서 위를 이어주는 음식물이 지나가는 길
식도는, 인두와 위를 연결하는 장기이지만, 폐에 공기를 보내는 기관과 이웃해 있으며 심장에서 나오는 대동맥에 감겨 있습니다. 식도는 이렇게 생명에 중요한 장기와 근접해 있습니다.

만일, 식도에 구멍이 생겨 음식물이 주위로 샌다면 어떻게 될까요? 심장과 폐 주위에 더러운 것들이 쌓이고 그것이 원인이 되어 고열이 나고, 대부분의 경우 사망에 이르게 됩니다.

〈음식물을 새어나가지 않게 한다.〉 이것도 식도의 대단히 중요한 기능입니다.

식도암의 특징을 알려주세요

식도는 주위에 중요한 장기로 둘러싸여 있기 때문에 암이 커지면 이런 장기들에도 영향을 끼치게 됩니다. 암이 커져서 기도를 눌러 찌그러뜨리면, 질식하게 됩니다. 암 때문에 식도, 폐, 기관, 기관지가 통하게 되어버린다면, 나을 수 없는 폐렴으로 고통스러울 것입니다. 암 때문에 대동맥에 구멍이 생기면, 대량 출혈이 생겨 대개는 즉사하게 됩니다. 위암과 대장암은 이 점에서 식도암과 전혀 다릅니다. 진행성 식도암에서는 갑자기 상태가 나빠져 사망하는 경우가 지금도 적지 않습니다.

또한, 식도암은 매우 작은 단계에서부터 진행하는, 성질이 좋지 않은 암입니다. 점막 아래 지방조직까지 암이 침투한다면, 절반 정도에서는 임파선 전이가 확실하다고 판단됩니다. 이것이 진행성 암입니다. 식도 자체의 증상 없이도, 임파선과 간, 폐 등 그 밖의 장기로 전이되는 일도 적지 않습니다.

어떤 증상으로 식도암이라는 것을 알아챌 수 있을까요?

식도암으로 외래진찰을 받는 환자 중 절반 정도는 〈음식물이 걸린다〉고 호소합니다. 암이 생기면 식도가 좁아지기 때문에 음식물이 쉽게 걸리게 됩니다. 가장 많은 증상이지만, 이 증상이 생겨 진단받은 경우 대부분 진행된 암입니다. 식도암은 위암처럼 검진이 행해지고 있지 않기 때문에 현재도 외래진찰을 받는 환자의 절반 정도가 진행성 암입니다.

다음으로 많은 증상은 〈음식물이 가슴에 스며들어 아리다〉 〈뭔가 모르지만 이상한 기분이 든다〉라고 하는 대수롭지 않은 이물감입니다. 이 증상으로 진단받을 경우, 그다지 진행되지 않은 환자들이 많은 것 같습니다. 따라서, 평소에 없던 증상이 여러 차례 나타난다면, 만약을 위해 병원에서 진찰을 받아보는 것을 권해 드립니다.

조금 색다른 증상으로는 〈목이 쉰다〉라고 하는 증상이 있습니다. 목이 쉰다기보다 〈목소리가 쉽게 빠져나간다〉라고 하는 편이 더 정확할지도 모르겠습니다. 이것은 식도에 생긴 암만으로 생긴 증상은 아닙니다. 식도암은 임파선에 매우 전이되기 쉬운 성질이 있고, 전이된 임파선에 의해서도 이러한 증상은 생깁니다. 이 증상이 나타난 경우도 이미 진행성 암입니다.

수술을 하면 평소처럼 먹을 수 있게 됩니까?

식도암 수술에서는 식도를 대부분 절제합니다. 암이 생긴 위치에 따라 다르겠지만, 많은 경우 목 쪽의 식도 5cm 정도를 제외하고는 전부 절제하게 됩니다.

그리고 다른 장기를 사용해 새로운 식도를 만듭니다. 식도가 없어지기 때문에 당연히 식도가 해왔던 기능들을 잃게 됩니다. 게다가, 식도를 만들기 위해 사용되는 장기의 기능도 잃게 됩니다.

식도의 재건에는 많은 경우, 위가 사용됩니다. 그런 경우, 위는 남지만, 위의 기능은 사라지게 됩니다. 또한, 수술할 때 목까지 완전히 조작하면, 음식물을 삼키는 기능도 조금 나빠지게 됩니다.

식도암에서는 암을 치료하기 위해 위의 기능과 삼키

는 기능이 어느 정도 희생됩니다. 그 결과, 수술 후에는 일시적으로 〈거의 먹을 수 없다〉, 〈금새 배가 부르다〉, 〈사레가 쉽게 들린다〉와 같은 증상이 적지 않게 나타나게 됩니다.
그러나, 사람의 몸은 참으로 훌륭히 만들어져 있습니다. 병만 확실히 낫고 있다면, 증상도 반드시 좋아지게 될 것입니다. 특히 큰 손상을 입는 것은 위의 기능이지만, 수술을 하고 3개월 정도 경과하면 빠르게 회복됩니다. 아직 충분하지 않더라도 〈배가 고프게 되었다〉, 〈갑자기 먹을 수가 있게 되었다〉라는 말을 3개월이 지난 즈음부터는 하게 될 것입니다. 수술 후 100일간의 영양관리가 중요한 것은 바로 이 때문입니다.

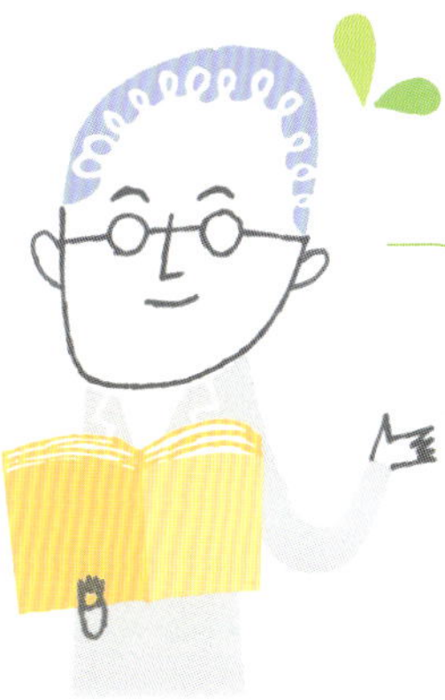

의료 칼럼

암세포 종류에 따라 다른 암의 성질

호카무라 노부카즈 外村修一

식도암이란 명칭은 암이 생긴 장소에 의해 붙은 것입니다. 그 외, 생겨난 암의 종류를 나타내는 단어가 있습니다.
일본인에서는 식도에 생기는 암의 90% 이상이 편평상피세포암이라 불리는 암입니다(역자 주: 한국인도 마찬가지입니다). 식도의 점막은 편평상피세포로 되어 있고, 그것이 암으로 변한 것입니다.
편평상피세포암 이외에는, 선암이 있습니다. 선암은 위와 대장에 잘 생기는 암입니다. 편평상피세포암 중에도 특수한 것으로, 편평상피세포암과 선암이 섞인 것(선편평상피세포암이라고 합니다)과, 유기저세포암 등이 있습니다.
특수한 암으로서, 암육종, 악성흑색종 소세포암 등이 생기는 경우가 있습니다. 악성흑색종과 소세포암은 특히 악성도가 높고, 치료를 하더라도 비교적 단기간에 사망하는 암입니다. 이런 종류의 암이 생겼을 때는, 수술보다도 항암제치료가 우선되는 경우도 있습니다.
암이라고 듣게 된다면, 어떤 종류의 암이 생겼을까도 확인해 주시기 바랍니다. 암의 종류에 따라서도 치료법이 다른 경우가 있기 때문입니다.

수술 전부터 수술 후 100일간의 경과와 지내는 법의 포인트

식도암 수술을 받는 사람의 식사요법은, 진단을 받고 수술을 기다리는 시기부터 시작합니다. 수술 후 100일간은 많은 분들에게 있어서 먹기 위한 준비 기간입니다. 본격적으로 먹을 수 있게 될 때까지는 아직 시간이 걸릴 것입니다. 우선, 그러한 회복까지의 거리를 머릿속 이미지로 그리고, 각각의 시기를 지내는 방법에 대해 파악해 봅시다.

진단 → PART 1 입원 전 (수술을 기다리기까지) → 수술 → PART 2 수술 후 (입원 중 1~2주간)

PART 1 입원 전 — 수술을 기다리기까지

잘 먹고 체력을 기르도록 합시다

수술 전에 적절한 체중과 영양섭취량을 유지하는 것은 수술 후의 경과에 영향을 줍니다. 충분한 영양을 섭취하기 위해서는, 자신에게 알맞은 에너지량을 섭취하는 것뿐만 아니라, 단백질 식품과 야채를 균형 있게 매일 섭취하는 것이 필요합니다. 고형물을 삼키기 어렵다거나 양을 충분히 섭취할 수 없는 분은 영양보조식품을 이용하면 좋을 것입니다. 식사와 음료를 먹고 사레들린다면 토로미(역주: 점도증강제)를 넣어서 먹어 보도록 합시다.

PART 2 수술 후 — 입원 중 1~2주간

입으로 먹는 연습을 합시다

입으로 충분한 양의 식사를 하기가 어려운 시기입니다. 입으로 먹는 것이 가능한지를 확인한 뒤 먹는 연습을 시작할 것입니다. 수술 후 회복을 위해 영양섭취를 충분히 하지 않으면 안 되기 때문에, 장루나 위루 등을 통해 보조적으로 영양제를 넣는 경우도 있습니다.

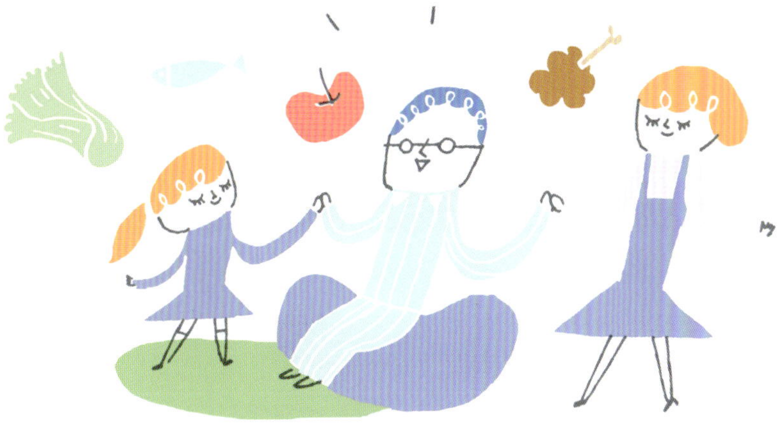

PART 2-1

수술 후

퇴원 후 1~2주간

PART 2-2

수술 후

퇴원 후 3개월까지

PART 3

수술 후

100일을 맞이하면서

안전하게 먹을 수 있는 방법을 찾아봅시다

아직 먹는 기능은 "연습운전"입니다. 새로운 식도와 위의 상태를 확인해 가면서, 자신에게 안전한 먹는 법을 찾아 무리가 되지 않는 양을 먹도록 합시다. 한 번에 많이 먹는 것은 금물입니다. 1일 5~6회로 나눠서 조금씩, 잘 씹어서, 천천히 먹도록 합시다.

새로운 몸과 천천히 친해져 봅시다

시간이 지날수록, 조금씩이나마 먹을 수 있게 될 것입니다. 그 흐름을 확실히 진행시키기 위해서라도 부지런히 먹고, 소화기관을 새로운 환경에 순응시키도록 합시다. 어느 정도 먹을 수 있게 된 사람도 아직 속도를 올리지 않는 편이 좋습니다. 조바심내지 말고, 천천히, 새로운 몸과 익숙해지도록 합시다.

먹을 수 있게 되어도 소량씩 자주 먹는 습관을 지켜줍니다

수술 후 3개월이 지나면, 위와 장이 새로운 환경에 순응해서 부드럽게 움직이게 되고, 계단을 오르는 것처럼 단계적으로 먹을 수 있는 양이 늘어날 것입니다. 단, 수술 후 6개월이 되어도 위의 배설기능은 좀처럼 회복되지 않기 때문에, 소량씩 자주 먹는 식사를 끈기있게 지속하도록 합시다. 6개월이 지나면, 많은 것들을 먹을 수 있게 되지만, 무리는 금물입니다.

식도암 수술 전후의 식이 포인트 8가지

포인트 해설 / 마쓰바라 히로키松原弘樹

POINT 1 한 입씩 한 입씩 꼭꼭 씹고 천천히 먹어요!!

수술 후 위는 본래의 기능을 잃습니다. 위의 첫 번째 기능은 음식물을 잘게 으깨서 걸쭉한 상태로 만드는 것입니다. 그 기능을 대신할 수 있는 것이 바로 잘 씹는 것입니다. 걸쭉한 상태가 될 때까지, 꼭꼭 잘 씹읍시다. 잘 씹기 위해서는, 입에 넣을 수 있는 양과 먹는 속도에도 신경을 써야 합니다. 조금씩 입에 넣고, 꼭꼭 씹고 삼켜서 입 안이 텅 비고 난 후에, 다음 한 입을 넣도록 하세요.

POINT 2 조금씩 나누어 먹어요!!

위는 잘게 으깬 음식물을 모아두었다가 조금씩 십이지장으로 배설하는 활동도 합니다. 수술 후에는 이러한 기능도 떨어지게 되는 데다가 위는 대롱처럼 늘어지고 좁은 공간에 자꾸 밀어 넣어지기 때문에, 부풀지도 못하고 놀랄 만큼 용량은 적어지게 됩니다. 거기에 지금까지와 같은 양을 들여보내다 보면, 오히려 역류해서 잘못 삼켜버릴 위험도 있습니다. 빨리 먹는 것도 금기입니다. 단숨에 먹으려고 하면 공기를 많이 들이 마시게 되므로 위에 들어갈 양은 더욱더 줄어들게 됩니다. 한 번에 먹을 수 있는 양이 한정되어 있으므로, 조금씩 나누어 먹도록 합시다.

POINT 3 소화가 잘 되는 식재료를 골라요!!

소화가 잘 안 되는 것은, 섬유질을 많이 함유한 재료와 소화기관에서의 정체 시간이 긴 성질을 가진 재료입니다. 소화가 잘 되는 것은, 섬유질과 지질이 적고 가열하면 부드러워지는 재료와, 씹으면 으깨어지기 쉽고 잘 풀려서 걸쭉해지기 쉬운 재료입니다.

단, 수술 후 시간이 지나서 위장의 기능이 회복된다면, 잘게 썰거나 부드럽게 익혀서 먹을 수 있는 식재료도 늘어날 것입니다.

18쪽의 표를 참고로, 자신의 소화능력을 잘 살펴보면서 골라봅시다.

POINT 4 금주, 금연을 목표로 합시다!!

식도 수술 후에는, 간 기능에 문제가 없는 한, 반드시 금주를 해야 하는 것만은 아닙니다. 단지, 적당량을 초과해 마시는 것은, 수술 후 회복을 촉진하고 재발을 방지하는 데 바람직하지는 않습니다. 식도암 환자분들은 장기간에 걸쳐 술을 마셔온 분들이 많은 것이 사실입니다. 참을 수 없이 마시고 싶은 경우는 의사로부터 적당량과 빈도에 관해 권고를 받도록 합시다. 담배는 백해무익입니다. 이번을 계기로 금연하시기를 권해 드립니다.

POINT

5 생활리듬을 조절합시다!!

규칙적인 식사를 하기 위해서는 생활리듬을 조절할 필요가 있습니다. 그 제일 첫걸음이 기상시간입니다. 가능한 매일 아침 같은 시간대에 일어나도록 합시다. 옷을 갈아입거나 세수를 하거나 하게 되면, 기분도 좋아지고 조금이나마 식욕도 생기게 됩니다. 맛있게 식사를 할 수 있고 없고는, 요리가 어떠한지 뿐만 아니라, 기분의 좋고 나쁨, 배변의 유무 등의 영향도 제법 있습니다. 배변리듬은 생활이나 식사리듬에 크게 좌우됩니다. 그런 의미로, 생활리듬을 조절하는 것이, 수술 후의 식사 재활을 증진시키는 기본이 된다고 해도 과언이 아니겠습니다.

POINT

6 1일 5식을 규칙적으로 잘 지켜요!!

매일, 정해진 시간에 식사를 하는 것은 위장의 부담을 덜어주고, 영양 공급과 대사를 원활히 하는 포인트입니다. 식도암 수술 후에는 식사를 조금씩 나누어 먹습니다만, 그런 경우도 가능한 매일 같은 시간대에 먹도록 합시다. 아침, 점심, 저녁 3끼를 1일 식사의 중심으로 하되 3끼로 부족한 양은 간식으로 돌려, 오전, 오후 2번의 간식을 먹도록 합니다. 아침과 저녁 식사 간격은 12시간이 이상적입니다. 그 사이에 균등하게 간식과 점심을 먹도록 하면, 거의 3시간 정도의 공복 시간이 있게 됩니다. 식욕이 없을 때에도 뭔가 조금이라도 입에 넣도록 하고, 다음 식사 시간까지 기다리도록 합시다. 그런 식으로 항상 일정한 시간에 식사를 하도록 하면, 위장에서 받아들이는 능력도 점점 생기게 되고 자연스레 정해진 시간에 식욕이 생기게 될 것입니다.

POINT

7 영양밸런스가 좋은 식사를 하도록 합시다!!

식욕이 없기 때문에, 〈죽에 장아찌〉, 〈우동〉으로 식사를 끝내는 것은 자주 있는 일입니다. 하루 이틀이라면 그렇다 치지만, 식도암 수술 후에는 식사를 충분히 할 수 없는 상태가 몇 달에 걸쳐 지속됩니다. 위의 용량이 적은 만큼, 영양가가 높은 식사를 하도록 신경써야 합니다. 죽이나 우동 등 곡물뿐 아니라, 고기와 생선, 계란 등의 단백질 식품과 비타민과 미네랄이 풍부한 야채를 첨가해서 주식, 주찬, 부찬을 고루 갖춰 먹도록 합시다. 계란과 녹색야채를 넣고 끓인 죽, 돼지고기와 배추를 넣고 푹 끓인 우동 등, 한 가지 음식이라도 많은 식재료를 첨가해 만드는 것으로 영양밸런스가 맞는 식사를 할 수가 있습니다.

POINT

8 식사는 편안하고 즐겁게 합시다!!

위는 제2의 심장이라 불릴 만큼, 기분 상태에 영향을 받기 쉬운 장기입니다. 장 또한 위 못지않게 예민한 장기입니다. 〈맛있다〉, 〈즐겁다〉라고 생각하면서 식사를 하게 되면, 혈액순환도 좋아지고 소화액도 충분히 나와 전반적인 운동능력도 활발해지게 됩니다. 먹고 싶은 음식은 먹고 싶은 만큼 먹을 수 없는 스트레스는 아무리 조바심을 내봐도, 좀처럼 해소가 되지 않습니다. 그렇다면 능숙하게 스트레스와 함께하는 방법을 몸에 익히는 것이 상책일 것입니다. 음악과 대화를 즐기면서 느긋한 기분으로 먹는 것이 이상적입니다. 회복되면 먹고 싶은 것, 가보고 싶은 곳, 하고 싶은 취미생활 등 밝고 긍정적인 화제를 찾아보도록 합시다. 앞으로의 일을 떠올리고 생각하는 것만으로도 기분전환이 될 것입니다.

하루에 섭취할 식품과 목표량

수술 후 회복력을 키우기 위해서는, 수술 후에 영양을 제대로 섭취하는 것이 중요합니다.
그와 함께, 수술 전에는 체중이 가능한 줄지 않도록 하여 체력을 유지하는 것도 중요합니다.
이제 와서 새삼 무엇을 해야 하느냐고 하실지도 모르지만, 늦지 않았습니다.
정확히 먹는 법을 실행하는 것으로, 수술 후 회복을 촉진하는 식사재활에도
효과가 나타나게 될 것입니다.

고루 갖추어야 할 5가지의 영양 그룹

수술 후에는 충분한 양을 섭취할 수 없는 시기가 올 것입니다. 부족한 양을 조금이나마 채우기 위해, 질이 좋은 식사를 할 필요가 있습니다. 질이 좋은 식사란, 필요한 영양소를 골고루 갖추는 것입니다.
다음 페이지에, 하루에 섭취할 식품과 양을 영양소별로 나누어 표시하였습니다.

탄수화물(당질), 지질, 단백질은 열량원이 되는 3대 영양소

탄수화물은 곡물, 감자, 과자류에 풍부하게 함유되어 있습니다. 중요하게 꼽고 싶은 것은, 산화가 잘되고 비타민과 미네랄도 함유하고 있는 곡물과 감자류입니다.
지질은 고열량(칼로리)이므로 효율적인 열량원입니다. 단독으로 섭취할 수 있는 것은 유지류이지만, 고기와 생선, 대두 제품 등의 단백질 식품, 계란, 유제품, 과자류 등에도 함유되어 있습니다.
단백질은 우리 몸의 재료로서도 중요합니다. 하루하루 세포의 신진대사에도 필요하기 때문에, 매일 일정량을 섭취하지 않으면 안 됩니다. 수술 후에는 특히 상처의 치유를 위해서도 필요하기 때문에 단백질이 부족해지지 않도록 해야 합니다. 단, 단백질만 많이 섭취하게 되고, 탄수화물과 지질이 적어지면, (단백질은) 몸의 재료가 되지 않고 열량으로 사용되어 버립니다. 각각의 양의 균형이 중요하다고 하겠습니다.

비타민과 무기질은 윤활유

비타민과 미네랄은 열량으로는 이용되지 않지만, 적은 양이라도 생리기능을 원활하게 하기 위해 빠져서는 안 됩니다. 이를테면 윤활유 같은 것입니다. 단백질이 체내에서 흡수, 분해되어 체단백질이 생성되는 데에도, 탄수화물과 지질이 연소하는 데에도 비타민, 미네랄의 도움이 필요합니다. 미네랄은 뼈와 혈액, 근육 등의 성분으로서도 중요한 기능을 맡고 있습니다.
비타민은 모두가 그렇고, 미네랄도 많은 수가, 부족 시 결핍증이 생깁니다. 현대의 식생활로는 영양소가 부족해지기 쉽기 때문에 주의해서 섭취할 필요가 있습니다.

자신에게 맞는 적정량은?

오른쪽(15쪽)의 표는 1일 1600kcal를 섭취할 경우의 식품량을 나타낸 것입니다.
열량의 제한을 받지 않는 분이라면, 체중의 30~35 정도의 값을 목표량으로 합니다.
아래에 보이는 것처럼, 체중 60kg의 사람이 하루에 섭취해야 할 열량은 1800~2000kcal입니다.

1일 섭취 열량(kcal) =
체중(kg)×30~35

(예)
1800~2000(kcal) =
60(kg)×30~35

단, 수술 후에는 체중이 줄거나 수개월간 식사를 충분히 할 수 없는 경우가 생기게 될 것입니다. 그때는 수술 후의 섭취열량은 1일 1600kcal를 목표로 합시다. 체격과 몸 상태에 따라 바뀌므로 병원의 영양사와 상담해 보면 좋을 것입니다.

1일 1600kcal의 식품과 목표량

목표로 할 섭취량이 1600kcal이든 1800kcal이든, 탄수화물과 지질 외에는 목표량이 크게 달라지지 않습니다. 단백질, 비타민, 미네랄은 성인에게 필요한 양이 거의 일정하기 때문입니다. 탄수화물과 지질은 주 열량원이 되기 때문에, 섭취량에 따라 가감할 것입니다. 실제로는, 자신의 체중 증감을 목표로 하여, 식욕에 따라 조정하면 되겠습니다.
주목해야 할 것은 단백질, 비타민, 미네랄을 섭취하기 위한 식품과 목표량입니다. 이것을 보고, 고기와 생선은 이 정도만으로 괜찮을까, 야채가 매 식사마다 이렇게나 많이 필요한 걸까, 라고 생각이 들진 않으셨습니까? 그것이 올바른 먹는 법을 익히는 출발점입니다.

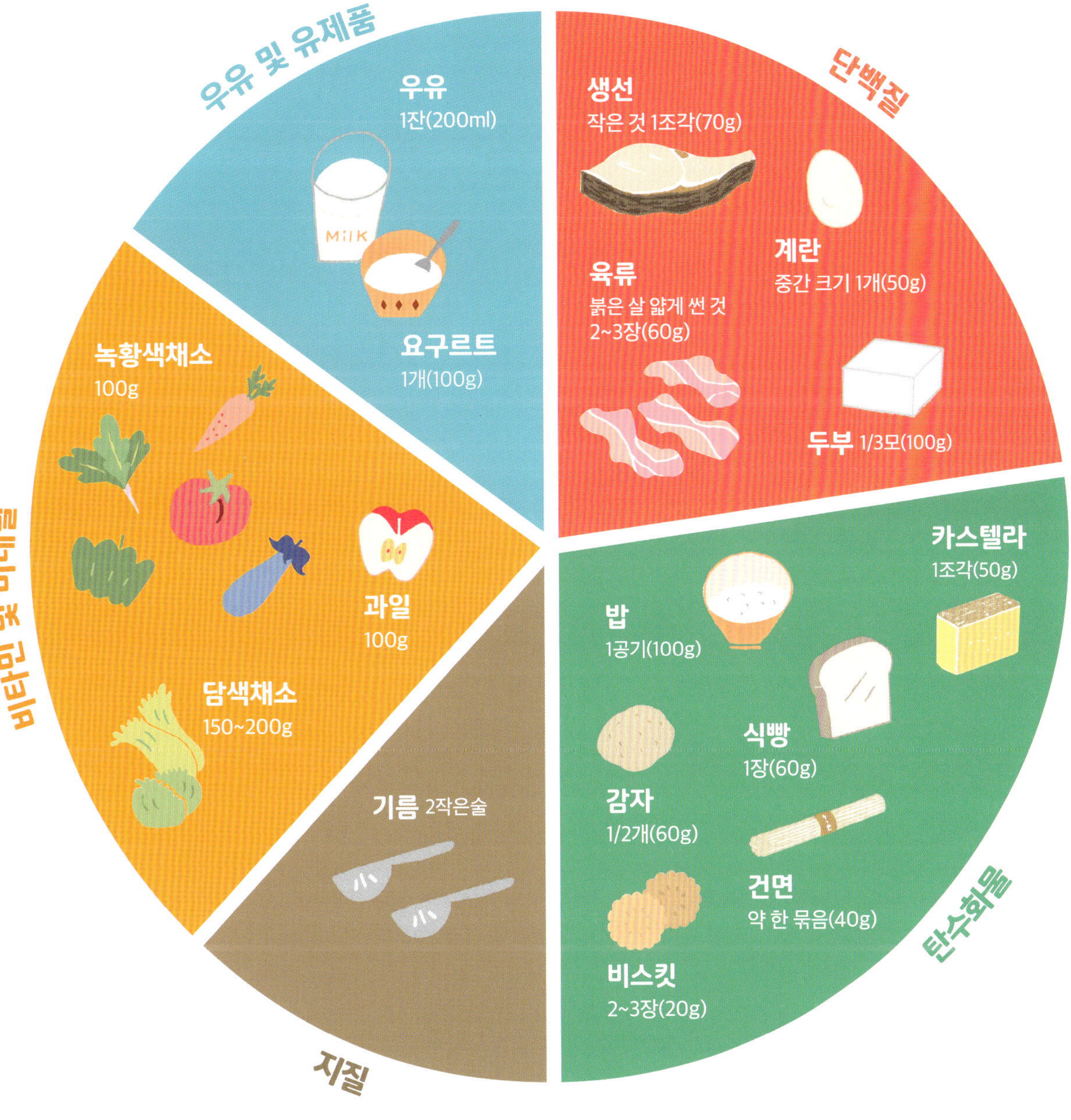

1일 식사 섭취 방법

하루에 먹어야 할 식품과 목표량을 알았다면, 그 다음, 그것을 실제 식사에 짜 맞춰봅시다.
아래의 사진에서 보는 것처럼, 주식과 주찬, 부찬을 고루 갖춘 식단이라고 생각하면 간단할 것입니다.
주찬은 주로 단백질과 지질, 부찬은 비타민과 미네랄, 주식은 탄수화물의 공급원이 되므로, 이 세 가지 종류만으로도 5가지의 영양소가 갖추어집니다. 게다가, 사진처럼 국물을 첨가하거나 부찬을 1가지 더 첨가한다면, 보다 식품의 종류가 늘어 질적으로도 충실해질 것입니다. 간단하게 한 가지 음식으로 할 경우도, 주식, 부식, 부찬의 3가지 역할을 다하는 식품을 짜 맞추면 영양의 균형이 고르게 될 것입니다. 식도암 수술 후에는 조금씩 나누어 먹을 필요가 있습니다. 간식으로는 3식만으로는 섭취하기 힘든 비타민류의 과일과 미네랄류의 유제품을 주로 하고, 탄수화물을 보충하기 위한 과자 등을 곁들이면 맞추기 쉬울 것입니다.

부찬

비타민 및 미네랄류의 야채를 주로 한 요리: 사진은 〈전자레인지가 지무침〉

주찬

단백질 식품을 주로 하고, 야채도 듬뿍 사용한 요리: 사진은 〈새우돼지고기양배추의 단식초볶음〉

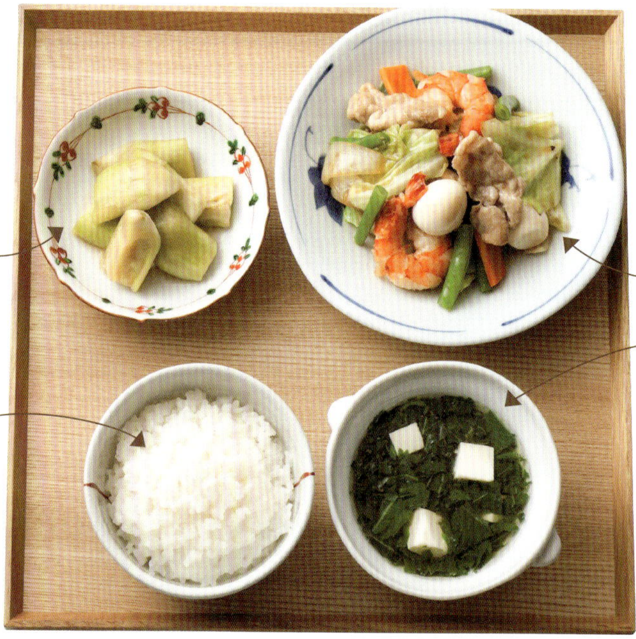

주식

탄수화물의 공급원, 곡물을 주로 한 재료: 사진은 〈밥〉

국물

재료의 종류에 따라 주찬, 부찬, 주식의 보충이 된다. 여기에서는 부찬의 보충: 사진은 〈두부맑은국〉

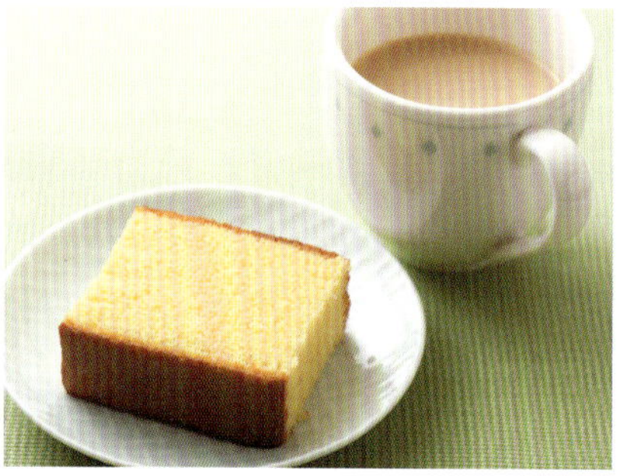

간식(10:00)

과자+유제품: 사진은 〈카스텔라, 밀크티〉
26쪽 참고

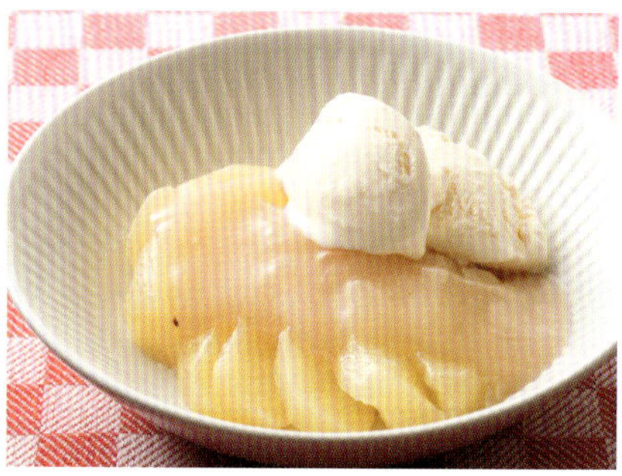

간식(15:00)

과일+유제품: 사진은 〈사과전자레인지찜〉
32쪽 참고

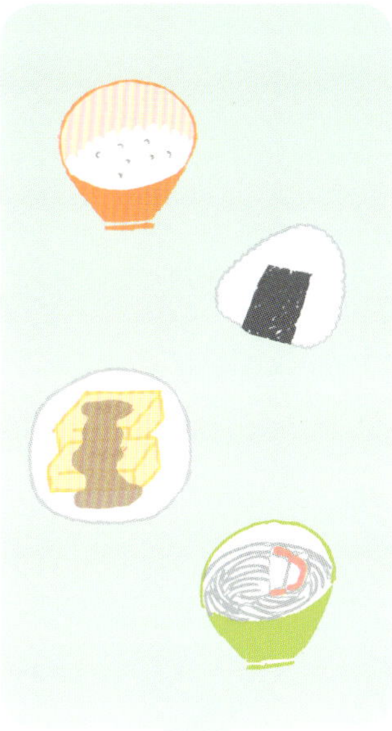

주식

밥, 빵, 면 등 곡류

매 끼마다 1메뉴씩

양은 자신에게 맞춰
조정합시다

주찬

고기, 생선, 계란, 대두제품 등

매 끼마다 1메뉴씩

하루에 3~4가지 메뉴를
먹도록 합시다

부찬

야채, 감자 등

매 끼마다 1메뉴씩

여유가 있다면
작은 부찬과 국물을 추가

주찬과 부찬 중 어느 한쪽은 기름을 사용해 요리할 것

조미료 기름, 된장, 설탕 등

과일

하루에 1~2개

우유 및 유제품

하루에 1~2메뉴

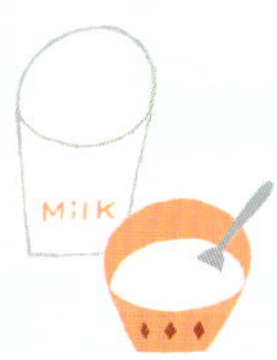

과일, 우유, 유제품은 하루 동안 섭취하도록 합시다. 간식으로서 매우 좋습니다.

식도암 수술 후의 식품과 재료고르는 법

먹어서는 안 되는 음식은 없습니다. 하지만, 수술 후에는 위의 소화력이 저하되어 있고, 식도와 위의 연결부위에 음식물이 막힌다거나 사레들리기 쉬운 상태가 됩니다. 기분 좋게 식사를 하기 위해, 〈소화가 잘 되고, 목에 잘 걸리지 않는 음식〉을 우선해서 골라봅시다. 단, 아무리 소화가 잘 되는 음식, 목에 잘 걸리지 않는 음식이라도, 빨리 먹고 많이 먹게 되면 의미가 없습니다. 식사가 가능해졌다면, 〈당분간은 조심해야 할 음식〉에도 도전해 봅시다. 말할 것도 없이 그때에도, 조금씩 잘 씹어서 천천히 먹는 것이 필수조건입니다.

	곡물	감자류	계란	어패류	육류	콩류	유제품
소화가 잘 되고 목에 잘 걸리지 않는 음식	죽 밥 빵 우동 마카로니	감자 토란 참마	계란반숙 계란찜 계란순두부찜 계란부침	가자미 광어 대구 농어 전갱이 은어 마른멸치 연어 굴 생선조림 생선구이	닭고기 (껍질 없이) 소고기 (붉은 살) 돼지고기 (붉은 살) 갈거나 저민 고기	두부 청국장 비지 콩가루 두부부침 부드러운 콩자반	우유 요구르트 유산균 음료 치즈 탈지우유 그라탕 스튜
당분간은 조심해야 할 음식	현미 팥밥 볶음밥 초밥 라면 카레라이스 볶음면 메밀국수	고구마 곤약 말린 감자	생계란	문어 오징어 고등어 꽁치 방어 회 장어 말린 정어리 어묵 튀김	햄 베이컨 돈가스 비프가스	완두콩 말린 두부 볶은 콩 단단한 콩자반	

자료제공/국립암연구센터 중앙병원 영양관리실

Column

영양보조식품을 능숙히 사용합시다

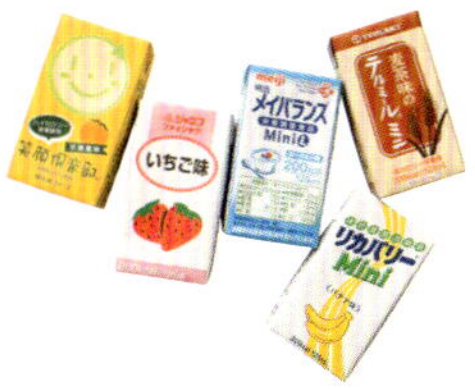

식사를 충분히 할 수 없을 때에는, 영양보조식품을 사용하면 효과적으로 영양을 보충할 수 있습니다. 영양보조식품에는 의사의 처방이 필요한 의약품 타입(영양제)과 의사의 처방이 필요 없는 식품 타입(농후유동식/사진)이 있습니다. 의약품 타입은 보험이 적용되지만, 규격규제에 따라 종류가 한정되어 있습니다. 식품 타입은 본인 부담이지만 규격규제가 없기 때문에, 맛과 성분 등이 다양합니다. 면역부활성분을 부가한 식품 타입을 섭취하면, 수술 후의 합병증이 줄어든다고 하는 보고도 있습니다(Heyland DK,et al. JAMA 2001; 286:994). 식품 타입은 통신판매와 인터넷으로 구입 가능합니다. 병원 영양사와 상담해 보도록 합시다.

유지류	야채류	해초류	과일	과자류	음료	조미료
식물유 버터 마가린 마요네즈	호박 무 순무 양배추 당근 양파 콜리플라워 가지 토마토 브로커리 끓인 야채 나물무침 가열야채 샐러드		통조림 사과 바나나 딸기 복숭아 배	비스킷 푸딩 젤리 카스텔라 양과자 계란과자 핫케이크	차 주스	
돼지기름 (요리용) 소기름 (요리용) 튀김요리전반	연근 우엉 죽순 머위 셀러리 고비 고사리 부추 미나리 옥수수 버섯류 생야채 채소절임	미역 다시마 구운 김	신맛이 약한 감귤류 파인애플 감 말린 과일	피넛 아몬드	탄산음료 알코올 진한 녹차 진한 커피	다량의 향신료

PART 1

입원 전

잘 먹고 체력을 기르도록 합시다

식도암의 식사요법은 수술 전 대기 기간부터 시작됩니다.
왜 그런가를 우선 의료해설을 읽고 잘 이해해 주세요.
벌써 목에 음식이 잘 걸려 식사가 어려워진 분도 있을 것입니다.
그래서 수술 전에 섭취해야 할 식사를 일반적으로 먹을 수 있는 경우와,
목으로 삼키기 어려운 경우 2가지 타입으로 나누어 소개할 것입니다.
마시는 것조차 어려운 분, 쉽게 사레들리는 분을 위한 부드러운 메뉴도
소개하겠습니다.이것들은 수술 후에도 활용할 수 있습니다.

의료해설 2

수술까지의 영양관리의 중요성

호카무라 노부카즈 外村修一

수술 전의 영양관리가 중요한 이유를 가르쳐주세요

"빨리 수술해 주세요." 외래에서 이렇게 호소하는 환자분이 적지 않습니다. 하지만, 치료를 위해서는 어느 정도의 검사가 필요합니다. 또한, 수술은 아무 때나 할 수 있는 것이 아닙니다. 처음 병원진료를 받고 난 후부터, 실제로 치료를 받기까지는 아무리 해도 수 주간의 시간이 필요합니다.

음식을 잘 먹을 수 없는 식도암 환자는 그 시간이 길게 느껴진다고 생각할 것입니다. 그러나, 그 시간을 어떻게 활용하느냐에 따라 수술 후의 경과가 크게 달라질 것입니다. 병의 치유 방법에도 차이가 나타날 것입니다.

폐암에서 치료 전의 영양상태와 병의 치유상태를 조사한 선생님이 있습니다. 그 결과, 같은 진행 상태에 같은 치료를 행하더라도, 수술 전의 영양상태가 좋았던 환자 쪽이 치료 경과가 더 좋았다고 합니다.

이미, 체중이 몇 kg 줄어든 환자분은 수술까지 기다리는 시간을 이용하여, 자신의 영양상태를 조금이라도 좋아지시게 해봅시다. 빨리 수술을 받는 것보다, 영양상태를 좋게 한 다음 수술은 받는 편이 더 잘 나을 수 있을 것입니다.

체중이 줄어든 상태로 수술을 받으면, 수술과 관련된 합병증이 많아질 것입니다. 식도암 수술은 적어도 가슴과 배를 열어야 하는 큰 수술입니다. 영양상태에 문제가 없는 환자에게 시행해도, 합병증을 일

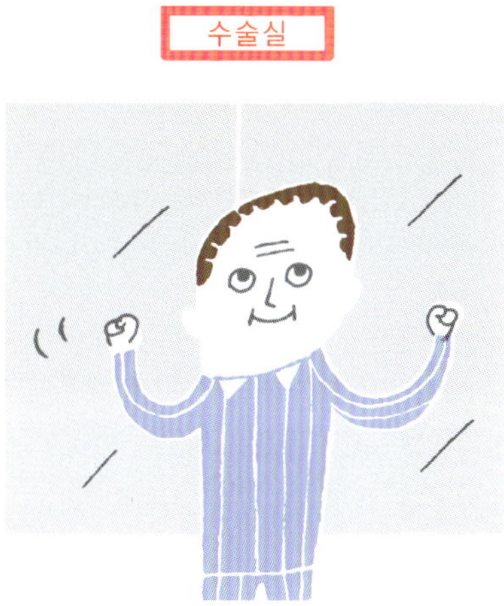

으킬 위험이 적지 않습니다. 영양상태가 나쁘고, 체력이 약한, 그런 상태로 수술을 받으면 합병증을 일으키기 쉬워질 것입니다. 게다가, 합병증이 심해지면 사망할 가능성도 높아집니다. 수술 자체를 안전하게 받기 위해서라도, 영양상태를 좋게 하는 것이 매우 중요합니다.

먹기 쉽도록 하는 방법을 가르쳐주세요

우선, 가능한 입으로 먹을 생각을 합시다. 역시, 입으로 먹는 것이 가장 자연스럽고 몸에도 좋습니다.

다음으로, 생각해야 할 것은 〈잘 씹는〉 것입니다. 잘 씹어서 걸쭉한 상태로 만드는 것으로, 음식물의 통과가 쉬워질 것입니다.

잘 씹어도 수분이 적다면 좁은 식도를 좀처럼 통과

할 수 없을 것입니다. 그런 이유로, 식사를 할 때 수분을 잘 섭취하는 것도 중요한 포인트입니다. 물 때문에 금방 배가 차버리는 경우는, 미리 죽을 끓이거나 믹서기에 갈거나 해서 먹기 쉽도록 해봅시다.

다만, 이러한 방법으로는 아무래도 수분이 많아지고 먹은 것에 비해 칼로리가 적어집니다. 체중을 유지할 수 없는 경우는 영양보조식품을 이용하도록 합니다. 현재는 의약품 이외에도, 각종 식품 브랜드에서 여러 가지 영양보조식품이 발매되고 있습니다.

공통적인 것은, 적은 양으로 칼로리는 대단히 높다는 것과, 영양균형이 대단히 좋다는 것입니다. 가정에서 이 정도의 영양식품을 만드는 것은 불가능합니다. 어느 제품이든 달다는 것이 결점입니다만, 그야말로 〈약〉이라고 생각하고 섭취해 주십시오.

입으로 먹을 수 없는 경우는 어떻게 해야 할까요?

식도가 정말로 좁아져 버리면 아무래도 입으로 먹는 것만으로는 충분한 영양섭취가 불가능해질 것입니다. 그런 경우는, 코에서 위로 튜브(비위관脾胃管, Nasogastric tube)를 통과시켜 영양제를 직접 위에 흘려 넣는 방법이 있습니다. 먹는 실감은 나지 않지만, 영양제가 장으로 흡수되기 때문에 수액보다 영양 면에서 훨씬 좋습니다. 수액으로 영양관리를 받고 있는 환자분보다 확실히 건강하게 유지할 수 있습니다. 보기에 좀 그렇다고 생각하시겠지만, 수술까지만 참으면 됩니다.

코에서 위까지 튜브를 넣으면, 침마저 삼킬 수 없게 되는 분이 가끔 있습니다. 그 상태에서 침을 잘못 삼키게 되어 폐렴 등을 일으키는 경우도 있습니다. 그런 경우는, 위루(胃漏, PEG) 라고 하는 방법이 있습니다. 위루를 만드는 것에는 찬반이 있습니다만, 저는, 수술까지의 기간 등을 고려해서 필요한 환자분에게는 적극적으로 만들도록 하고 있습니다. 이것도, 수술까지의 일시적인 일입니다.

수술까지 기다리는 시간은 매우 길게 느껴집니다. 하지만, 이것은 영양관리를 위해 꼭 필요한 시간이라고 생각해 주세요. 그 시간을 이용해 영양상태를 좋게 하는 것으로, 수술을 보다 안전하게 받을 수 있게 되고, 병도 더 잘 나을 수 있게 될 것입니다.

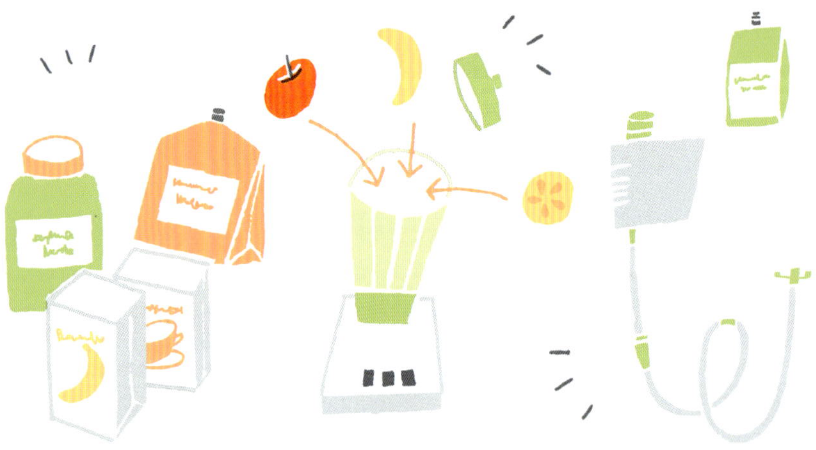

식사와 생활의 포인트

먹기 어려운 분은, 영양보조식품을 시험해 봅시다

식도가 좁아져, 통과하는 것이 어려워진 분들은, 요리를 잘게 썬다거나 믹서기에 갈거나 하면 식도를 지나갈 수 있을 것입니다. 하지만, 요리를 잘게 썰면 부피가 늘어나 보기에도 많게 될 것입니다. 또한, 믹서기는 수분을 첨가하지 않으면 갈리지 않기 때문에 양에 비해 충분한 영양을 섭취할 수가 없습니다. 그런 경우는 영양보조식품(19쪽 참조)을 사용해 영양을 보충하면 좋을 것입니다.

화학요법과 방사선요법에 따른 식욕부진은 무리하지 마세요

식사를 균형 있게 하는 것은 무척이나 중요한 일입니다. 다만, 치료에 따라 아무리 해도 먹을 수 없게 되는 경우가 있습니다. 그럴 때에는 우선, 수분을 충분히 섭취하도록 합시다. 이때는 영양균형은 잠시 제쳐놓고 먹을 수 있는 것들을 먹도록 합시다(28쪽 참조). 무리를 해서 먹으면, 먹는 일이 괴로워지고 다음 치료에 지장을 초래할 수도 있습니다. 치료가 끝나고 상태가 회복되고 나서, 균형 맞춘 식사를 다시 시작하면 좋을 것입니다.

먹을 수 있는 분은 영양 균형에 주의해서 먹도록 합시다

연하장애와 통과장애가 없는 분은 식사의 균형에 주의가 필요합니다. 체격에 알맞은 양(14쪽 참조)으로 주식, 주찬, 야채 중심의 부찬, 이 3종류를 매 식사마다 잘 맞춰 섭취하도록 합시다. 이 3종류가 고루 갖추어지지 않으면, 몸 안에서 영양은 효율적으로 이용될 수 없을 것입니다. 〈아침은 빵과 커피만으로…〉와 같은 식사 방법은, 이번을 계기로 고쳐야 할 것입니다.

사레가 잘 들리는 분은 점도증강제를 넣어서 먹어봅시다

사레들리기 쉬운 음식은 입 안에서 뿔뿔이 흩어져 버려 덩어리지기 어려운 음식, 버석버석한 빵과 같은 음식들입니다. 무엇보다도 가장 사레들리기 쉬운 것은 수분입니다. 수분은 쑥 하고 흘러 들어가 버리는 성질이 있기 때문에, 폐와 연결되어 있는 기관지 입구를 막는 타이밍이 맞지 않으면 기관지로 흘러 들어가 사레가 들리게 됩니다. 그래서, 수분에 점도증강제를 넣으면(34쪽 참고), 흘러 들어가는 것이 느려지게 되고, 음식이 입에 들어간 것을 몸이 인식하여 폐로 들어가는 길을 닫아버리기 때문에 위로 보내질 수가 있습니다.

(포인트 해설/마쓰바라 히로키松原弘樹)

입원 전

일반적으로 먹을 수 있는 분들에게

식단 예

영양밸런스가 좋은 식사를 하도록 합시다

치료에 대비한 힘을 기르기 위해서는 골고루 영양 잡힌 식사를 하는 것이 중요합니다. 아침식사도 반드시 주찬과 부찬을 골고루 갖추도록 합시다. 된장국도 건더기를 많이 넣어 부찬 중 하나로 한다면, 간단하지만 충실한 식단이 될 수 있습니다.

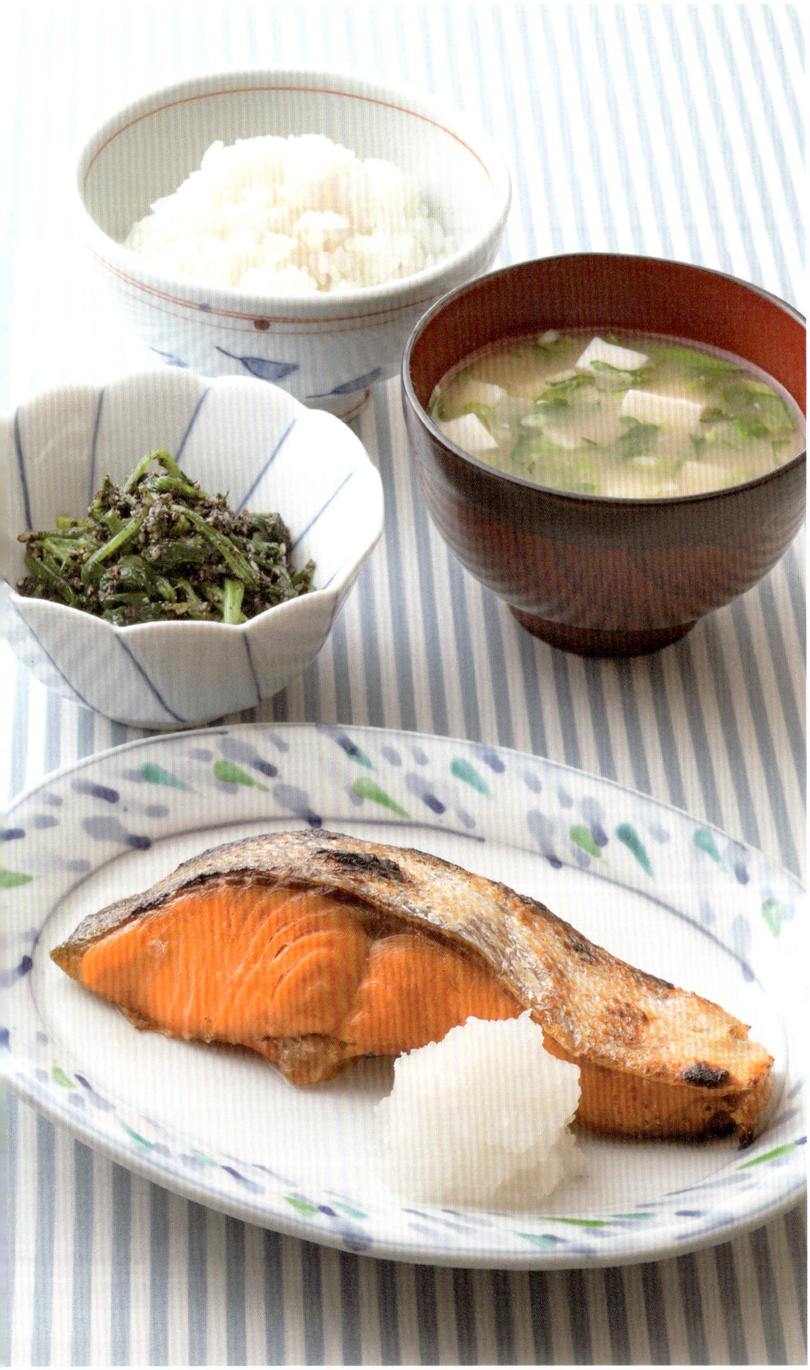

아침 menu

- 무즙을 곁들인 훈제연어구이
- 시금치깨소금무침
- 두부와 파를 넣고 끓인 된장국
- 밥

1인분 473kcal 염분 2.6g

무즙을 곁들인 훈제연어구이

재료 [1인분]

훈제연어 ······ 1조각
무 ······ 50g

1 연어는 그릴로 양면을 구워서 그릇에 담는다.
2 무는 강판에 갈아서 물기를 살짝 짜서 곁들이며, 간장을 쳐서 먹지 말고 연어의 짭짤함으로 먹도록 한다.

※무즙에는 간장을 쳐서 먹어도 좋지만, 유자와 레몬을 짜서 그 즙을 뿌려 먹어도 좋다.

시금치깨소금무침

재료 [1인분]

시금치 ······ 45g
a 깨소금 ······ 1/2큰술
a 다시국물 ······ 약1/3작은술
a 설탕 ······ 1/4큰술
a 간장 ······ 1/4큰술

1 시금치는 끓는 물에 데쳐 물에 헹군 뒤 물기를 제거하고 먹기 좋은 크기로 자른다.
2 그릇에 a를 모두 넣고 잘 섞은 뒤 시금치를 넣고 무쳐 그릇에 담아낸다.

두부와 파를 넣고 끓인 된장국

재료 [2인분]

다시국물 ······ 1½컵
된장 ······ 1큰술
연두부 ······ 50g
실파 ······ 5cm

1 냄비에 다시국물을 넣고 끓으면 된장을 풀어 넣는다.
2 두부를 1.5cm 크기로 잘라 1에 넣고, 끓어오르기 직전에 불을 끄고 잘게 썬 실파를 얹는다.

밥 [1인분]

밥 ······ 150g

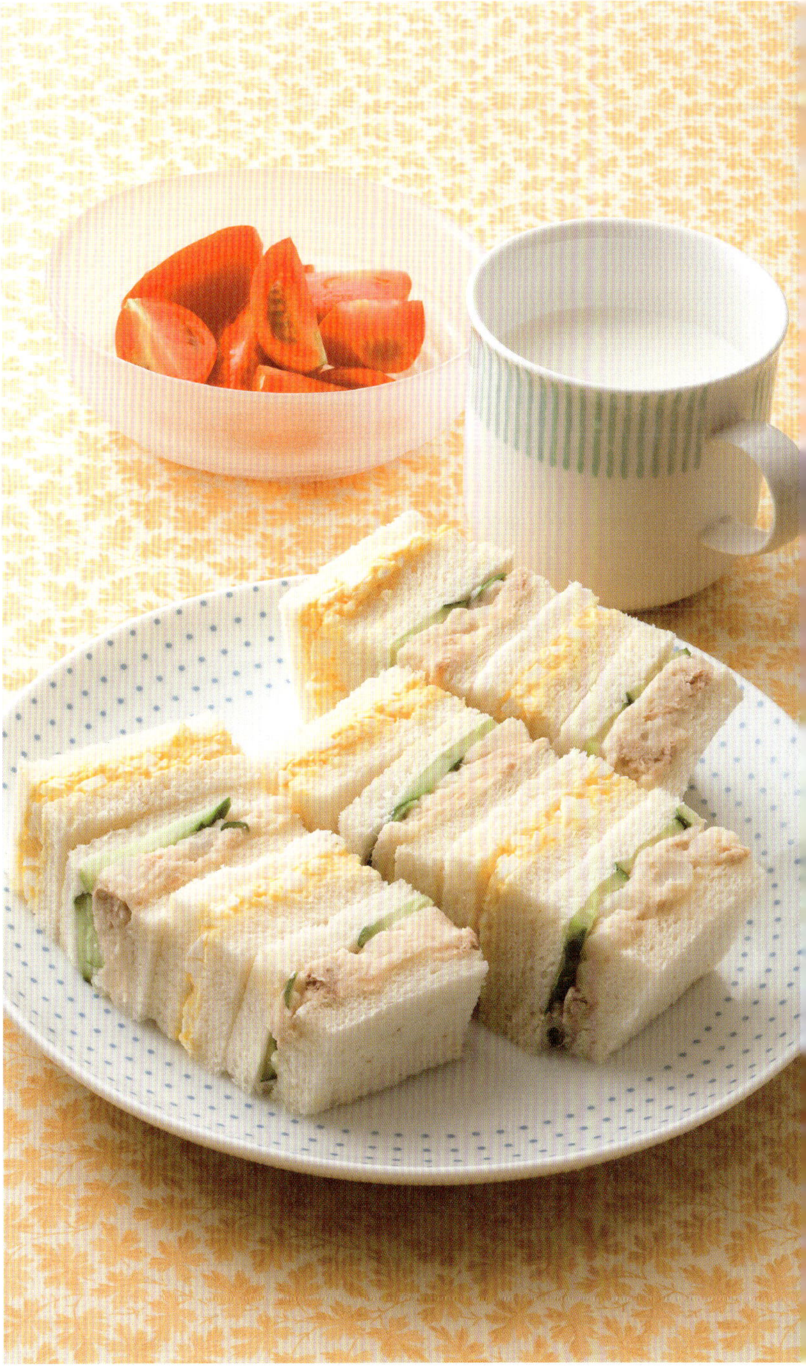

• **계란참치감자샌드위치**

재료 [2인분]

식빵 ··· 4장

a ┌ 완숙 계란 ··· 1개
  └ 잘게 다진 양파 ··· 1/8조각

b ┌ 감자 ··· 작은 것 1개
  └ 통조림참치 ··· 1/2캔

오이 ··· 20g

버터 ··· 5g

마요네즈 ··· 2큰술

소금 ··· 1/2작은술

1 a의 완숙 계란은 포크 앞부분으로 잘게 으깨고, 양파와 마요네즈 1큰술, 소금 1/4작은술을 넣고 섞는다.

2 b의 감자는 랩으로 싸서 전자레인지에서 강으로 4분간 가열한다. 껍질을 까서 포크로 으깨고 볼에 담는다. 참치는 기름을 따라내고 마요네즈 1/2큰술과 소금 1/6작은술을 넣어 잘 섞어준다. 오이는 얇게 썰어 소금을 조금만 뿌려둔다.

3 식빵의 한쪽 면에만 버터와 마요네즈 1/2큰술을 바르고, **1**과 **2**의 재료를 넣고 식빵 한 장을 더 얹는다.

4 샌드위치 하나씩 랩으로 싸서 겹친 다음 무거운 것을 올려놓고 15분 이상 둔다.

5 랩을 벗기고 식빵 가장자리를 잘라낸 다음 먹기 좋은 크기로 자른다.

냉장OK

먹다 남으면 랩으로 밀봉해서 냉장고에! 실온에서 해동해서 드세요.

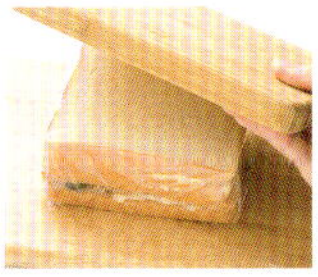

랩으로 싸서 도마나 접시 한 장의 무게로 눌러 빵과 재료가 잘 붙도록 하면 자르기도 쉽고 먹기도 쉽습니다.

• **방울토마토샐러드**

재료 [1인분]

방울토마토 ··· 2개(60g)

c ┌ 레몬즙 ··· 1/2작은술
  │ 올리브유 ··· 1/2작은술
  └ 소금 ··· 아주 조금

방울토마토는 꼭지를 따고 반으로 잘라 c와 버무려 그릇에 담는다.

• **우유** [1인분] ··· 150ml

점심 menu

• **계란참치감자샌드위치**
• **방울토마토샐러드**
• **우유**

1인분 **529**kcal 염분 **3.4**g

삼키는 힘이 약해지더라도 먹기 쉬운 영양만점 샌드위치입니다. 냉장보관이 가능하므로 수술 후를 위해 여유 있게 만들어 보관해 두어도 좋습니다.

간식

10:00

비타민이 풍부한 과일은 오후의 간식에 최적입니다.

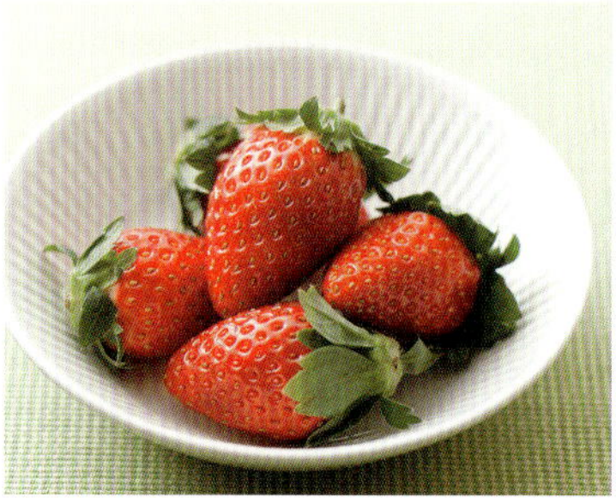

● **딸기** [1인분]

딸기 ······ 5개

1인분 **26**kcal　염분 **0.0**g

● **카스텔라** [1인분]

카스텔라(판매용) ······ 1조각(40g)

● **밀크티** [1인분]

우유 ······ 1/4컵

홍차 ······ 적당량

1인분 **164**kcal　염분 **0.1**g

15:00

폭신하고 부드러운 감촉에 기분도 누그러집니다.

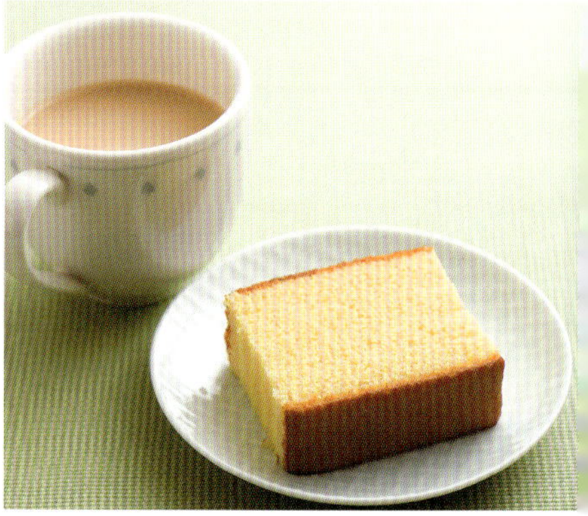

저녁 menu

- 생강소고기로스구이
- 중국풍 삼색야채초무침
- 청경채수프
- 밥

1인분 **486**kcal　염분 **3.2**g

● 생강소고기로스구이

재료 [2인분]

얇게 썬 소넓적다리살 ······ 100g

a
- 간장 ······ 1/2큰술
- 청주 ······ 1/2큰술
- 생강즙 ······ 아주 소량

b
- 녹말가루 ······ 1/2작은술
- 참기름 ······ 1작은술

피망(붉은 것, 푸른 것) ······ 3개(120g)

식용유 ······ 1작은술

양념 만들기
- 간장 ······ 1/2큰술
- 굴소스 ······ 1/2작은술
- 설탕 ······ 1작은술
- 청주 ······ 1큰술

1 소고기는 결 반대방향으로 얇게 잘라 **a**, **b**의 순으로 골고루 묻힌다.

2 피망은 꼭지를 따고 세로로 얇게 썬다.

3 프라이팬에 기름을 두르고 데워지면 소고기를 넣고, 풀어주면서 볶다가 건져낸다.

4 빈 프라이팬에 피망을 넣고 볶는다. 윤기가 나면 소고기를 다시 넣고 만들어둔 양념을 넣어 재빠르게 볶아낸다.

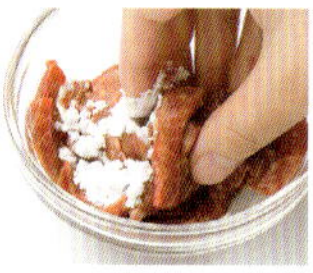

소고기는 간장과 청주를 넣고 버무린 다음 녹말가루를 묻히고, 마지막에 참기름을 고루 묻히면 육즙이 빠져나가지 않고 씹는 느낌이 부드러워진다.

● 중국풍 삼색야채초무침

재료 [2인분]

무 ······ 5㎝(75g)

당근 ······ 1/3개(50g)

오이 ······ 작은 것 1개(70g)

식초 만들기
- 식초·설탕 ······ 각 1큰술
- 간장·청주 ······ 각 1작은술
- 참기름 ······ 1/2작은술

1 무는 껍질을 두껍게 벗기고 세로로 얇게 직사각형 모양으로 썬다. 당근도 같은 방법으로 썬다. 오이는 2등분으로 잘라 세로로 얇게 썬다.

2 비닐봉지에 **1**과 만들어 둔 식초를 넣고 입구를 묶은 다음 가볍게 주무른다. 10분 이상 두고 맛이 배면 그릇에 담는다.

MEMO

식초에 절인 채로 냉장고에서 3일간은 둘 수 있지만, 이 경우 산에 강한 용기에 옮겨두면 안심!!

● 청경채수프

재료 [2인분]

청경채 ······ 1포기(100g)

끓인 물 ······ 1½컵

파우더치킨스톡 ······ 1/2작은술

소금 ······ 1/5작은술

간장 ······ 1/2작은술

다진 파 ······ 1/2큰술

1 청경채는 먹기 좋은 크기로 자른다.

2 냄비에 물을 넣고 끓으면 파우더치킨스톡을 녹이고, 청경채를 넣어 숨이 죽을 때까지 삶는다. 소금과 간장으로 간을 맞추고 파를 얹는다.

MEMO

청경채뿐만 아니라, 시금치, 다채(비타민, 쌈채소 종류), 쑥갓도 떫은맛이 적으므로 한 번 더 데치지 않고도 익힐 수 있다.

● 밥 [1인분]

밥 ······ 150g

소고기는 단지 50g이나 딱딱하다고 피하기 쉬운 붉은 고기입니다.
하지만, 밑손질을 잘한다면 훨씬 부드럽습니다. 야채도 듬뿍 곁들어 양을 보충합시다.

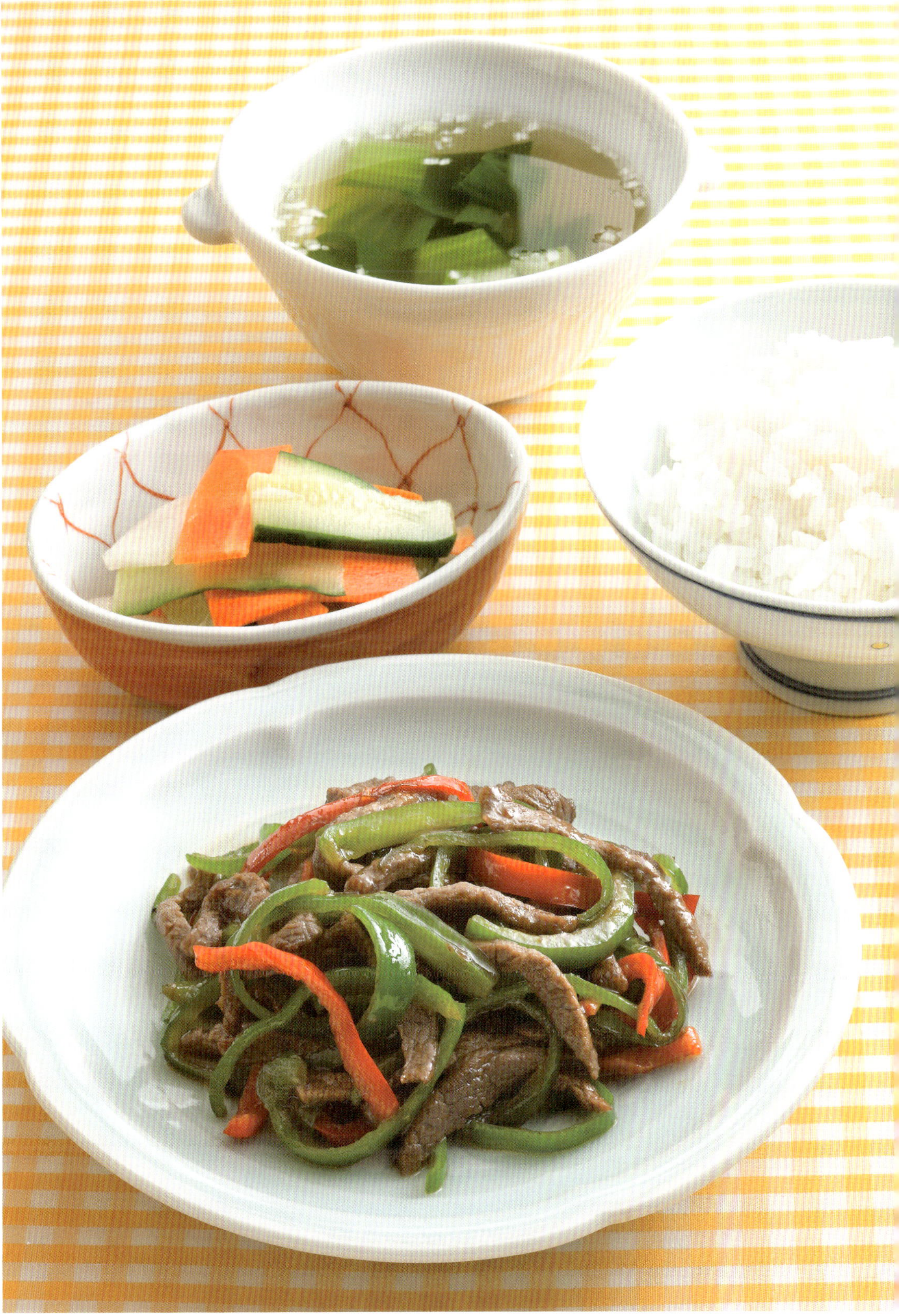

항 암 치료 중의 식사 어드바이스

구역질, 구토

구역질과 구토는 식욕부진과 체력소모를 일으키게 됩니다. 일시적인 경우가 많으므로, 영양의 불균형에 신경쓰지 말고, 먹을 수 있는 것을 찾아 극복하도록 합시다.

대책 1 먹을 수 있을 때, 먹을 수 있는 음식을 조금씩이라도 먹도록 합니다.

대책 2 차고 싱싱한 것을 먹도록 추천합니다.

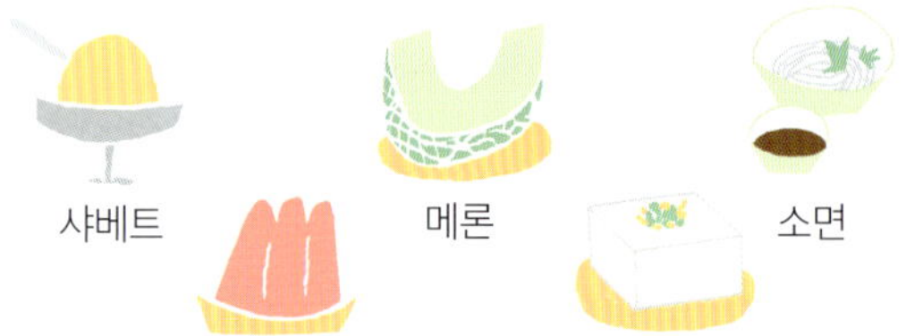

샤베트
메론
소면
젤리
찬 두부

대책 3 간단한 요리를 추천합니다.

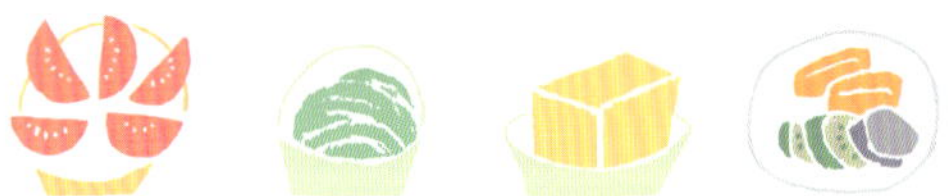

토마토샐러드
나물 무침
계란두부
채소절임

대책 4 기름진 요리는 메슥거리는 느낌을 증가시키므로 줄이도록 합니다.

대책 5 구토 후에는 수분을 보충합니다.

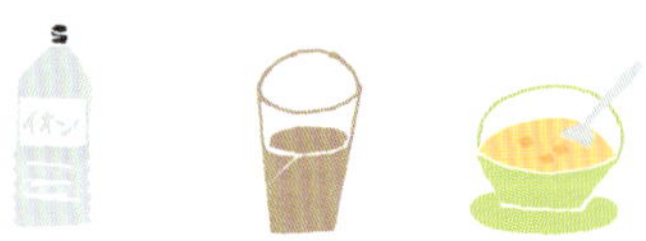

이온음료
탄산
수프

식욕부진

구역질, 구토, 미각이상 등이 원인이 되는 경우도 있고, 정신적인 스트레스로 인한 경우도 있습니다. 원인의 개선에 힘쓰는 것과 동시에, 가능한 먹을 수 있도록 노력해 봅시다.

대책 1 먹을 수 있을 때 언제라도 먹을 수 있도록 준비합시다.

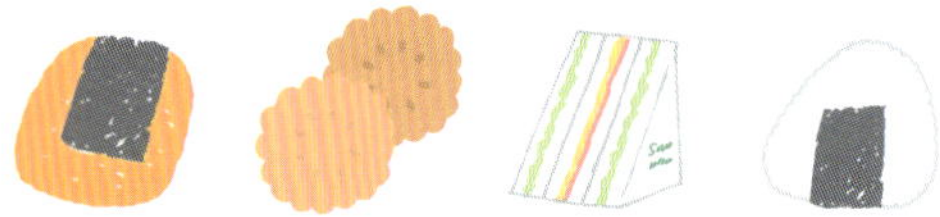

대책 2 주식을 바꿔봅니다.

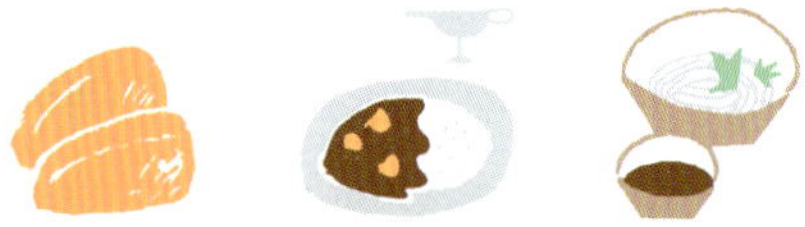

유부초밥
카레라이스
냉모밀

대책 3 하시야스메*와 국물, 디저트를 곁들여 보세요.

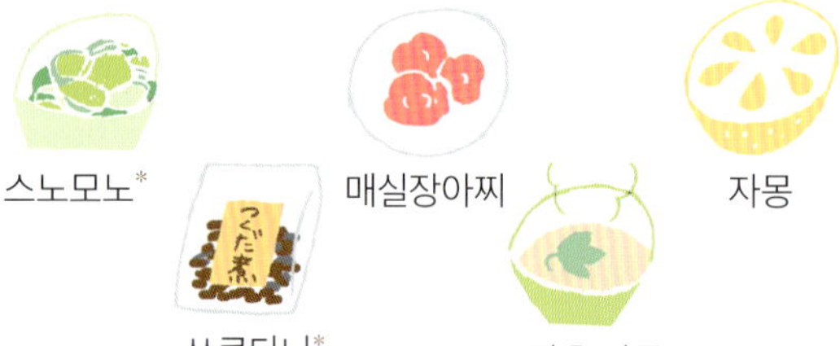

스노모노*
매실장아찌
자몽
쓰쿠다니*
맑은 장국

대책 4 영양보조식품을 이용해 봅시다. (19쪽 참고)

*하시야스메箸休め: 식사 도중에 기분을 전환하거나 입맛을 산뜻하게 하기 위하여 먹는 간단한 요리
*스노모노酢の物: 어패류나 채소 등을 식초로 조미한 요리
*쓰쿠다니つくだ煮: 해산물이나 채소 등을 설탕, 간장으로 달짝지근하게 조린 반찬

수술 전후에 항암치료를 받는 분들도 있을 것입니다.
항암제에 따른 부작용으로, 식사를 생각처럼 할 수 없는 경우가 있을 것입니다.
항암제와 방사선치료를 병용한 화학방사선치료를 받는 경우는, 더욱더 강한 증상이 나타날 수도 있을 것입니다. 그런 경우의 대책을 소개해 드립니다. 기본은, 영양의 불균형에 신경 쓰지 말고, 먹을 수 있을 때에, 먹을 수 있는 것을, 먹을 수 있는 만큼, 먹는 것입니다.

구내염

입안의 점막에 염증이 생겨, 따끔거리고, 먹거나 마시거나 하면 통증을 느끼는 경우가 있습니다. 점막에 상처를 내지 않는 음식들을 골라봅시다.

대책 1 딱딱한 것을 피합니다.

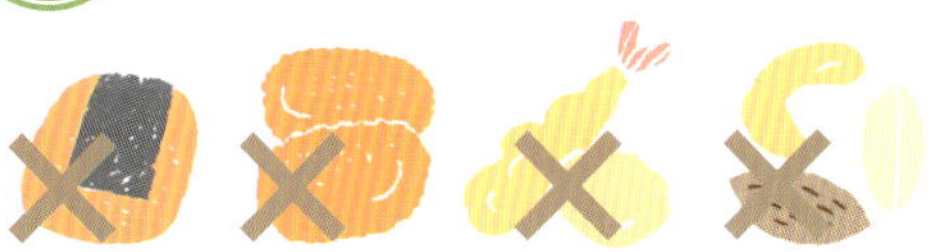

센베이 튀김 새우튀김 견과류

대책 2 점막을 자극하는 맛을 피합니다.

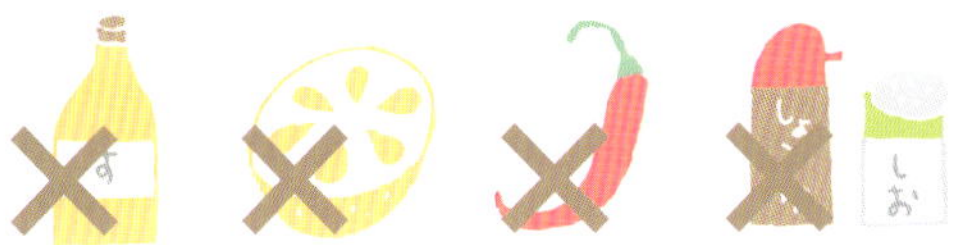

식초 감귤류 고추 진한 양념

대책 3 점도증강제를 넣어 목 넘김이 좋도록 합니다.

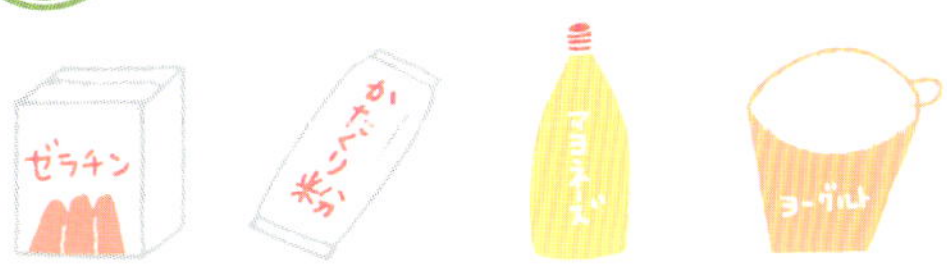

젤라틴 녹말가루 마요네즈 요거트

대책 4 물기가 많은 요리를 추천합니다.

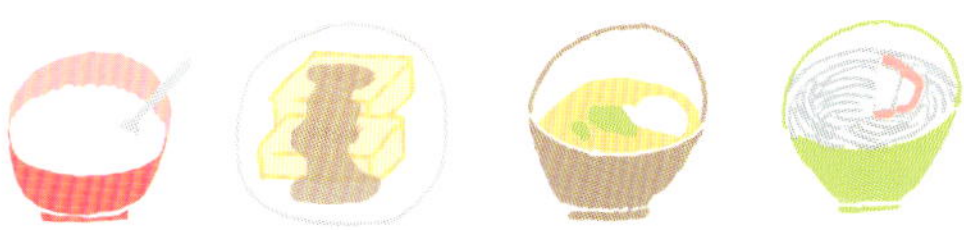

죽 프렌치토스트 떡국 국수

골수억제

항암제가 골수에 손상을 입혀서, 백혈구와 혈소판이 감소하면, 감염증을 일으키거나 출혈이 일어나기 쉽습니다. 위생관리에 주의하고, 단백질이 부족하지 않도록 균형 잡힌 식사에 유의합시다.

대책 1 신선한 식재료를 고릅니다.

대책 2 날것을 피하고, 익히고 조리하여 먹습니다.

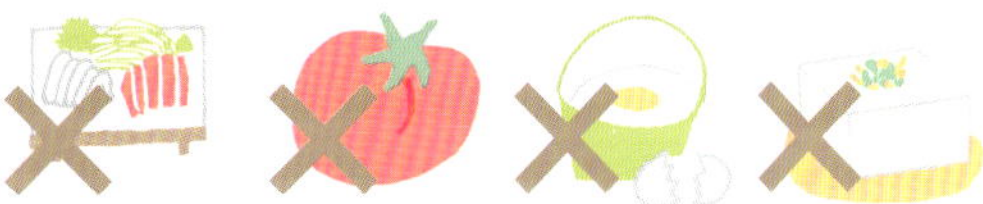

회 생야채 날계란 찬 두부

대책 3 세균이 번식하기 쉬운 식품을 피합니다.

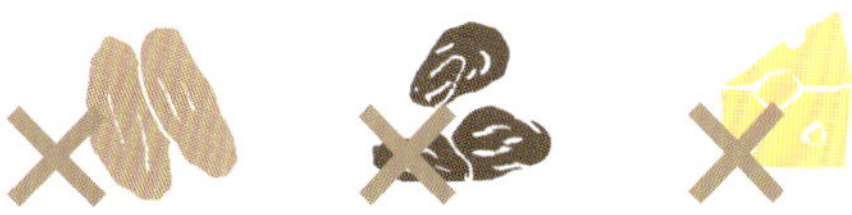

말린 감자 말린 과일 치즈

집에서 만든 채소절임 두부 집에서 만든 요거트

대책 4 입안의 점막에 상처를 입히는 음식을 피합니다.

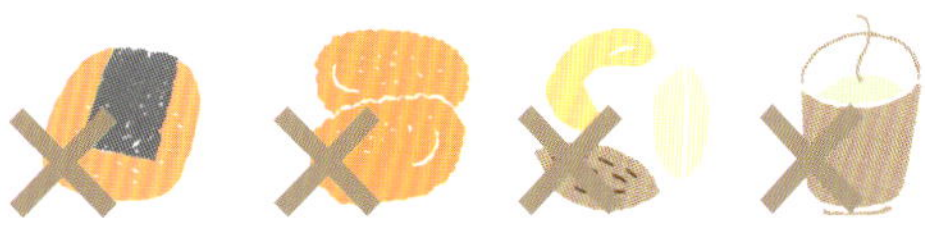

센베이 튀김 견과류 뜨거운 국물과 차

입원 전

삼키기 어려운 분들에게

식단 예

사례들리지 않고 삼킬 수 있도록 걸쭉하게 만듭니다

삼키기 힘든 느낌이어도 먹기 쉽도록 계란과 유제품 중심의 빵식입니다. 프렌치토스트는 달콤한 시럽을 싫어하는 남성분에게 잘게 썬 토마토를 소스로 대신해 추천해 드립니다. 브로콜리는 작게 잘라 마요네즈로, 바나나우유는 요거트를 첨가하여 걸쭉하게 만듭니다.

아침 menu

- 토마토를 곁들인 프렌치토스트
- 잘게 썬 브로콜리샐러드
- 바나나요거트우유

1인분 **405**kcal 염분 **1.5**g

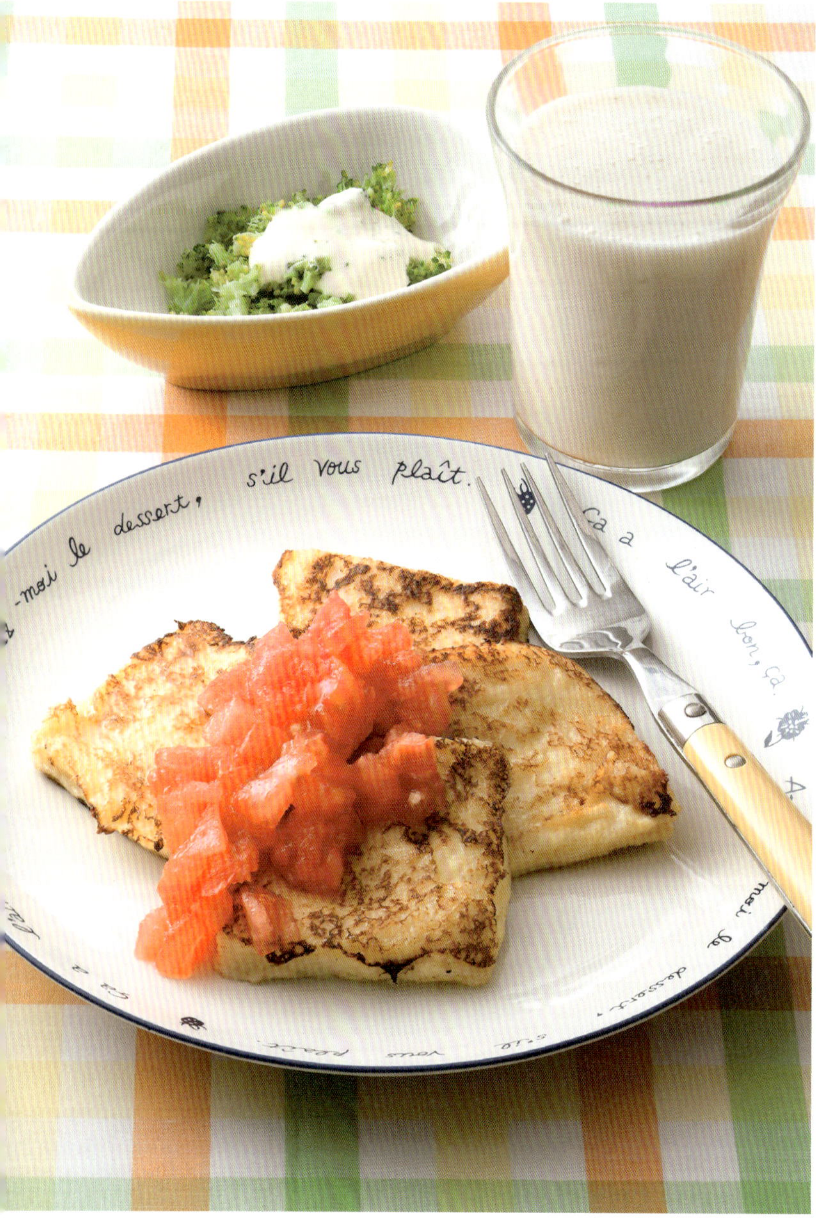

• 토마토를 곁들인 프렌치토스트

재료 [2인분]

식빵(8장) ······ 2장
계란 ······ 1개
우유 ······ 3/4컵
버터 ······ 10g
토마토 ······ 1개(100g)

1 식빵은 가장자리를 자르고 1장을 4등분으로 자른다.
2 볼에 계란을 풀고 우유를 섞은 후 식빵이 계란물을 충분히 흡수하도록 고루 담근다.
3 토마토는 껍질을 벗겨 잘게 자른다.
4 프라이팬에 버터를 녹여 **2**를 나란히 놓은 후, 약불에서 양면을 옅은 갈색으로 익힌다. 그릇에 옮겨 담은 후 다진 토마토를 올린다.

MEMO

빵은 건조해 둔 것이 계란물을 더 잘 흡수해 부드러워지며, 소화시키기도 좋기 때문에, 하루 정도 지난 것을 추천한다.

• 잘게 썬 브로콜리샐러드

재료 [1인분]

브로콜리 ······ 30g
마요네즈 ······ 2작은술
우유 ······ 1작은술
소금 ······ 소량

1 브로콜리는 작은 덩어리로 나누어 뜨거운 물에 부드러워지게 삶은 후 작게 썰어 접시에 담는다.
2 마요네즈에 우유와 소금을 넣어 잘 섞어, **1**에 뿌린다.

• 바나나요거트우유

재료 [2인분]

바나나 ······ 1개(90g)
우유 ······ 1/2컵
플레인요거트 ······ 2큰술

바나나는 껍질을 벗겨서 자르고, 우유, 요거트와 함께 믹서나 푸드프로세서로 섞는다.

※ 전기기구가 없는 경우는, 잘 익은 바나나를 골라 포크로 뭉개서 우유와 요거트를 섞으면 좋다.

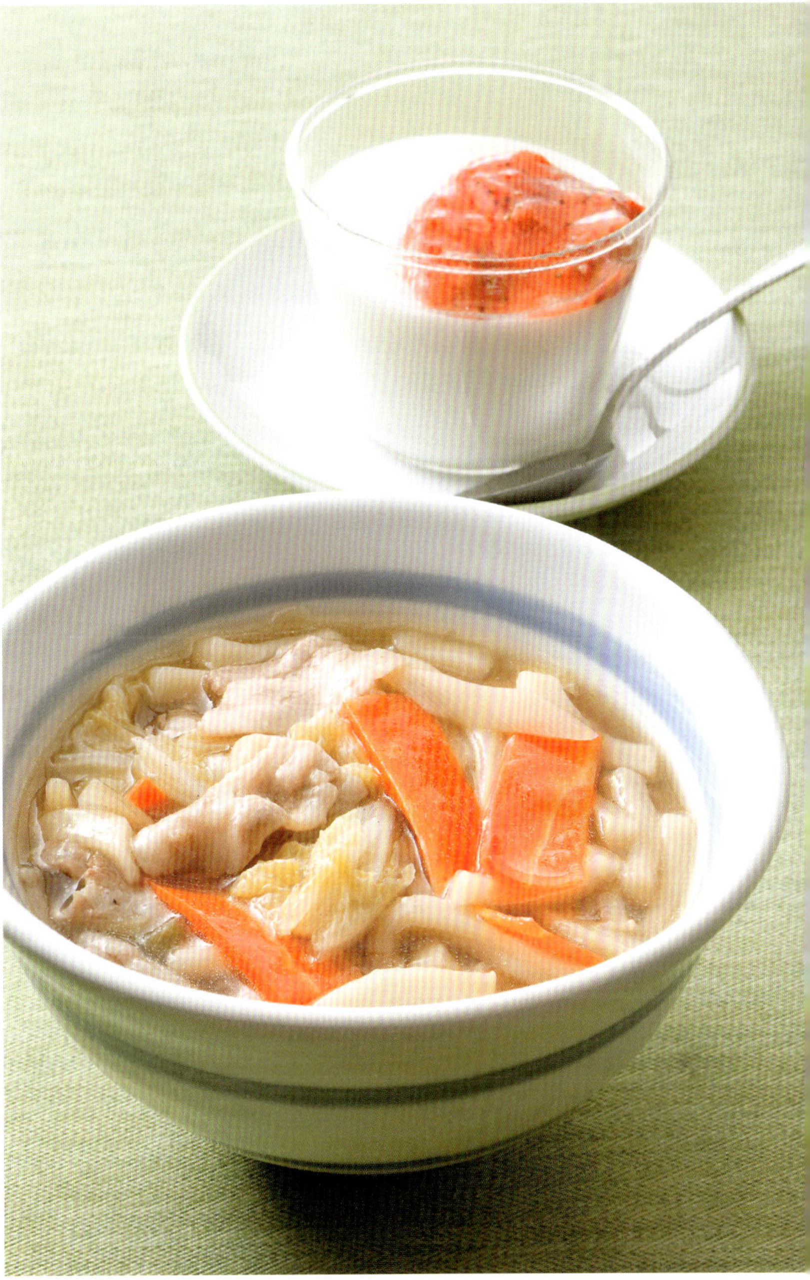

점심 menu

- 돼지고기와 배추를 넣은 니코미우동*
- 다진 딸기를 곁들인 우유젤리

1인분 **365**kcal 염분 **4.1**g

우동도 후루룩 먹으면 목에 걸릴 우려가 있기 때문에, 짧게 잘라서 잘 씹어 삼킵시다. 국물은 사레들리지 않도록 걸쭉함을 더하면 안심입니다. 젤리도 사레들릴 염려가 없도록 한천으로 굳힙니다.

돼지고기와 배추를 넣은 니코미우동

재료 [1인분]

데친 우동	1/2개
얇게 썬 로스용 돼지고기 (기름기 없이)	50g
배추	60g
당근	3cm(25g)
파(흰 부분)	8cm(20g)
육수	2컵
멘쯔유(3배 농축)	2큰술
녹말가루·물	각 1큰술

1 우동을 짧게 자른다.
2 돼지고기는 비계를 제거하고 2cm 폭으로 자른다. 배추는 3cm 폭으로 자른다. 당근은 세로로 얇게 자른다. 파는 비스듬하게 얇게 자른다.
3 냄비에 육수를 펄펄 끓인 후 돼지고기를 넣고, 색이 번하면 야채를 넣는다. 당근을 넣고 끓이다가 우동을 풀면서 끓인다.
4 우동이 떠오르게 되면 멘쯔유를 첨가하여 간을 맞춘다. 다시 한 번 펄펄 끓여서 녹말가루를 물에 풀어서 넣고, 점도가 생길 때까지 끓인다.

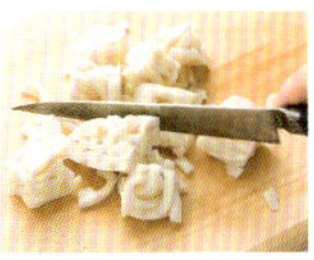

데친 우동은 목이 메지 않도록, 짧게 자른다.

* 니코미우동: 진한 육수의 우동

다진 딸기를 곁들인 우유젤리

재료 [100ml 넣는 용기×2인분]

a	물	1/2컵
	한천가루	1g
	우유	1/2컵
	설탕	20g
	바닐라에센스(있다면)	소량
	딸기	20g

1 냄비에 **a**의 물과 한천가루를 넣고, 불에 얹는다. 바닥을 저으며 2분 동안 끓인다. 설탕을 첨가하여 끓이면서 녹인다.
2 우유를 전지레인지에 넣고 따뜻하게 후에, 1에 에센스를 섞어 그릇에 부으며 식혀서 굳힌다.
3 딸기는 꼭지를 따서 포크의 앞부분으로 으깨서 **2**에 얹는다.

MEMO

한천은 실온에서 굳히지만, 냉장고에 옮겨서 빨리 굳히게 되면 차가운 느낌이 목을 상쾌하게 한다.

간식

10:00

목을 천천히 통과하는 한천과자에 점도증강제를 넣은 호지차를 곁들인다.

• 묽게 만든 양갱 [1인분]

묽게 만든 양갱(제품) ········· 1개(60g)

• 호지차*(점도증강제 함유)

1인분 **103**kcal 염분 **0.1**g

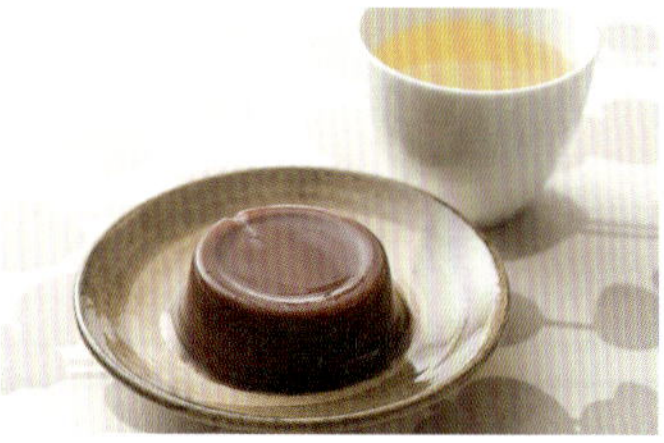

15:00

아이스크림을 얹어, 목 넘김이 좋게 에너지를!

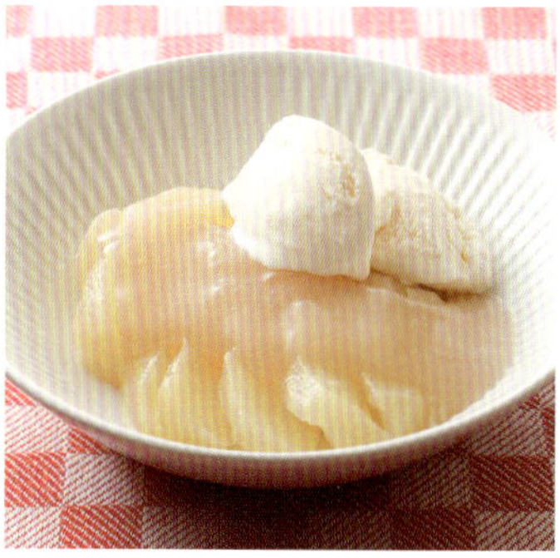

* 호지차 ほうじ茶: 녹차의 찻잎을 볶아서 만든 차

• 사과레인지찜 [1인분]

사과 ······················ 1/2개(75g)
설탕 ······················ 1작은술
버터 ······················ 1작은술
녹말가루 ······················ 소량
바닐라아이스크림 ·············· 50ml

1 사과는 껍질을 벗겨 4조각으로 잘라 내열용기에 넣고 설탕과 버터를 얹고, 랩을 살짝 덮어 전자레인지에 2분간 가열한다.
2 **1**의 국물을 작은 냄비에 덜어, 녹말가루를 넣고 끓여서 점도를 더한다.
3 사과를 얇게 잘라 용기에 담고, **2**의 국물을 얹은 후 아이스크림을 올린다.

1인분 **151**kcal 염분 **0.2**g

저녁 menu

- 돗돔조림
- 다진 오크라와 참마
- 고명을 얹은 계란찜
- 죽

1인분 **488**kcal 염분 **5.6**g

• 돗돔조림

재료 [1인분]

돗돔 ···················· 1조각(100g)
a ┌ 물 ···················· 1/2컵
　│ 청주·미린 ············ 각 1½큰술
　│ 간장 ···················· 1½큰술
　└ 얇게 저민 생강 ············ 1개
녹말가루 ···················· 소량

1 돗돔은 체에 받쳐 뜨거운 물을 끼얹는다.(역주: 생선냄새 제거를 위함)
2 얕은 냄비나 프라이팬에 **a**를 넣고 불에 올린 뒤, 끓어오르면 돗돔을 넣어 조린다.
3 돗돔이 익으면 접시에 담아낸다. 남은 국물은 물을 소량 넣어 녹인 녹말가루를 넣어 점도를 더한 후, 돗돔에 끼얹어 준다.

MEMO
돗돔 외에, 참돔, 가자미, 삼치, 금눈돔, 대구 등이 육질이 부드럽고 먹기 쉽다.

• 다진 오크라와 참마

재료 [1인분]

오크라 ···················· 1개
참마 ···················· 30g
b ┌ 육수(혹은 물) ········ 1/2작은술
　└ 간장 ················ 1/2작은술

1 오크라는 뜨거운 물에 부드러워 질 때까지 삶아 물에 헹군 후, 물기를 빼서 얇게 동그랗게 썬 후, 더욱 잘게 썬다.
2 참마는 껍질을 벗겨 대강 썬 후, 절구봉이나 병의 넓적한 부분으로 작게 빻는다.
3 그릇에 참마를 넣고 오크라를 넣어, **b**를 섞어 끼얹는다.

※2인분 이상을 만들 경우에는 참마를 잘라 비닐봉지에 넣어, 봉지의 윗부분부터 단단한 것으로 두들기면 편리하다.

• 고명을 얹은 계란찜

재료 [2인분]

c ┌ 계란 ···················· 1개
　│ 육수 ···················· 3/4컵
　└ 소금 ···················· 소량
한펜* ···················· 30g
삶은 새우(판매용) ············ 2마리
미나리 ···················· 2~3개
d ┌ 육수 ···················· 1/2컵
　│ 소금 ···················· 소량
　│ 간장·미린 ········ 각 1/2작은술
　└ 녹말가루 ················ 1작은술
유자껍질(있다면) ················ 소량

* 한펜: 다진 생선살에 마 등을 갈아 얹어 반달형으로 쪄서 굳힌 식품

1 **c**의 계란을 깨서 섞은 후 육수와 함께 소금으로 조미한 후, 차 거름망에 걸러 그릇에 붓는다.
2 한펜과 새우는 작게 잘라 **1**에 얹는다.
3 찜기에 7분간 찐 후, 미나리를 잘라 올린 후, 살짝 찐다.
4 **d**의 재료는 작은 그릇에 함께 넣은 후 끓인 뒤, 끈기가 생기면 찻잔에 넣고 찐 후 유자껍질을 갈아서 올린다.

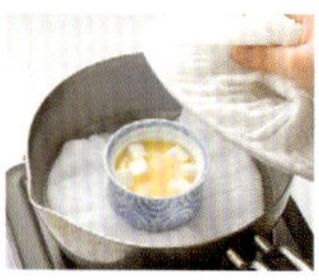

찜기가 없는 경우에는, 깊은 냄비에 행주를 깔고, 물을 3cm 깊이로 넣고 끓인 뒤, 증기가 올라오면 그릇을 넣고 뚜껑을 덮어 약불에서 7분간 끓인다. 증기가 새어나가지 않도록, 뚜껑을 행주로 감싸두면 좋다.

• 죽 [1인분]

흰죽 ···················· 150g

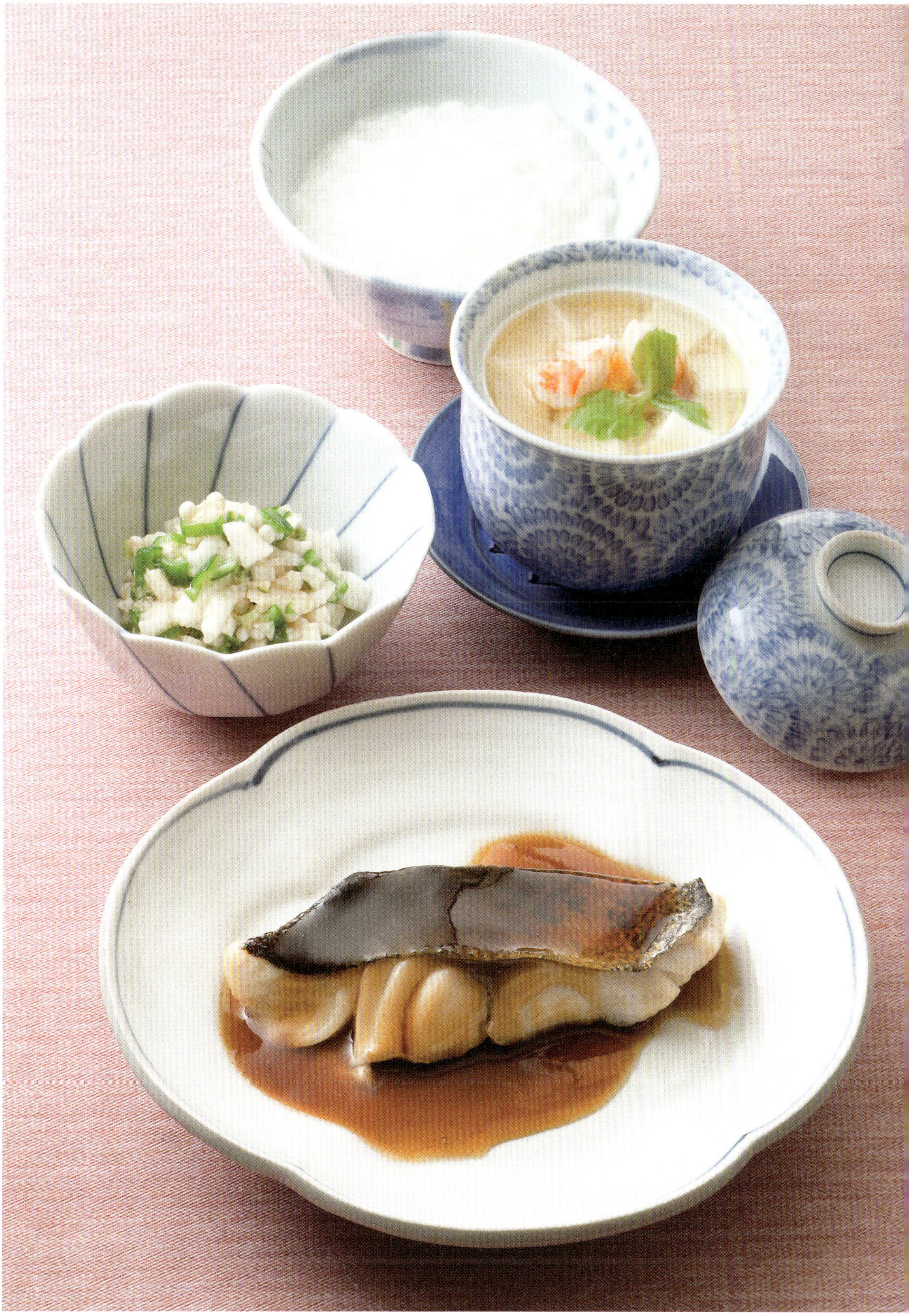

죽과 계란찜은, 삼키는 것이 힘들 경우에도 목을 미끄러지듯 통과하는 명콤비입니다.
생선조림도 살이 부드러운 흰 살 생선을 선택, 점성을 더한 국물을 얹는다면 안심입니다.
다진 오크라와 참마는 참마와 오크라의 끈적끈적한 것이 점도증진 대용으로 됩니다.

사레들리는 것을 방지하다.

먹는법에 대한 어드바이스

마쓰바라 히로키 松原弘樹

[삼키는 중 사레들림이 발생하는 상태]

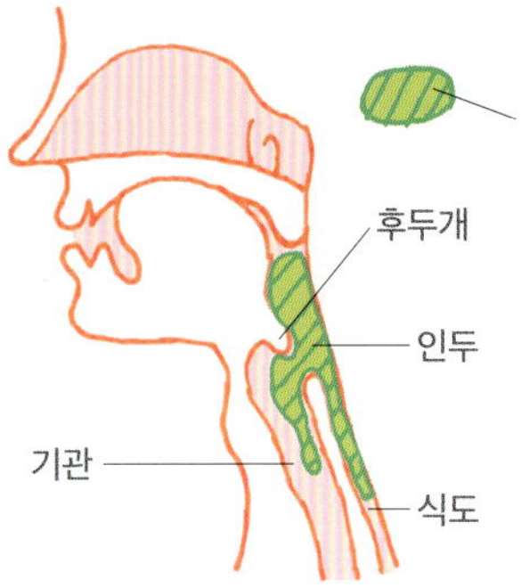

참고자료/성례삼방원
병원 연하팀 저
'연하장애 포켓 메뉴얼'
(의치약출판)

음식물이 잘못해서 기관지로 들어가는 것을 사레들린다고 합니다.
음식물이 기도로 들어가 버리면 폐렴을 일으킬 위험이 있습니다.
사레들림을 방지하기 위한 기본은, 잘 씹고 천천히 먹는 것입니다만, 음식물이나 조리법에도 주의가 필요합니다.

사레들림이란

우선, 우리들이 음식물을 삼킬 때의 통상적인 움직임을 따라가 봅시다. 음식물은 먼저 인두의 입구를 향해 갑니다. 그러면 연하반사가 일어나 음식물이 인두로 들어가게 됩니다. 그림에 보이는 것처럼, 인두는 식도 입구와, 기도로 향하는 길과 이어져 있고, 음식물을 삼키려고 하는 순간에 후두개로 기도에 뚜껑을 닫아버립니다. 동시에 식도 입구가 열리기 때문에 음식물은 식도로 들어가게 됩니다. 음식물이 식도로 들어가면 입구가 닫히고 연동운동에 의해 위까지 옮겨지게 됩니다.
연하반사에 관련되는 신경 중 하나가 반회신경입니다. 이 신경의 중요한 기능은 성대를 움직이는 것입니다만, 연하반사와도 관련이 있습니다. 수술 전에는 암으로 인해 이 신경이 압박되기도 하고, 수술 후에는 수술조작으로 인해 장해를 입게 될 수도 있으므로 연하작용에 지장이 생길 수 있습니다. 그 결과, 연하반사의 타이밍을 놓치거나 기도에 뚜껑을 닫기 어려워진다거나 해서 음식물이 기도로 넘어가게 됩니다.

사레들리기 쉬운 식품과 요리에는...

물, 음료, 국 종류

입에서 목으로, 술술 빠른 속도로 흘러 들어가기 때문에 매우 위험합니다. 고형물은 덩어리라서 인두를 통과해 직접 식도로 향하지만, 수분은 일단 기도 입구를 통과해 후두개 사이에 쌓일 수 있으므로 사레들리기 쉽습니다.

수분을 함유한 음식물

국물을 함유한 밀기울,* 간모도키,* 감귤류 등은 입에 넣자마자 물기가 쑥 튀어나와 목으로 넘어가게 됩니다.

면 종류

면을 강하게 후루룩 마시게 되면 결국 기름이나 양념 등의 액체 때문에 사레가 들리게 됩니다

회, 날계란

씹을 틈도 없이 목으로 쑥 넘어가 버립니다.

* 밀기울: 밀을 빻아 체로 가루를 내고 남은 찌꺼기
* 간모도키: 튀김의 한 가지, 으깬 두부에 잘게 썬 야채나 다시마 등을 넣고 기름에 튀긴 것

먹는 방법에도 주의합시다!!

수분에는 점도증강제를 혼합합니다.

수분이 천천히 목으로 넘어가도록 하기 위해서, 점도증강제를 섞도록 합니다. 음료는 물론, 국물이 있는 요리에도, 국에 점도증강제를 섞는 것으로 사레들릴 위험이 많이 줄어듭니다. 점도증강제를 쓴 조미료를 고르는 방법과 사용방법은 35쪽을 참조하시기 바랍니다.

면류는 천천히 꼭꼭 씹어서...

면류는 조금씩 천천히 꼭꼭 씹어서 먹도록 합니다. 습관처럼 후루룩 마셔버리면, 면을 짧게 끊어두고 먹는 것이 안전합니다. 국은 사레들리지 않도록 점도증강제를 혼합합니다.

먹는 자세에도 주의해서...

등을 곧게 펴고 앉아서, 조금씩 입에 넣어 꼭꼭 씹고, 턱을 끌어당긴다는 기분으로 천천히 삼키도록 합니다. 턱을 끌어당기면 후두개가 자연적으로 올라가 기도의 문이 닫히고, 사레들리기 어렵게 됩니다.

식사 후에는 잠시 앉은 자세를...

본래 식도는 음식물이 들어가면 입구를 굳게 닫아 역류를 방지합니다. 그러나, 새로 만든 식도는 이러한 기능이 원활하지 않기 때문에, 역류가 생기는 경우가 있습니다.
식후에는 15~30분 정도 앉아 있는 자세를 유지하도록 유념합시다.

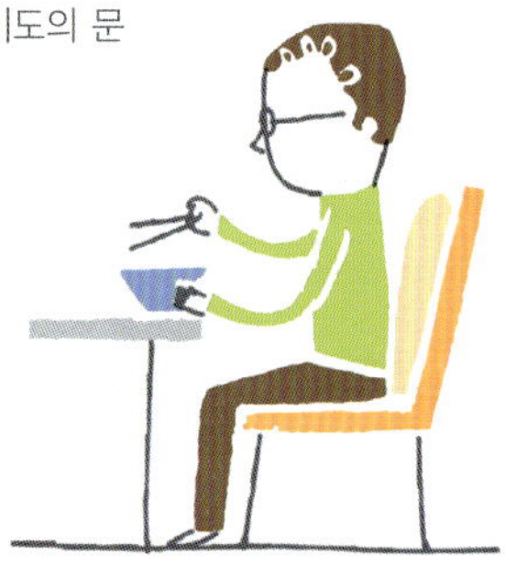

점도증강제 조미료의 선택법과 사용법

설명 / 마쓰바라 히로키松原弘樹, 고스케 요코小菅陽子

점도증강제를 첨가하면 액체가 고형물에 가깝게 되고 고형물의 연하 스타일에 가까워지므로 사레들림을 방지할 수 있습니다. 점도증강제를 첨가한 조미료는 시판되는 점도조정제를 비롯해, 녹말가루, 한천, 젤라틴 등의 잘 알려진 조미료 역시 도움이 됩니다. 각각의 특징을 알고 사용해 봅시다.

점도조정제

해초와 식물로부터 추출한 증점다당류, 가공전분을 주원료로 하고, 가열하지 않아도 소량으로 끈적거리게 할 수 있습니다. 용량이 너무 많거나 혼합한 점도증가제가 방치되어 점성이 증가하는 경우 끈적거려 입과 목에 들러붙으므로 주의합시다.

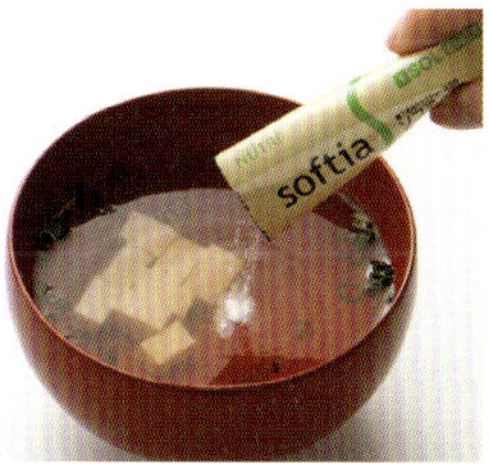

음료나 국물을 마셔보고 사레들릴 우려가 있을 경우에 뿌려 섞을 수 있습니다.

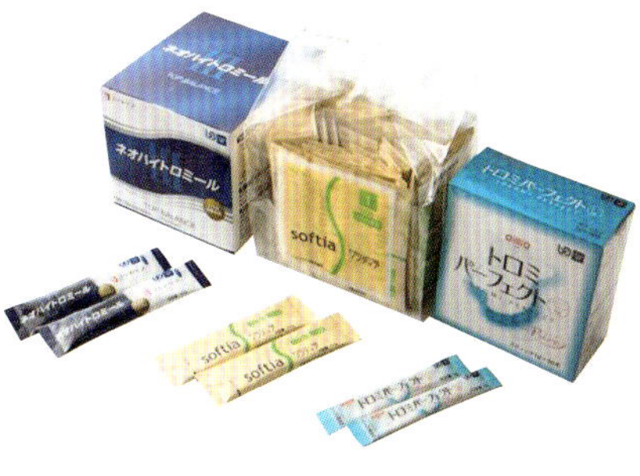

많은 상품이 있고 상품에 따라 맛과 성질도 다양합니다. 새로운 상품들도 개발되고 있기 때문에 병원의 영양사에게 상담받는 것이 좋습니다. 사진은 모두 증점다당류를 원료로 한 제품입니다. 무미무향으로 음식물이나 음료 본연의 맛을 해치진 않을 것입니다.

사진 협조/ヘルシーネットワーク
(☎ 0120-236-977)

녹말가루

가공하면 끈기가 생기고 식으면 원래대로 돌아가므로, 따뜻한 음식에만 사용할 수 있고 미리 만들어두는 것도 안 됩니다. 자연적인 점도증강제로서의 성질이 없어 요리의 맛을 해치지 않는 것이 장점입니다.

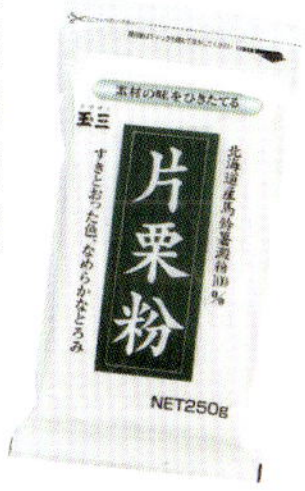

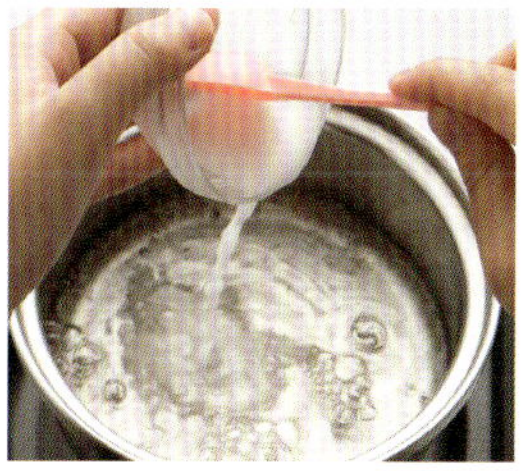

국 3/4컵에 대해, 녹말가루 1 1/2 작은술을 물 1큰술에 녹여 국이 끓어오를 때 뿌려 넣는다. 재빨리 저어가면서 점도증강제가 투명해질 때까지 끓인다.

한천

해초를 원료로 하기 때문에 식이섬유가 풍부하지만, 묽게 해서 굳히면 미끈미끈한 식감이 됩니다. 실온에서는 딱딱해지고 80도 이상에서는 녹기 때문에 입안에서 녹거나 끈적거리지 않고 목으로 부드럽게 넘어가 삼키는 것을 도와줍니다.

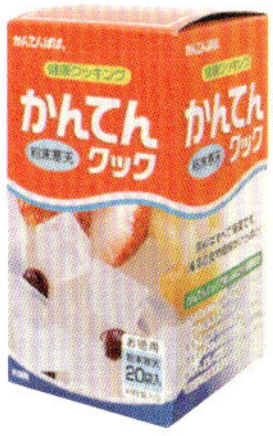

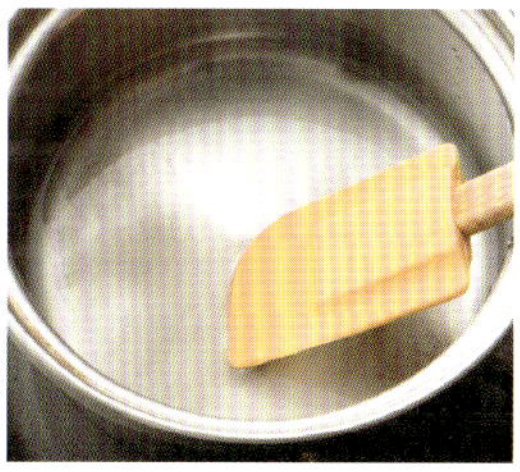

소량씩 사용할 수 있는 한천 가루가 편리하다. 차가운 국 3/4컵에 한천가루 0.5g을 첨가해 열을 가해서 젓다가 끓어오르면 약불에서 2분간 익혀 한천에 열을 통하게 한다.

젤라틴

원료는 동물의 껍질과 뼈로부터 얻는 콜라겐입니다. 한천보다 끈기가 있습니다만, 묽게 해서 굳히면 보다 좋은 탄력으로 목 넘김이 매끄럽습니다.

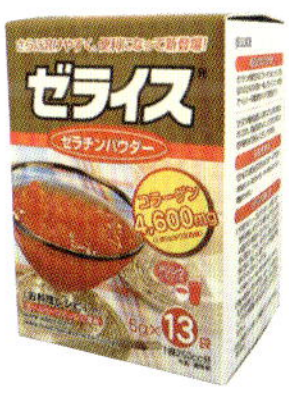

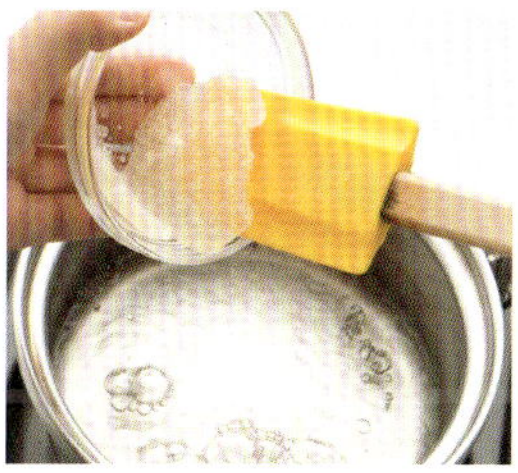

젤라틴가루 2.5g을 물 1큰술에 섞어 불려서, 뜨거운 국 3/4컵에 섞어 녹인다. 젤라틴은 가열하면 덩어리지기 어렵기 때문에 불에 닿지 않도록 한다.

사진 협조/
川光商事、伊那食品工業、マルハニチロ食品

삼키기 어려운 분, 쉽게 사레들리는 분에게

부드러운 메뉴

목을 매끄럽게 통과하고 사레들리지 않도록 배려했던 메뉴를, 주식인 흰죽, 주찬이 되는 고기와 생선요리, 부찬이 되는 야채요리로 나누어 소개합니다. 수술 후 삼키기 어려운 시기에도 활용하세요.

주식

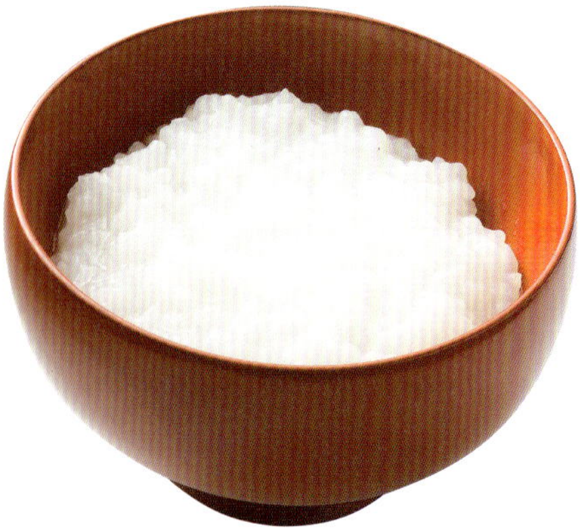

냉동OK

1인분 단위로 랩 등으로 포장하여 냉동해도 좋습니다. 먹을 때에는 실온에 둔 후 전자레인지에 데웁니다.

흰죽

삼키기 어려운 시기의 주식은 죽이 최적입니다.
쌀은 영양균형이 좋고, 부드러운 정도를 조절하기 쉽기 때문입니다.
특히 흰죽은 탄력이 있고 매끄럽게 천천히 목을 통과하기 때문에,
삼키기 어려운 분, 쉽게 사레들리는 분들도 안심하실 수 있습니다.
시판되는 제품도 있지만, 탄력감은 손수 만드는 편이 좋습니다.
남은 것은 냉동보관이 가능합니다.

재료 [완성 후 400g]

쌀 ········· 1/2컵
물 ········· 2 ¼컵

1 쌀은 씻어서 분량의 물에 30분 이상 불립니다. 냄비는 사진과 같이, 깊이가 있는 뚜껑이 있는 그릇이 좋습니다.

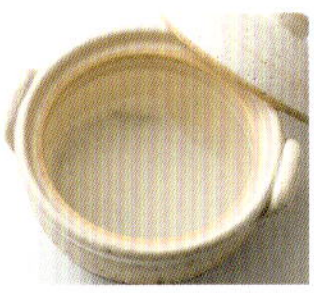

2 뚜껑을 덮지 않고 불에 올려, 끓기 시작하면 쌀이 냄비 바닥에 눌러붙지 않도록, 바닥부터 살살 저어줍니다.

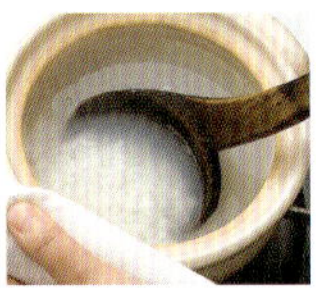

3 약한 불에 뚜껑을 비스듬히 덮어, 40분 동안 보글보글 끓입니다. 불을 끄고 5~15분간 뜸을 들입니다.

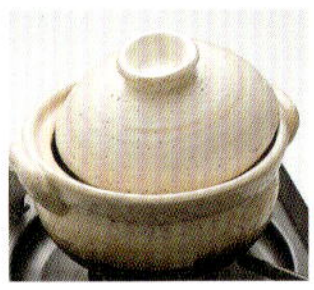

1인분 **285**kcal　염분 **0.0**g

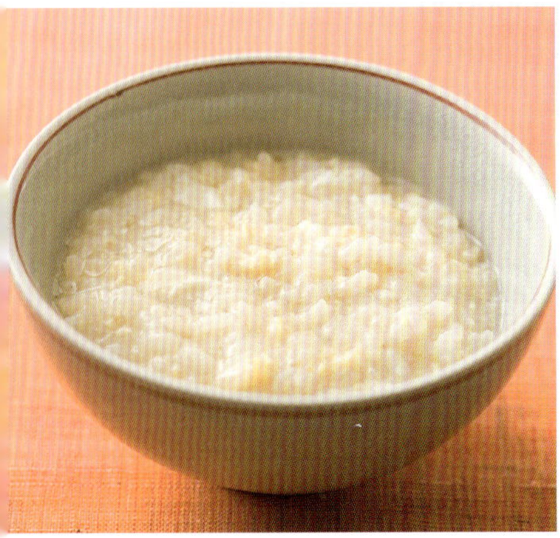

계란죽

밥에 2배량의 물을 넣어 끓여도 흰죽을 만들 수 있습니다.
다만, 쌀을 끓여 만드는 경우보다 점도가 조금 적습니다.
계란죽으로 하면 걸쭉한 식감이 증가하고 영양가도 높아집니다.

재료 [완성 시 400g]

밥 ········· 150g
육수 ········· 1 ½컵
간장 ········· 소량
계란 ········· 1개

1인분 **336**kcal　염분 **0.9**g

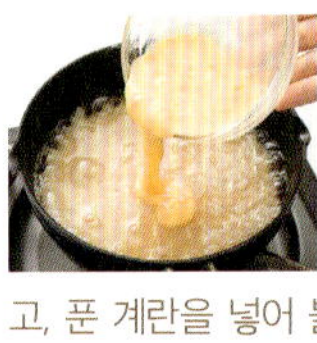

밥에 육수를 넣고 불에 올려, 끓게 되면 약불에 20분 정도 익힙니다. 간장으로 조미하고, 푼 계란을 넣어 불을 끕니다. 뚜껑을 덮고 1~2분간 둡니다.

퍼석퍼석하여 목구멍을 넘기기 힘든 것들과, 씹을 새도 없이 주르륵 흘러 사레들리기 쉬운 식재료도, 죽과 함께 먹으면, 죽이 점도조절제를 대신해서 천천히 삼킬 수 있습니다. 죽의 굳기 정도는 흰죽 정도가 최적입니다 (쌀 : 물=1 : 4.5). 물이 많으면 밥알과 수분이 분리되어, 사레들릴 위험이 있으니 주의해야 합니다.

죽은 최고의 점도조절제 죽 덮밥

연어알덮밥

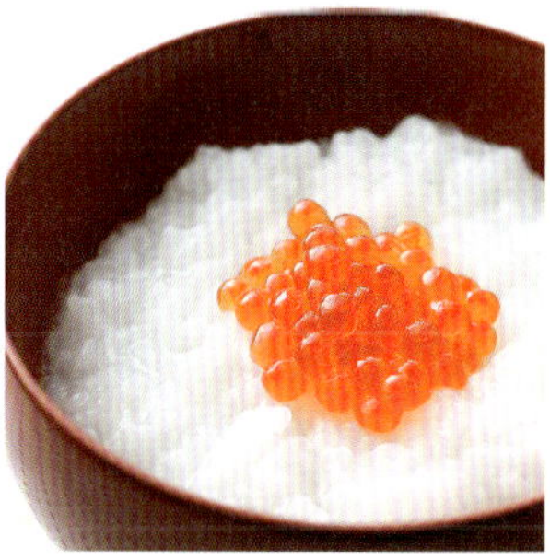

재료 [1인분]
흰죽 ··········· 150g
간장에 절인 연어알(시판용) ··· 15g

1인분 148kcal
염분 0.3g

명란젓덮밥

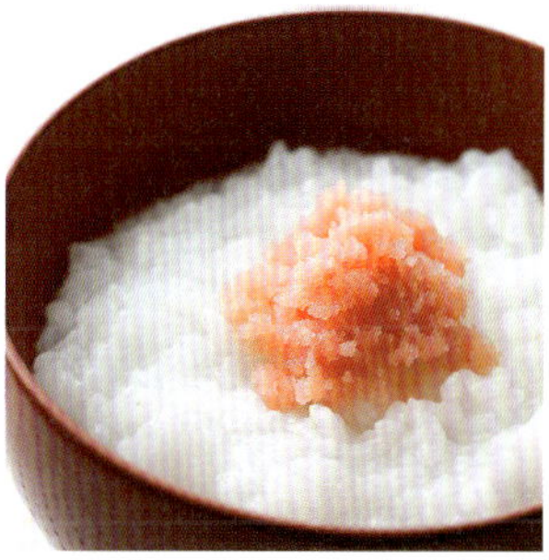

재료 [1인분]
흰죽 ··········· 150g
명란젓(소금기가 적은 것) ········· 15g

1인분 128kcal
염분 0.3g

멸치덮밥

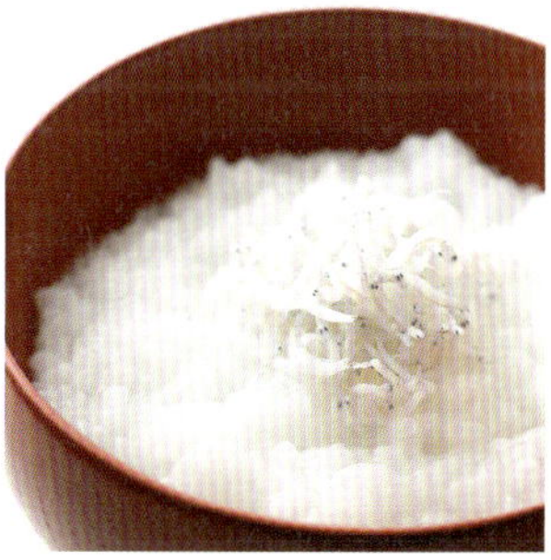

재료 [1인분]
흰죽 ··········· 150g
마른멸치* ······· 10g

1인분 118kcal
염분 0.4g

* 마른멸치: 지리멸치

소고기덮밥

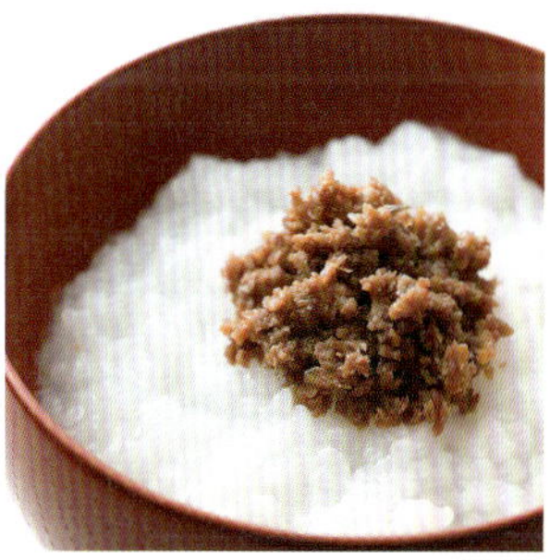

재료 [1인분]
흰죽 ··········· 150g
소고기조림(통조림) ·········· 10g

1인분 121kcal
염분 0.2g

가다랑어포덮밥

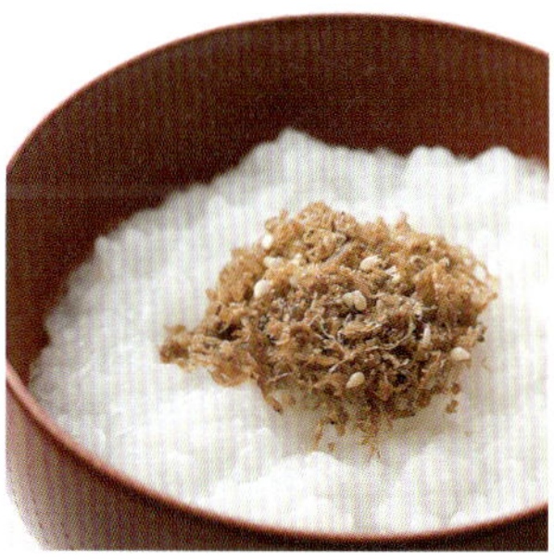

재료 [1인분]
흰죽 ··········· 150g
가다랑어포소보로(시판용) ········ 5g

1인분 130kcal
염분 0.5g

연어소보로덮밥

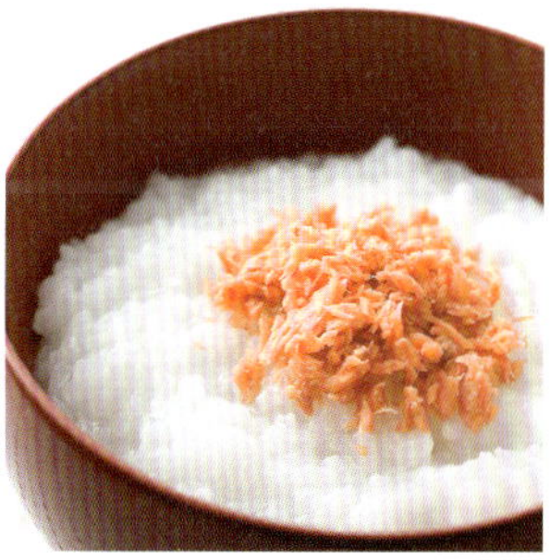

재료 [1인분]
흰죽 ··········· 150g
연어소보로*(시판용) ······· 10g

1인분 125kcal
염분 0.4g

* 소보로: 생선살이나 고기를 잘게 다진 후 고슬고슬하게 볶은 것

다진 고기로 만든 주찬

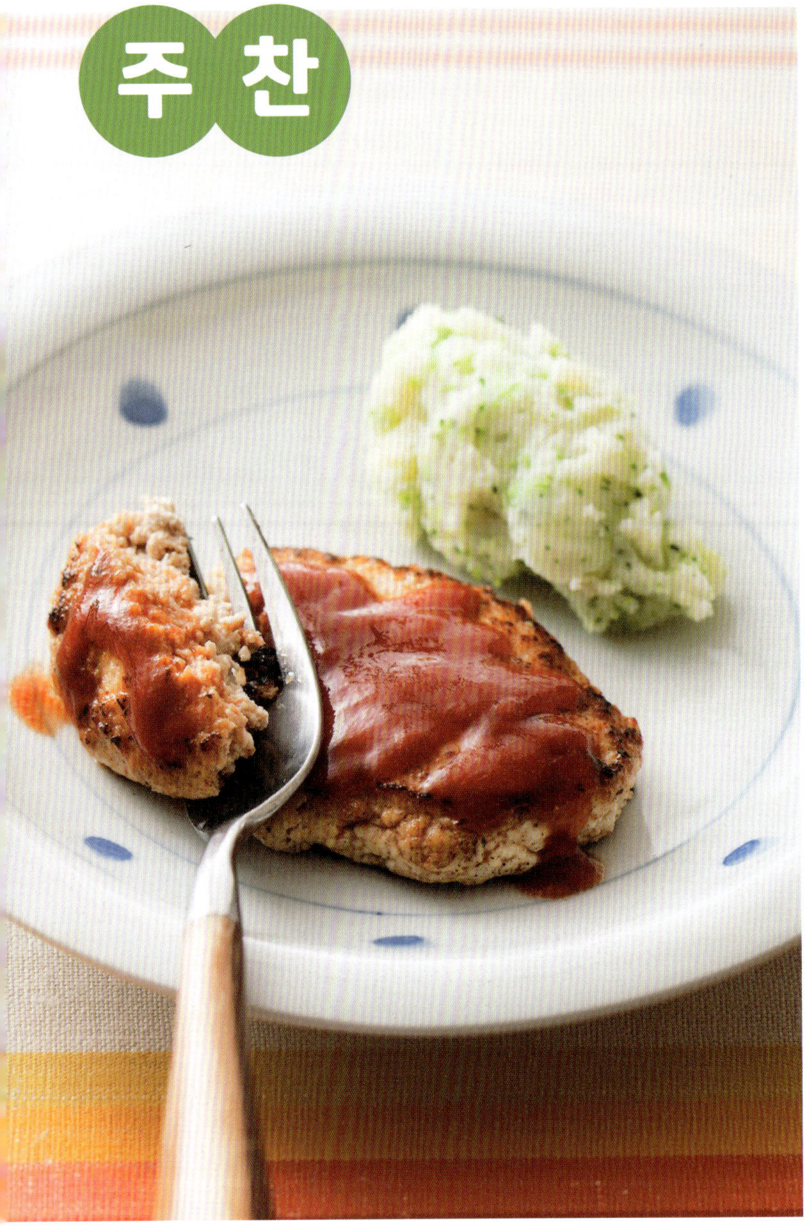

재료 [1인분]

다진 돼지살코기	30g
두부	60g
물	2작은술
소금	소량
녹말가루	1작은술
기름	1/2작은술
a 토마토케첩	2작은술
a 뼈국물(혹은 물)	소량

곁들이는 야채

감자	1/2개(100g)
브로콜리	1개
우유	1큰술
소금	소량

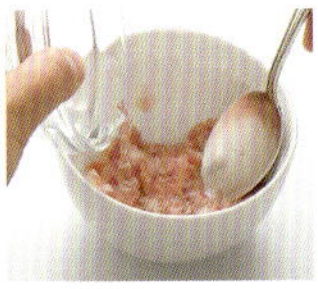

1 그릇에 다진 고기를 넣어 물을 더한 후, 숟가락의 등으로 잘 섞는다.

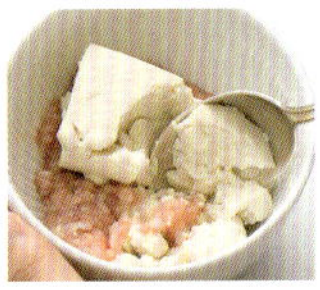

2 두부는 수분을 빼서 1에 더한다. 소금과 녹말가루를 더해 잘 섞일 때까지 저어준다.

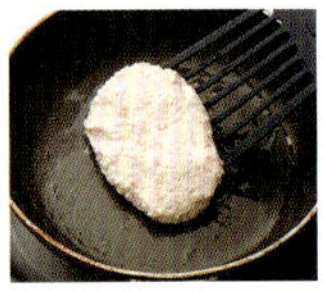

3 프라이팬에 기름을 둘러 가열한 후 약불에 둔다. 2를 조금 떼어내 납작하게 만든 후 잘 부서지므로 조심스럽게 넣어 뚜껑을 덮고 약 5분간 익혀준다. 뒤집어서 동일하게 구운 후 접시에 담는다.

4 빈 프라이팬에 a를 넣은 후 바싹 조린 후, 함박에 뿌려준다.

5 감자는 1~2cm 크기로 잘라 물에 삶는다. 끓는 물에 브로콜리를 잘라 넣고, 부드러워질 때까지 삶은 후 물을 버린다. 포크의 앞부분으로 으깨어 우유와 소금을 넣고 잘 섞은 후 4에 곁들인다.

1인분 245kcal 염분 1.4g

햄버그

함박은 가루와 빵가루 등의 찰기가 많을수록 부드러워지지만, 그만큼 단백질이 줄게 됩니다. 이 함박의 찰기는 두부로만 만든 것입니다. 동물성과 식물성 단백질을 균형 있게 섭취할 수 있어서 일거양득입니다.

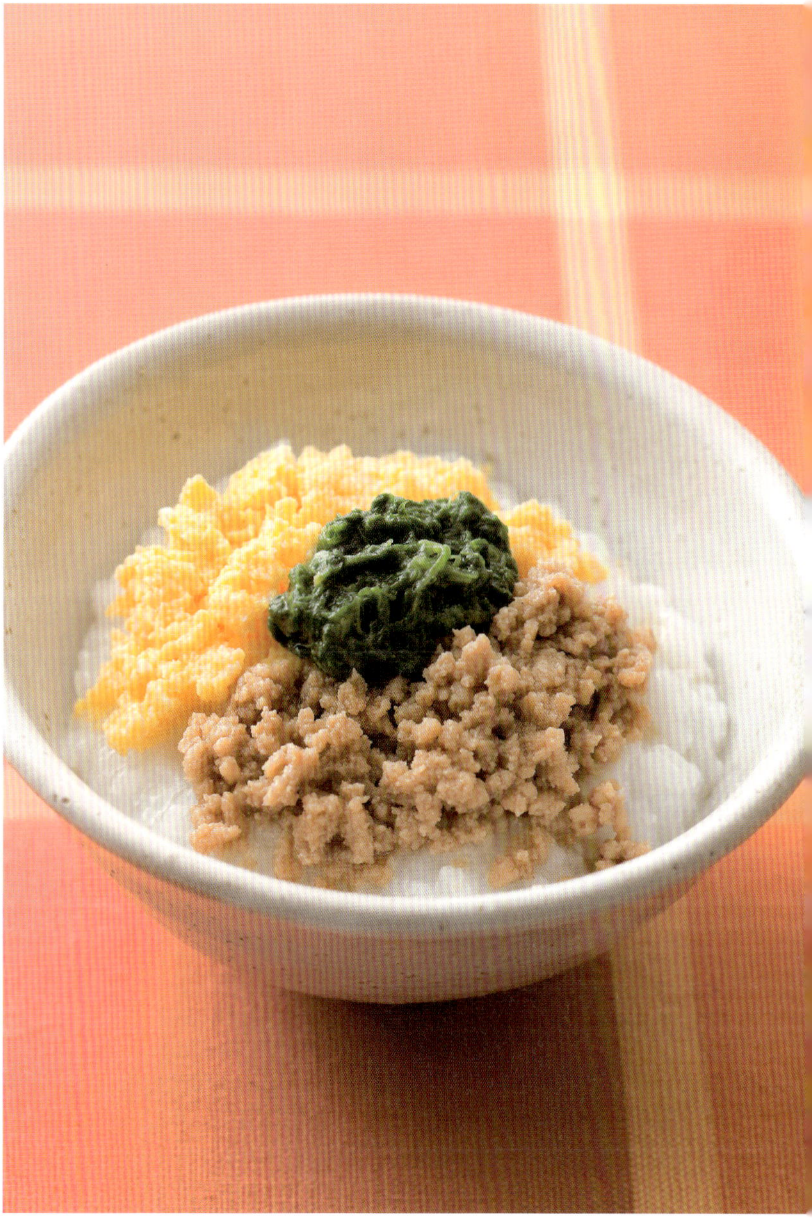

재료 [1인분]

흰죽(만드는 방법 36쪽) ········· 150g

닭고기소보로

- 다진 닭고기 ········· 30g
- 육수 ········· 1/4컵
- 간장 ········· 1작은술
- 설탕 ········· 1/2작은술
- 청주·생강즙 ········· 각 소량

계란지단

- 계란 ········· 1/2개
- 설탕 ········· 2작은술
- 소금 ········· 약간

잘게 썬 시금치

- 시금치 잎 ········· 1대분(30g)
- 육수 ········· 1큰술
- 녹말가루 ········· 소량

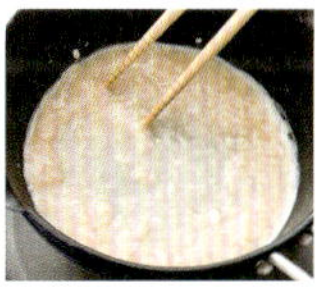

1 닭고기소보로는 냄비에 다진 닭고기를 넣고 육수를 더해, 풀어서 섞는다. 닭고기가 풀어지면 조미료 등을 넣고 국물이 없어질 때까지 기다린다.

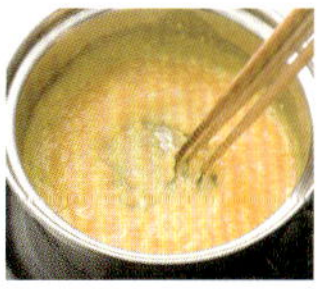

2 계란지단은 계란을 풀어 설탕과 소금을 넣고 잘 섞어 냄비에 붓고 약불에 올려 젓가락으로 스크램블(반숙)을 만든다.

3 시금치 잎은 부드러워질 때까지 삶아 작게 썬다. 육수와 녹말가루를 작은 그릇에 넣고 랩으로 싼 후 전자레인지에서 1분 가열하고, 시금치를 버무린다.

4 그릇에 죽을 넣고 **1**~**3**을 올린다.

1인분 **243**kcal 염분 **1.4**g

삼색닭고기덮밥

닭고기 고명과 계란 지단도 죽과 잘 맞고 영양도 만점입니다. 만들어두었다 먹는 것도 가능합니다. 푸른 야채는 꼬투리 완두와 완두콩이 기본이지만 두 가지 다 먹기 어렵기 때문에 부드러운 시금치의 잎을 사용해 고명을 만듭니다.

냉동OK

닭고기 고명도 계란 지단도 냉장고에 2~3일, 냉동보관도 가능합니다

흰살 생선으로 만든

주 찬

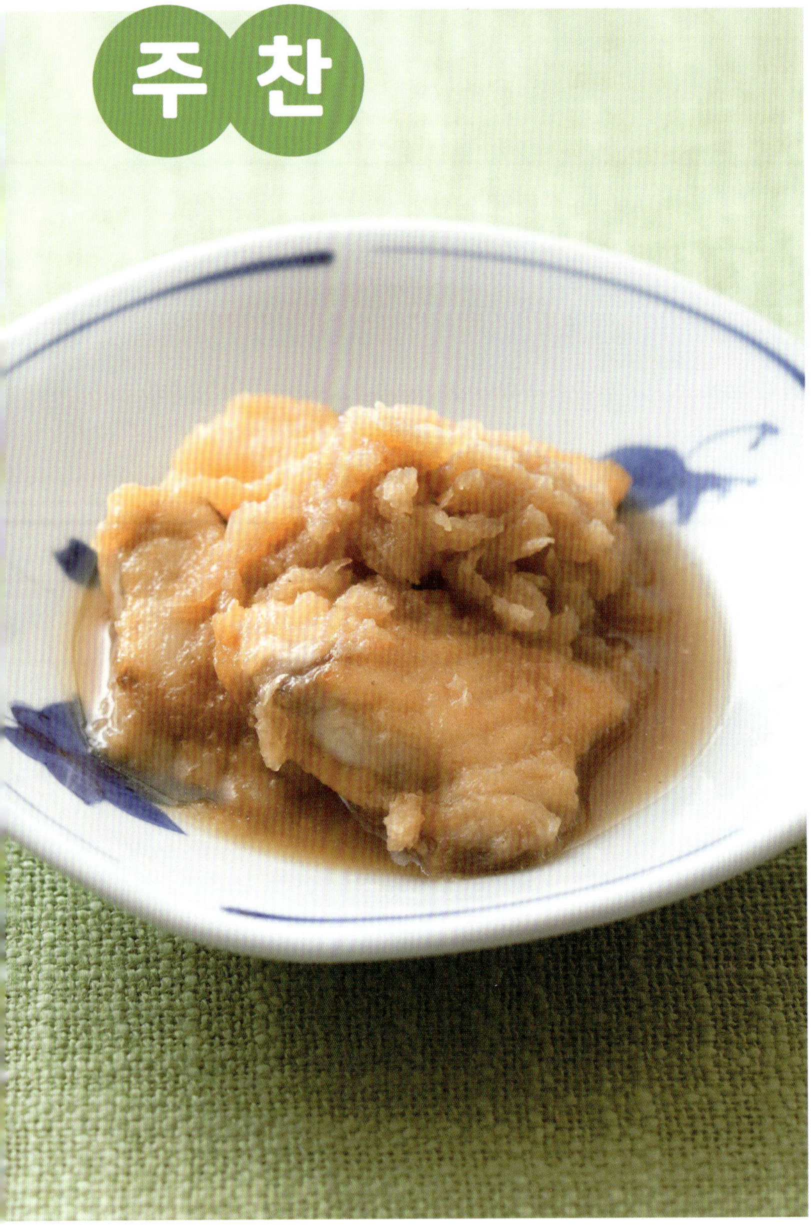

청새치조림

청새치는 잔뼈도 적고, 냄새도 없어, 생선을 싫어하는 사람에게도 환영받습니다. 살이 단단하기 때문에, 듬뿍 조린 국물을 비벼 먹으면, 목 넘김이 좋고, 먹기 쉽습니다.

재료 [1인분]

청새치		1토막(70g)
소금		소량
녹말가루		적당량
기름		1/2큰술
a	물	1/2컵
	간장	2작은술
	설탕	1/2큰술
무즙		1/2컵

1 청새치는 한입 크기로 잘라 소금을 뿌리고 잠시 둔 후 수분을 제거하고 녹말가루를 묻힙니다.

2 무즙은 가볍게 수분을 제거해 둡니다.

3 프라이팬에서 기름을 가열하고 청새치를 놓고 양면을 노릇노릇하게 굽습니다.

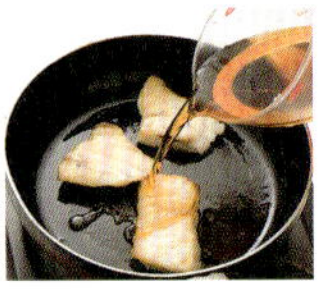

4 청새치를 손가락으로 눌러 탄력이 있다면 잘 익고 있는 것이므로, **a**를 잘 섞어서 넣습니다.

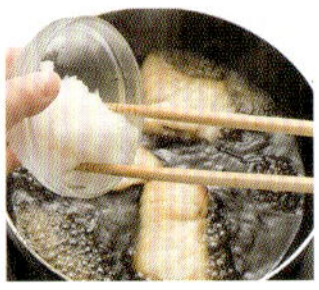

5 국물이 끓고 있을 때 무즙을 넣고 따뜻해질 때까지 끓이고 그릇에 국물째 담습니다.

1인분 **196**kcal 염분 **1.7**g

MEMO

청새치에 묻힌 녹말가루에 가볍게 점도가 더해지지만, 수분으로 인해 사레들리는 경우 무즙에 물에 갠 녹말가루를 소량 더하여 점도를 더할 수 있습니다.

간장소스를 곁들인 삼치 토마토 찜

삼치는 흰살 생선이지만 적당한 지방과 깊은 맛이 있으며,
살이 부드럽고, 쪄도 버석거리지 않습니다. 토마토와 양파를 얹어 찌고,
한천으로 굳힌 간장소스젤리를 고루 묻혀 먹습니다.

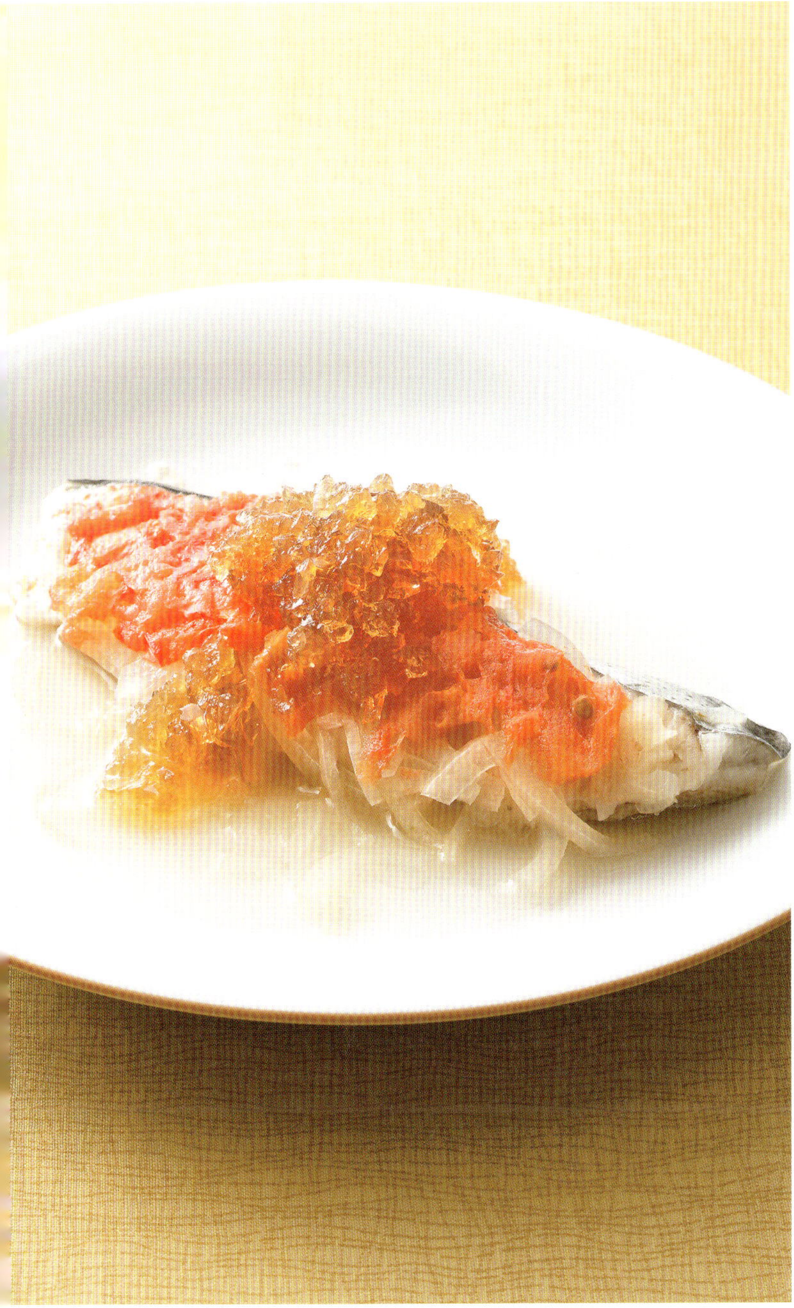

재료 [1인분]

삼치 ········· 1조각(80g)
소금·후추 ········· 각 소량
토마토 ········· 50g
양파 ········· 50g

간장소스젤리(10회분)

물 ········· 3/4컵
한천가루 ········· 1/2작은술
멘쯔유(3배희석) ········· 2큰술

1 처음에 간장소스젤리를 만든다. 냄비에 물과 말린 한천을 넣고 끓이다가, 약불에 2분간 가열한다. 불에서 내려 멘쯔유를 더해, 용기에 넣고 식혀서 굳힌다.

2 삼치에 소금과 후추를 뿌린다. 토마토와 양파는 얇게 자른다.

3 내열용기에 삼치를 두고, 양파를 올려 위에 토마토를 얹는다.

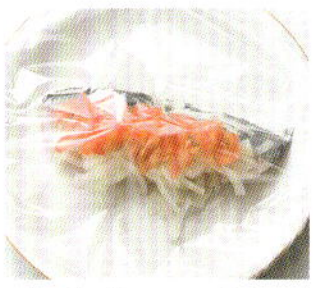

랩을 씌워 전자레인지에 1~2분간 가열한다.

4 삼치를 야채와 함께 그릇에 담고 **3**에 간장소스젤리를 포크

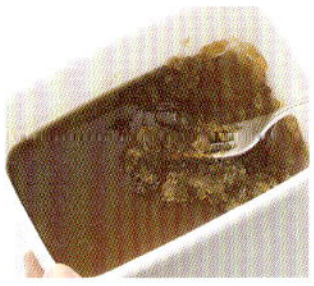

의 앞부분으로 으깨어 1큰술 정도를 올린다.

1인분 **173**kcal 염분 **1.0**g

MEMO

간장소스젤리는 냉장고에서 3일 정도 보관이 가능하므로, 많이 만들어 두면 간장 대신에 편리하게 사용할 수 있다.

부 찬

당근수프

삼키기 어려울 때 가장 힘든 것은 부찬의 야채요리입니다. 가장 추천해 드리고 싶은 것은 야채수프입니다. 시판품도 있지만 신선한 재료를 사용해 집에서 만든 것이 깔끔하고 먹기 좋습니다. 우유의 양으로 점도를 조절할 수 있기 때문에 쉽게 사레들리는 분에게도 적용할 수 있고, 보관해 두었다 먹는 것도 가능합니다.

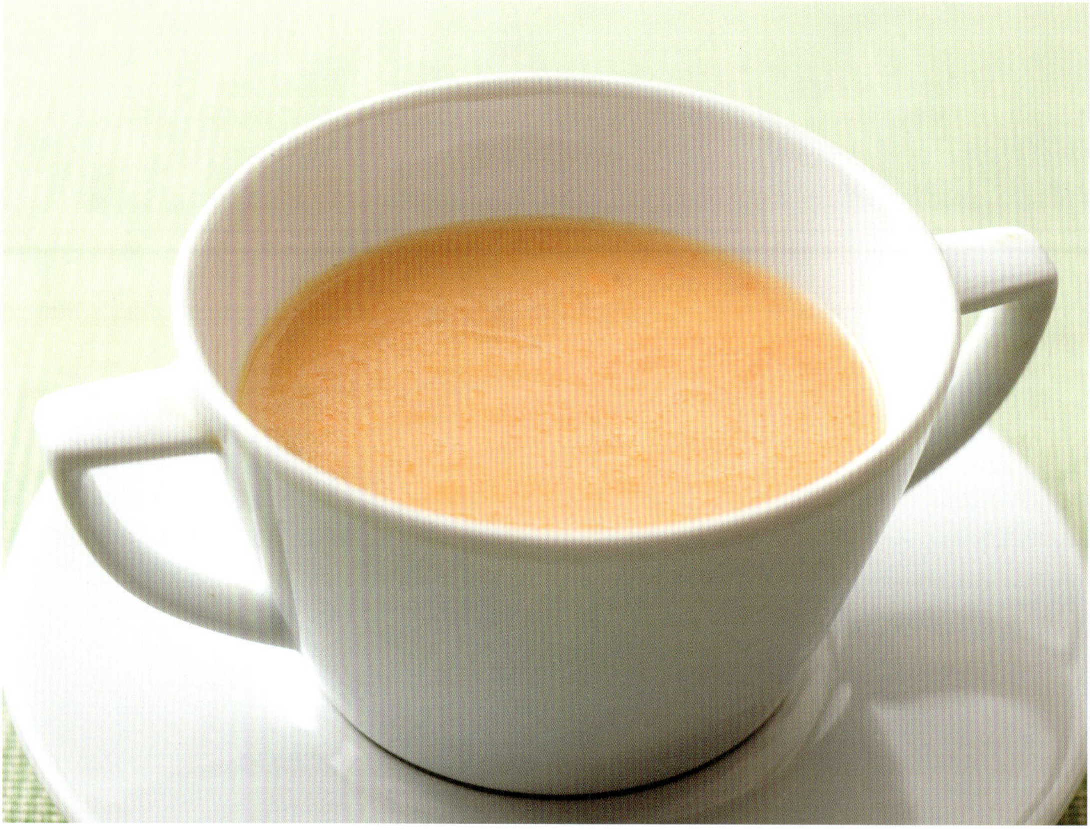

재료 [2인분]

당근 ······ 1개(130g)
양파 ······ 1/4개
버터 ······ 1/2큰술
a ┌ 물 ······ 1/2컵
  └ 고형치킨스톡 ······ 1/2개
쌀 ······ 1큰술
우유 ······ 1/2컵
소금·후추 ······ 각 소량

1 당근과 양파를 얇게 썬다. 냄비에 버터를 녹인 후 양파를 투명해질 때까지 볶은 후, 당근을 넣고 부드러워질 때까지 볶는다.

2 a와 쌀을 첨가한 후 뚜껑을 덮고 약불에 얹어 당근과 쌀이 부드러워질 때까지 10~15분간 삶는다.

3 믹서에 넣고 퓨레 상태까지 간다.

4 냄비에 다시 넣어 우유를 넣고 끓이고 소금과 후추로 조미한다.

1인분 **114**kcal 염분 **0.9**g

MEMO

푸드프로세서가 없다면, 거름망 등의 체에 넣고 숟가락으로 걸러주면 좋다.

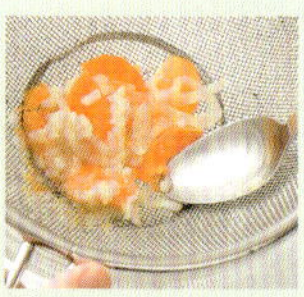

냉동OK

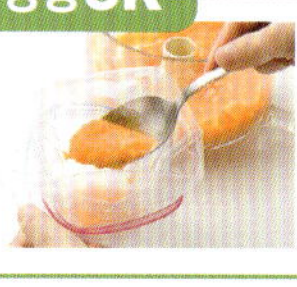

우유를 넣기 전의 퓨레 상태에서 보존한다. 냉장고에서 2일은 가지만, 냉동하는 것이 안심.

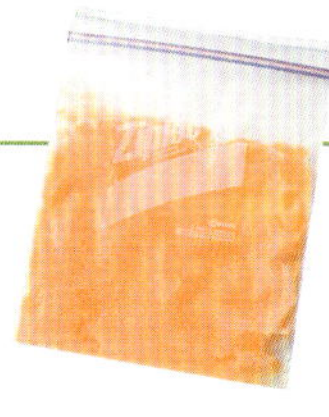

야채요리 대용으로 드셔보세요.

포타주 3종

당근수프와 같은 조리법으로 여러 가지 야채를 사용할 수 있습니다. 영양가가 높고 만들기 쉬운 베스트 3을 소개해 드립니다. 완두콩, 양배추, 감자 등도 시험해 보세요. 보관법도 당근수프와 같습니다.

브로콜리수프

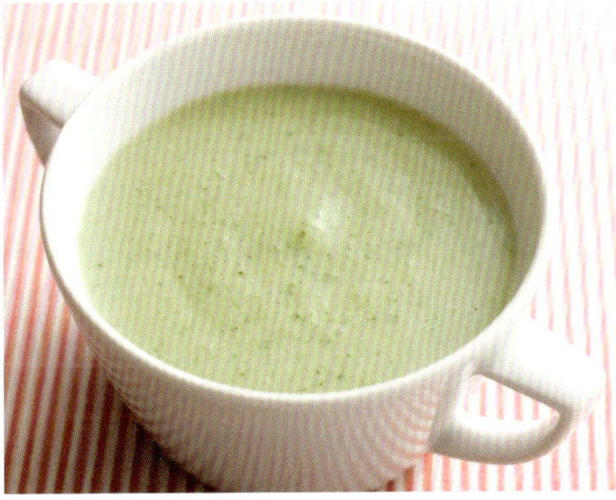

재료 [2인분]

브로콜리 ··· 150g
양파 ··· 1/4개
버터 ··· 1/2큰술
b ┌ 물 ··· 1/2컵
  └ 고형치킨스톡 ··· 1/4개
쌀 ··· 1큰술
우유 ··· 1/2컵
소금·후추 ··· 각 소량

1 브로콜리는 작은 덩어리로 나눈다. 양파는 얇게 썬다.

2 냄비에 버터를 녹이고 양파를 익히고, 투명해지면 브로콜리를 넣고 가볍게 익힌다.

3 b와 쌀을 넣고, 브로콜리가 부드러워질 때까지 끓인다.

4 푸드프로세서에 넣고 퓨레 상태까지 간다.

5 냄비에 다시 넣고, 우유를 넣어서 익히고, 소금과 후추를 넣는다.

1인분 113kcal 염분 0.6g

※시판 냉동 브로콜리를 사용하는 경우 **3**에서 익히는 시간은 몇 분이면 됩니다.

호박수프

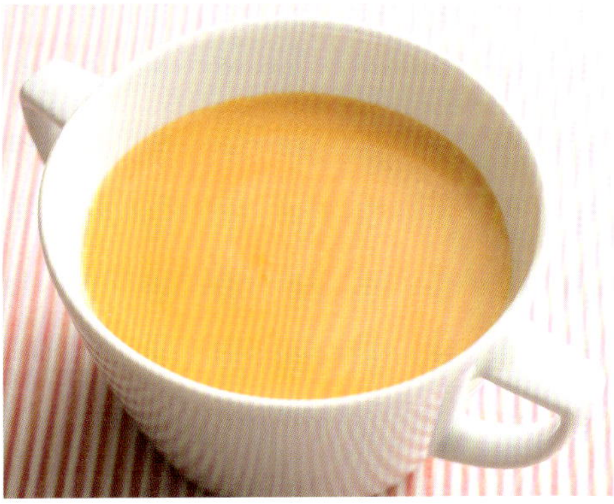

재료 [2인분]

단호박 ··· 150g
양파 ··· 1/4개
버터 ··· 1/2큰술
c ┌ 물 ··· 1/2컵
  └ 고형치킨스톡 ··· 1/4개
쌀 ··· 1작은술
우유 ··· 1/2컵
소금·후추 ··· 각 소량

1 호박은 씨를 빼고, 껍질을 둔 채 랩으로 싸서 전자레인지에 2분간 가열하고, 얇게 썬다. 양파도 얇게 썬다.

2 냄비에 버터를 녹인 후 양파, 호박을 차례로 익힌다. c와 쌀을 넣고, 5~6분간 익힌다.

3 푸드프로세서에 넣고 퓨레 상태까지 간다.

4 냄비에 다시 넣고 우유를 첨가하여 익힌 후, 소금과 후추를 넣는다.

1인분 143kcal 염분 0.6g

※냉동호박을 쓸 경우 **3**에서 익히는 시간이 1~2분이면 끝난다.

옥수수수프

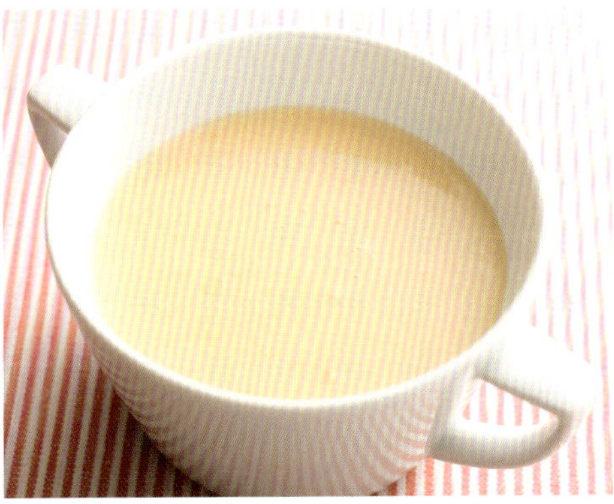

재료 [1인분]

크림콘(통조림) ··· 1작은 캔(190g)
고형치킨스톡 ··· 1/4개
우유 ··· 1/2컵

1 냄비에 우유와 고형 닭육수를 넣고, 펄펄 끓기 직전에 크림콘을 넣고, 한껏 끓인 후 소금으로 조미한다.

2 거름망에 통과시켜 거른 후, 완성 그릇에 넣는다.

1인분 231kcal 염분 1.9g

MEMO

수프에 띄우는 건더기로, 작게 썬 한펜이나 두부, 치즈, 참치 등을 올리면 좋다.

부찬 삶은 야채스톡

제철 야채를 조합하여 싱겁게 간을 하여 삶아둡시다. 흰죽과 밥에 얹어, 피자토스트와 파스타에, 스튜의 건더기에, 고기와 생선요리의 소스에도 사용방법은 여러 가지입니다. 여름야채와 겨울야채 2가지 방법을 소개합니다.

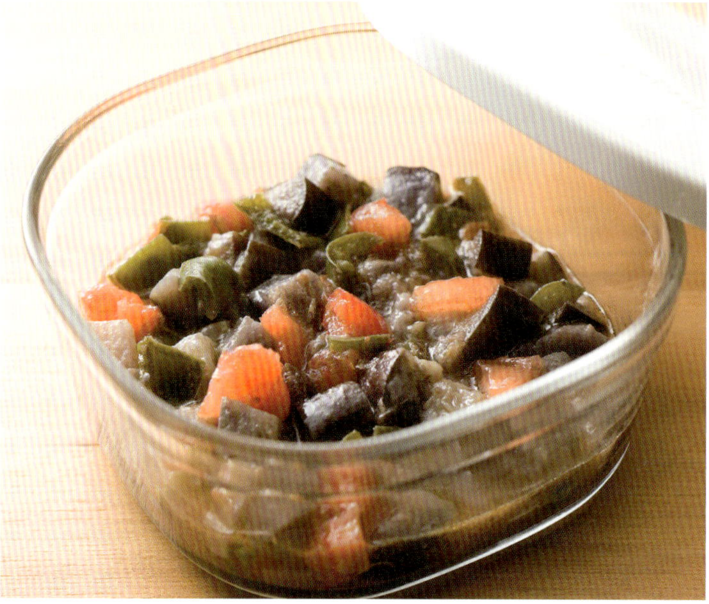

여름야채스톡조림-가지피망토마토조림

재료 [완성 시 350g]
가지 ···· 1개
피망 ···· 2개
토마토 ···· 1개

1 가지와 피망은 7~8mm 네모난 크기로 잘라 냄비에 넣고 야채가 잠길 만큼 물을 부어 부드러워질 때까지 삶는다.
2 토마토는 껍질과 씨를 제거한 후 1cm 크기로 자르고, **1**에 첨가한 후 접시에 혀로 부서뜨릴 수 있을 정도로 부드러워질 때까지 삶고, 마지막에 물기를 제거한다.

1인분(50g) **59**kcal 염분 **0.0**g

냉동OK
냉장고에서도 3~4일은 가지만, 밀봉 지퍼백에 얇게 넣고 냉동고에 두면 편리하다.

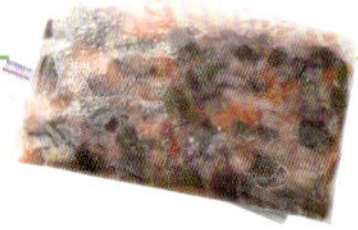

사용방법 예

여름야채소스로 볶은 돼지고기

재료 [1인분]
돼지안심 ···· 4조각(60g)
소금 ···· 소량
기름 ···· 1작은술
여름야채스톡조림(냉동) ···· 50g
a ┌ 올리브유 ···· 1/2작은술
  └ 레몬즙·소금 ···· 각 소량

1 돼지고기는 소금을 뿌려 기름을 두른 프라이팬에 양면을 불에 익힌 후, 그릇에 담는다.
2 빈 프라이팬에 얼려놓은 여름야채육수조림을 넣고 가열한 후, 녹으면 불을 끄고 **a**를 넣고 조미한 후, **1**에 끼얹는다.

1인분 **134**kcal 염분 **0.7**g

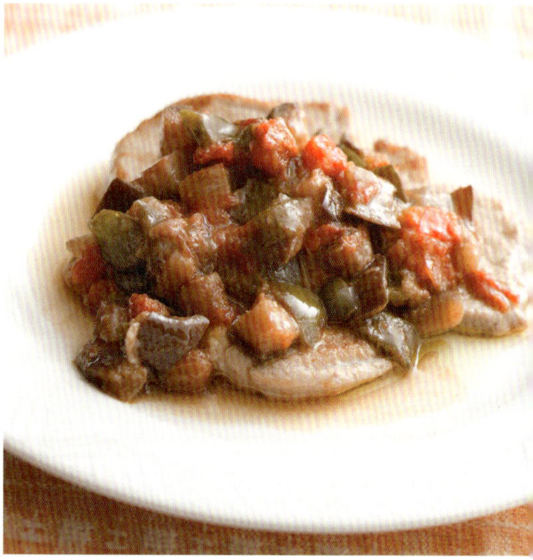

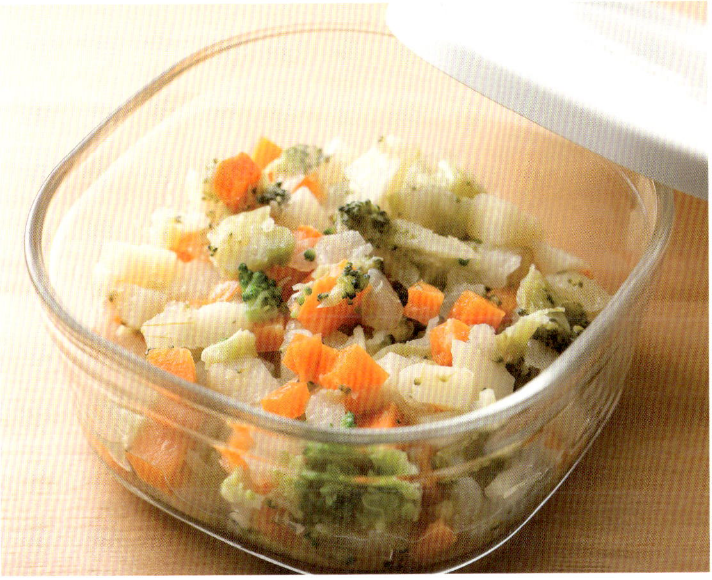

겨울야채스톡조림-감자당근양파 브로콜리조림

재료 [완성 시 670g]

감자 ···························· 1개(150g)
당근 ···························· 1개(150g)
양파 ···························· 1개(150g)
브로콜리 ······················ 1/2개(150g)

1 야채는 전부 7~8mm 네모난 크기로 자른다.

2 냄비에 당근을 넣고 물을 잠길 정도로 넣고 불에 올린다. 당근이 조금 부드러워지면 남은 야채를 넣고 뚜껑을 덮고 삶는다. 도중에 물이 부족해지면 더 넣는다.

3 혀로 부서질 정도로 부드러워진다면, 뚜껑을 덮고 불을 강하게 하여 수분을 없앤다.

1인분(75g) **275**kcal 염분 **0.3**g

냉동OK

밀봉 지퍼 백에 가능하면 얇게 넣고 냉동한다. 사용하는 경우 언 채로 부순다.

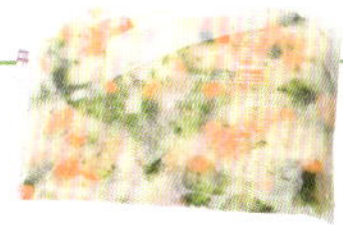

사용방법 예

야채를 듬뿍 넣은 콘스튜

재료 [2인분]

수프
(만드는 방법, 43쪽) ···· 1인분
겨울야채스톡조림(냉동)
······························ 75g

수프를 냄비에 넣고, 겨울 야채조림을 얼려놓은 채로 넣고, 불에 올려 끓인 후, 소금으로 맛을 조절한다.

1인분 **131**kcal 염분 **0.9**g

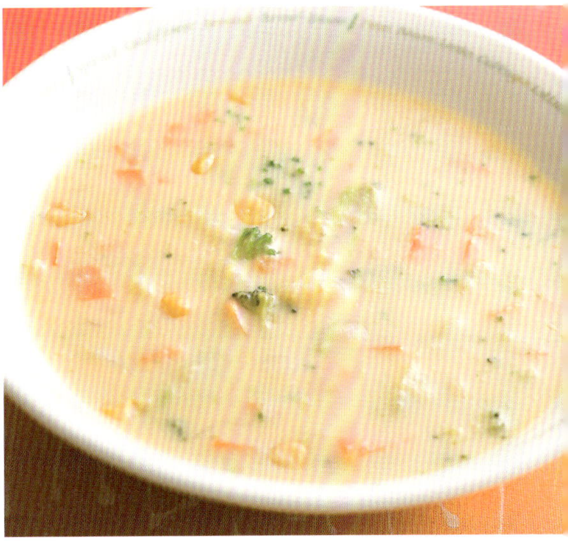

체 험 담 1

병원식을 배우고, 그 이상(!)의 아내가 만들어준 건강식으로 원기회복

오제오 마사오大関正雄(62세)

침 때문에 사레들려 자다 깨는 고통을 체험

A 씨의 싸움은 수술 전부터 시작되었습니다. 고기가 목에 걸린 듯한 촉감에, "아버지가 식도암으로 돌아가셨기 때문에 직감적으로 알아차렸습니다"라고 말하는 A 씨. 식도암 3기라고 진단받고 입원하여, 화학요법을 세 차례 받고, 부작용으로 설사가 너무 심해 10kg나 체중이 줄었습니다.

그렇게 화학요법을 열심히 받았음에도 불구하고, 수술하기 두 달 전부터는 음식을 삼킬 수 없었고 결국 침조차 목에 걸려 삼킬 수가 없었습니다. 영양은 위루를 통해 영양제를 공급받았지만, 베개를 높게 해서 자도, 한밤중에 침 때문에 사레들려 잠에서 깬 적도 있었다고 합니다.

수술 후에도 연결지점이 좁은 탓에 확장수술을 2번 받았습니다. 고통스러웠던 한 달의 시간이 지난 후에는, 부드러운 밥을 먹을 수 있게 되고, 반년이 지난 지금은 매주 1박 여행을 갈 정도로 회복되었습니다. 그것은, 부인 B 씨가 손수 만들어준 요리 덕분이라 해도 과언이 아닐 것입니다.

1일 40품목 중, 녹황색야채가 10종류나 등장!

사진에 소개한 것은 퇴원 후 한 달이 지난 어느 날의 식단입니다. 이른 아침 야채주스로 시작해, 아침과 저녁은 국 하나에 4가지 반찬! 점심은 건더기가 많은 국물을 곁들인 단품 요리가 중심이었습니다.

"병원식을 매일 봐왔고, 퇴원할 때 영양사로부터 받은 식품선택법을 참고로 했습니다"라고 겸손해하는 부인 B 씨이지만, 실로 훌륭한 식단입니다. 무엇보다도 눈에 띄는 것은, 야채가 풍부하다는 것입니다. 야채주스와 합치면, 녹황색야채만으로도 하루 10종류. 특히, 모로헤이야(이집트산 녹황색채소), 아욱, 번행초 등은 찰기가 있어 목을 쉽게 통과하기 때문에 데쳐서 냉동해 두고 애용했다고 합니다.

야채요리가 많으면, 껍질을 벗기거나 자르거나 하는 뒤처리가 힘이 들지만, 주스와 수프, 리조토 등 한 가지 요리에 많이 넣게 되면 마무리 조리는 아주 간단합니다. 수십 가지 종류의 야채를 합치는 것으로 영양 면에서뿐만 아니라, 맛에서도 상승효과가 생겨납니다. 역시 베테랑 주부의 솜씨입니다.

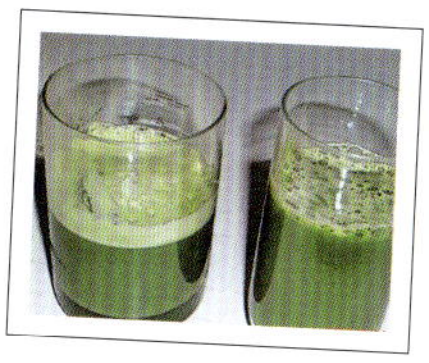

야채주스

병을 계기로 구입한 주서로 매일 아침 만들어 조식 1시간 전에 마신다.
재료는 소송채, 시금치, 당근, 양배추, 사과, 레몬 등의 유기 재배한 것을 엄선.

아침

낫토, 계란말이, 흰살 생선된장구이(저녁 남은것), 오크라와 마른멸치초무침, 야채수프(감자, 당근, 양파, 브로콜리), 밥.
10시 간식은 카스텔라와 시판하는 야채주스

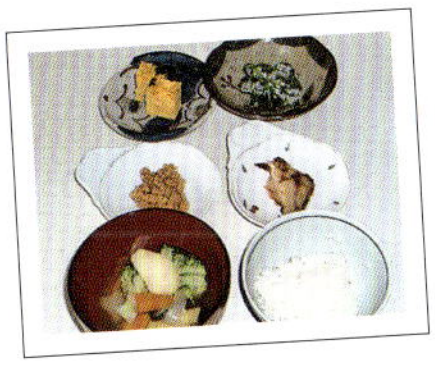

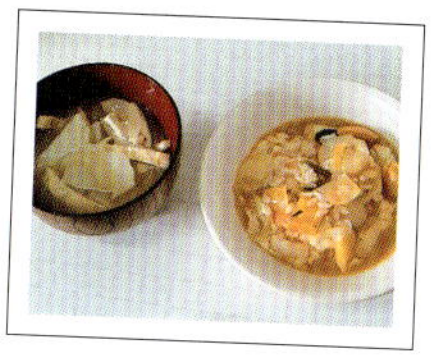

점심

치즈리조토(참마, 파프리카, 시금치, 양파), 순무와 유부가 들어간 된장국. 리조토는 죽을 좋아하지 않는 오제키 씨를 위해 밥을 수프 형태로 부드럽게 끓인 음식.
3시의 간식은 복숭아 1개.

저녁

흰살 생선조림, 소고기피망볶음, 모로헤이야와 마른멸치무침, 단호박조림, 만두야채수프(참마, 쥬키니호박, 당근, 양배추), 밥.
디저트는 멜론.

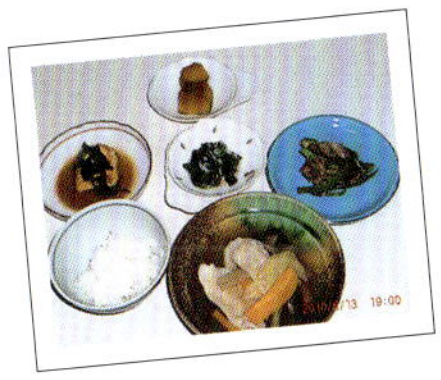

가장 좋아하던 고기는 지방을 빼고, 즐겨 먹던 라면은 볶음면으로

단백질식품도 계란, 된장, 두부, 생선, 유제품처럼 다양하고 풍부합니다. 원래 A 씨는 고기를 너무 좋아해서 매일매일이 고기요리였다고 합니다. 수술 후에도 "고기가 먹고 싶다…"라고 소원했지만, 부인 B 씨는 먹기 쉬운 흰살 생선을 발견하고는, 사이쿄우야키(西京やき: 교토 지방의 생선구이)와 생선조림을 돌아가며 상에 올렸습니다. 어쩌다 내놓는 고기요리는 기름기를 뺀 샤브샤브라든지, 붉은 살코기에 야채를 듬뿍 넣은 볶음요리였습니다.

A 씨가 무척이나 좋아하는 또 다른 음식은 라면입니다. 라면은 후루룩하고 들이마시는 것이 중요하죠. 그렇지만 〈국물이 몸에 좋지 않다〉는 이유로 부인 B 씨는 먹지 못하게 했습니다. 대신에 등장한 것이 뉴멘(にゅうめん: 삶은 실국수를 간장이나 된장국에 살짝 데친 요리)과 국수, 한 달에 한 번쯤 먹는 볶음면이었다고 합니다. 〈하지만, 최근에는 혼자서 자전거를 타러 나가기 때문에 낮에 살짝 라면을 사먹을지도 모르겠네요…〉라고 부인 B 씨는 말합니다. 그것이 가능한 것도 순조롭게 회복되고 있다는 증거이겠지요.

아직까지, 무심코 너무 많이 먹어버리게 되면 장이 늘어나서 고통스러워지거나, 구역질이 나기도 합니다. 과식하지 않도록, 요리는 작은 접시에 담아 먹도록 하여, 〈천천히, 조금씩 입에 넣고, 한 입에 30번씩 씹어서 먹습니다〉라고 A 씨는 말합니다. 부인 B 씨의 애정 가득한 수제요리를 매일 매 끼니마다 먹을 수 있는 행복을 충분히 만끽하면서, 좋아하던 담배도 맥주도 지금까지 잘 참아내고 있습니다.

Doctor Advice

여러 가지 대안에 감복했습니다. 본보기가 되는 식생활입니다

A 씨의 부인은 〈이리저리 궁리하고 있습니다〉라며 간단히 말씀하시고 있습니다만, 실제로 이 정도로 여러 가지를 하시고 있는 것을 알고, 무척이나 놀랐고, 또한 가르침을 받고 싶다 생각했습니다. 처음 3개월을 이런 메뉴로 이겨낸다면 체력도 순조롭게 회복될 것입니다. 식사에는 즐거움도 필요합니다. 부인분, 반년이 지난 뒤에는 술과 라면을 허락해 주지 않으시렵니까?

PART 2

수술 후 3개월까지

새로운 몸에 익숙해지는 재활 시기입니다

수술 후 3개월 동안은 수술로 인해 크게 달라진
위장의 상태에 자기 자신을 길들이는 한편, 위장이 새로운 상황에
익숙해지도록 하기 위한 재활 기간입니다.
우선, 의료해설을 읽고 수술 후 몸의 변화를 잘 이해하도록 합시다.
54쪽부터는 퇴원 후의 기간에 안전하고 만들기 쉬운
식사계획을 소개해 드리겠습니다.
익숙해졌다면 78쪽 이후의 식사계획에 도전해 보세요.

의료해설 3

수술 후 1주간부터 시작하는 식사 재활

호카무라 노부카즈外村修一

식도암의 수술 후에는 외견은 크게 달라지지 않습니다. 하지만, 몸은 새로 만들어지게 됩니다. 음식물이 통과하는 길은 새로 만들어지고, 거기에 더불어 기능도 나빠지게 됩니다. 수술은, 〈나쁜 곳을 도려내고 원래의 상태로 돌린다〉라고 생각하시는 분이 많을 것입니다. 하지만, 몸을 새롭게 만들었기 때문에, 원래의 상태로 되돌아가는 것이 아닙니다. 새로 태어난다고 생각해 주세요. 새로운 몸에 익숙해지기까지는 어느 정도의 시간과 나름대로의 노력이 필요합니다. 그때 필요한 것이 식사재활입니다.

아직도, 식도는 대부분의 경우 위로 재건되기 때문에, 위로 재건된 경우에 맞춰 설명하겠습니다.

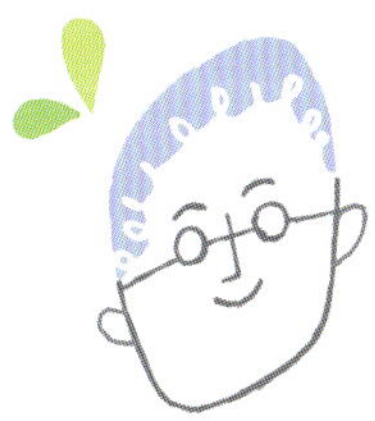

수술 후 1~2주간

수술 전의 영양관리가 중요한 이유를 가르쳐주세요

수술 후 연결부위에 문제가 없으면 대개 1주일쯤 후부터 식사가 시작됩니다. 이 시기의 목표는 먹고 영양을 보충하는 것이 아닙니다. 우선, 안전하게 먹을 수 있는가를 확인해 보는 것입니다.

표준적인 식도암수술에서는 경부의 림프절이 절제되고, 경부로 식도와 재건장기(대부분 위)가 연결됩니다. 경부는 음식물을 삼키는(이것을 '연하'라고 합니다) 매우 중요한 기능을 합니다. 그 부분의 수술로 인한 조작으로, 연하가 어려워지는 경우가 종종 있습니다. 수술 전에는 자연스럽게 되었던 것이 수술 후에는 어려워질 것입니다. 그렇다면, 사레들림, 즉 음식물이 기도로 들어가는 일이 생기기 쉬워질 것입니다. 반회신경에 마비가 생겨 목소리가 쉬는 분은 더욱더 사레가 쉽게 들릴 것입니다. 정도가 심해지면, 폐렴을 일으키고 생명도 위협합니다. 식사 개시 시에는, "음식물과 음료를 안전하게 먹을 수 있을까?", "어떻게 하면 안전하게 삼킬 수 있을까?"를 확인하는 것이 제일 첫 번째 목표입니다.

음식물을 삼킬 때, 소위 〈울대뼈〉가 자연적으로 위(머리쪽)로 움직입니다. 수술 후에는 울대뼈가 위로 움직이기 어려워지므로, 턱을 조금 끌어당긴다는 기분으로 삼키도록 합니다. 그러면, 상대적으로 울대뼈가 올라간 상태가 되고, 사레들림이 방지되게 됩니다. 쉽게 사레들리는 분은 턱을 끌어당긴다는 심정으로 먹어봅시다.

수술 후에 식도와 위는 어떻게 변합니까?

연하는 스스로 어느 정도는 조절할 수 있습니다. 그러나, 능숙하게 삼킬 수 있다 하더라고 그 다음이 문제입니다.

음식물은 경부식도를 통해 연결지점을 통과하고 위로 들어갑니다. 경부식도는 음식물을 위 쪽으로 보내는 매우 중요한 역할을 하고 있습니다. 수술 후에는 이 기능이 저하되기 때문에, 음식물이 식도 내에 남기 쉽게 됩니다. 연결 방법에 따라서는 경부식도가 나선상으로 꼬일 수 있으므로 이것도 통과하기 어려운 요인이 되기도 합니다. 연결부위도 수술 직후에는 부어올라서 좁아지기 때문에, 주의하지 않으면 목에 걸리게 됩니다. 위까지 가까스로 도착하기까지만 해도 이만큼의 장애가 있습니다.

위도 이젠 위가 아닙니다. 위는, 식도와 가까운 상부 절반은 잘 부풀고, 출구 쪽에 가까운 절반은 음식물을 짜내도록 되어 있습니다. 수술 후에는 그림1에서 보이는 것처럼, 그 잘 부푸는 부분을 잘라내어 길고 가느다란 모양으로 새로 만들게 됩니다. 그리고, 그림2에서처럼, 가슴 중앙을 통과해 경부까지 들어 올립니다.

가슴 중앙은 폐와 심장이 있기 때문에 배 속에 있었

그림 1 위를 사용한 재건방법

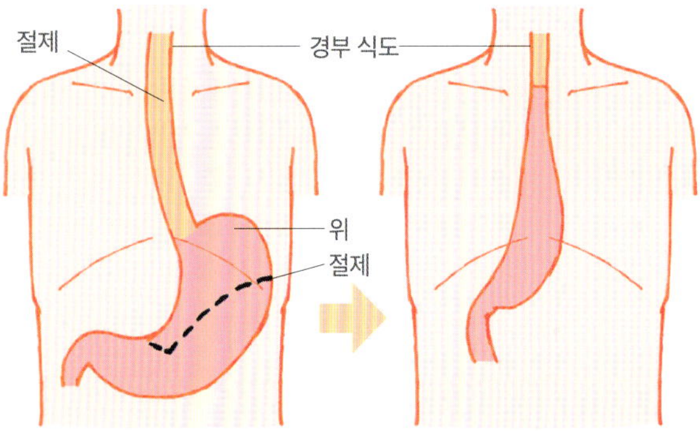

식도를 왼쪽 그림처럼 절제합니다. 위도 입구부터 절제해서 가늘고 길게 합니다. 가늘고 기다란 위를 턱까지 들어 올려 입 쪽 식도와 연결합니다. 위의 들어 올리기 방법은 그림2를 참고하세요.

그림 2 위의 들어 올리기 방법

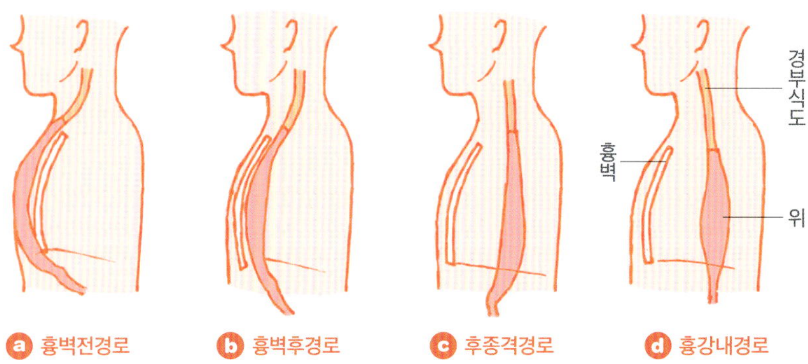

을 때처럼 부풀지는 못합니다. 위 그 자체가 부풀기 어려워졌을 뿐만 아니라 부푸는 것이 불가능한 장소를 지나게 되기 때문에 수술 후 위의 용적은 매우 적어졌다고 느끼게 될 것입니다.
음식물이 소장으로 보내어지기 위해서는 우선 위를 통과해야만 합니다. 수술로 가장 피해를 입는 것은 위입니다. 배에 있을 때에는 혈액도 풍부하고 신경의 지배도 받습니다. 하지만, 목까지 들어 올려졌기 때문에 신경이 끊어지고 혈관도 상당히 줄어듭니다. 그 결과, 수술 후의 위는 매우 좋지 못한 상태에 빠지게 됩니다.
구체적으로 말하면, 음식물을 십이지장으로 짜 보내는 기능이 매우 약해졌다는 것입니다. 부풀 수 없게 된 것과 함께 음식물을 내보내는 기능도 매우 나빠졌기 때문에 수술 후에는 먹을 수 있는 양이 놀랄 만큼 적어지게 됩니다.

수술 후 2~3주간부터 3개월까지

평소 때처럼 먹을 수 있게 되지 않습니까?

수술 후 1~2주간은 정말 적은 양밖에 먹을 수 없었습니다. 그렇지만, 시간이 지나면 제법 먹을 수 있게 됩니다. 그것은, 수술로 위를 전부 절제한 사람이라도 마치 위가 있는 것처럼 먹을 수 있는 것과 같은 것입니다.
어떻게, 위가 그렇게 작아졌는데도 똑같이 먹을 수 있게 된 것일까요? 그것은, 위를 사용할 수 없는 상황에 소장이 적응하기 때문입니다.

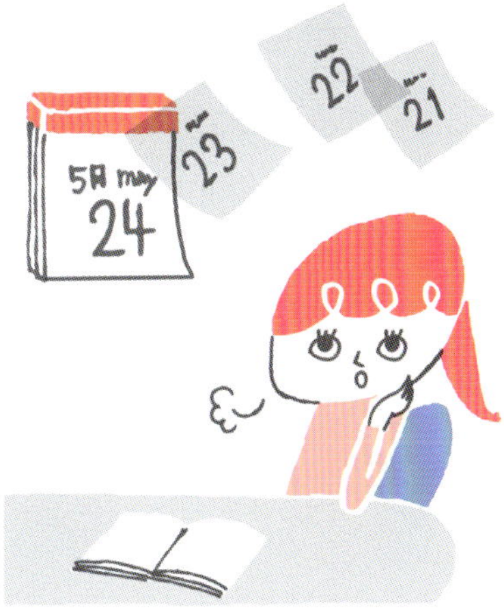

사람의 몸은 참으로 잘 만들어져, 병만 낫고 있다면, 조금이라도 좋아지려고 순응할 것입니다. 단, 그렇게 되기 위해서는 어느 정도의 시간이 필요합니다.
위의 기능이 회복되는 데는 3~6개월이 걸립니다. 순조로운 경우 3개월을 지날 때 즈음, 갑자기 배고픔을 느끼게 될 것입니다. "왠지 식욕이 생긴다." 이런 말을 하게 되는 것은 3개월이 지나고 나서부터입니다. 서서히 먹는 양이 늘어난다기보다, 계단을 오르는 형태로 좋아질 것입니다. 갑자기 좀 좋아졌고 그 상태가 지속된다. 이렇게 해서 서서히 원래의 상태로 되돌아 갈 것입니다.

새로운 위와 능숙하게 가까워지는 요령을 가르쳐주세요

처음 3개월간은 어쨌든, 참고 견뎌내는 시기입니다. 식욕조차 생기지 않는 분이 많아서, 때가 되었기 때문에 하는 수 없이 먹고 있다고 말씀하시는 환자분들이 대부분입니다. 이 시기의 식사요령은 〈입으로 위를 대신한다〉는 것입니다.
위의 기능은 크게 2가지가 있습니다. 하나는 음식물

을 잘게 이기는 것. 여러 가지 음식물을 위 속에서 잘게 이겨서 걸쭉하게 합니다. 또 하나는, 조금씩 십이지장으로 내보내는 것. 이 2가지의 기능이 수술 후 적어도 3개월간은 매우 나빠질 것입니다.

잃어버린 처음의 기능을 보충하기 위해 입으로 잘 씹도록 합니다. 한 입에 30회 이상 잘 씹고, 입 안에서 걸쭉해지게 합니다. 제2의 기능을 보충하기 위해서는 조금씩 먹는 것이 중요합니다. 한 번에 많이 삼키더라도 금새 위가 꽉 차서 도저히 넣을 수가 없을 것입니다. 치밀어 올라와 사레들릴 가능성도 있습니다. 〈위에 들어간 것을 알았다면, 그 다음 한 입을 입으로 옮긴다.〉 이것이 포인트입니다.

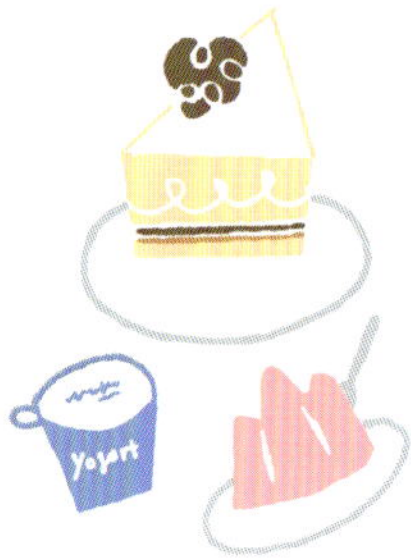

한 번에 먹을 수 있는 양은 아무래도 한계가 있기 때문에, 식사의 횟수를 늘리는 것도 필요합니다. 간식 시간 등을 만들어, 조금은 욕심을 내서 먹도록 하세요. 제가 환자분들에게 자주 말하는 것이 "건강할 때에는 일하기 위해 먹지만, 수술 후 당분간은 먹는 것이 일입니다"라는 것입니다. 평생 지속해야 하는 것이 아닙니다. 이 3개월간은 이러한 기분으로 몰두하십시오.

또한, 적은 양으로 높은 영양가를 섭취하는 것도 당연히 중요합니다. 평소에는 먹지 않는 아이스크림과 단것 등도 칼로리 공급 면에서는 좋습니다. 현재는, 여러 가지 영양보조식품도 쉽게 구할 수 있습니다. 집에서는 만들 수 없을 정도의 고칼로리의 제품도 있습니다. 식사만으로 한계가 있는 분이라면 이런 것들을 이용해 보시는 것도 권해 드립니다.

전혀 먹을 수가 없을 때는 어떻게 하면 좋을까요?

저는, 수술 후의 영양공급을 위해, 수술할 때 장루를 만들고 있습니다. 이것은, 복벽을 꿰뚫어 장 속에 튜브를 넣은 것으로, 장 속으로 직접 영양제를 주입할 수 있습니다. 위를 통과하지 않기 때문에 수술 후 5일째에는 2000ml 이상을 주입할 수 있습니다. 이렇게 튜브가 삽입되어 있는 경우, 집에서도 이용할 수 있습니다. 입원 중과 마찬가지로, 전용 영양제를 튜브에 연결하고 적당한 속도로 주입하면 됩니다. 입으로 먹지 못하고 사는 부분에 대한 정신적인 부담이 줄어들 것입니다. 체중의 증감을 목표로 적당한 양을 주입하도록 합시다.

중요한 것은, 장루에 지나치게 의존하지 않는 것입니다. 〈먹지 않고 살기 때문에 편하다〉 이렇게 생각해서는 안 됩니다. 가장 중요한 것은 입으로 먹는 것입니다. 가급적 입으로 먹을 수 있도록 노력하고, 그래도 부족할 때 그만큼을 장루를 통해 보충하도록 합니다. 입으로 제대로 먹을 수 있는 분은 굳이 이런 장루를 이용할 필요가 없습니다.

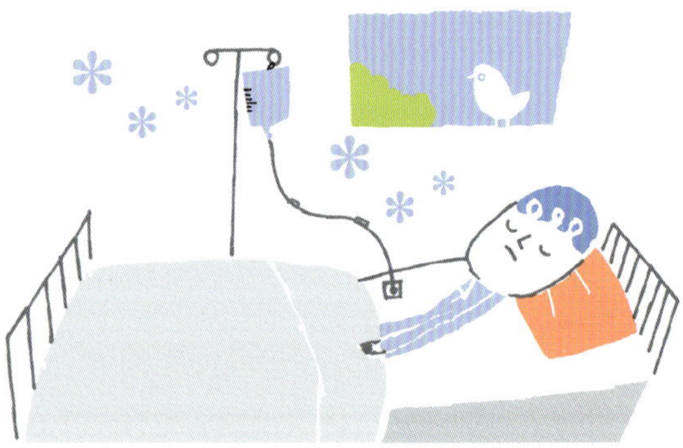

의료 Column

위루와 장루의 삽입과 역할

호카무라 노부카즈外村修一

식도암에서는, 병이 진행되면 음식물이 식도를 통과할 수 없게 되거나 입으로 섭취하는 것이 매우 힘들어집니다. 수술 후에도 또한, 일시적으로 입으로 먹는 것이 힘들어집니다. 하지만, 〈먹을 수 없는 것은 어쩔 수 없는 일이다〉라고 포기하고 있으면, 영양상태가 점점 나빠지게 됩니다. 수술 전이라면, 안전하게 수술을 받을 수 없게 될 것입니다. 수술 후에 이런 상태가 지속되면, 합병증이 많아지거나 경우에 따라서는 재발하기 쉬운 상태가 될지도 모릅니다.

입으로 충분한 영양을 섭취할 수 없을 때 이를 채워줄 방법이 〈위루〉와 〈장루〉입니다. 두 가지 모두, 영양을 직접 소화관 안으로 주입하는 방법입니다. 식도암에서는 위보다 아래쪽의 소화관이 정상인 경우가 많으므로 이러한 방법으로 영양관리를 하기 쉽다고 말할 수 있습니다.

위루와 장루의 다른 점은, 소화관에 영양을 넣기 위한 튜브가 들어가 있는 장소의 차이입니다. 위를 통과해 들어가 있으면 위루, 장을 통과해 들어가 있으면 장루라고 말합니다.

생물은 영양을 섭취하며 살아가도록 되어 있습니다. 먹지 않으면 그만큼 살 힘을 잃습니다. 입으로 먹을 수 없을 때라도 가능한 한, 장을 이용해서라도 영양공급을 하는 것이 중요합니다. 관리 면에서도 수액주사보다 위루와 장루 쪽이 훨씬 간단합니다. 집에서의 생활을 고려하신다면 위루와 장루가 유리합니다.

위루와 장루에는 또 하나의 차이점이 있습니다. 장루는 글자 그대로 장(소장) 안에 직접 튜브가 들어가 있습니다. 그렇기 때문에 영양제도 소장 속으로 직접 투여할 수 있습니다. 소장은 위처럼 음식물을 쌓아두는 기능이 없고 소화기능이 완전히 다르기 때문에, 한 번에 대량의 영양제를 주입해서는 안 됩니다. 어느 정도 시간을 들여 주입할 필요가 있습니다.

위루는 튜브의 끝이 위에 있는 경우와 장에 있는 경우가 있습니다. 장 속에 있으면 장루와 마찬가지 방법으로 주입합니다. 위 속에 있으면 위의 기능을 이용할 수 있으므로, 단시간에 제법 많은 양의 영양제를 주입할 수 있습니다. 위루 쪽이 보다 사용하기가 쉽다고 할 수 있습니다. 튜브 등의 기구의 끝이 어디에 있는가를 확인하고, 거기에 맞는 사용법을 실천해 봅시다.

PART 2-1

퇴원 후 1~2주간

안전하게 먹을 수 있는 방법을 찾아봅시다

식사와 생활 포인트

몸의 페이스에 맞게 먹읍시다

퇴원하면 자신이 좋아하는 음식을 고를 수 있기 때문에 입원 중일 때보다 많이 먹을 수 있다, 고 생각하는 분들이 적지 않을 것입니다. 하지만, 의외로 입원 중과 같거나 오히려 그 이하의 양밖에 들어가지 않은 경우가 드물지 않습니다. 그다지 먹을 수 없는 경우에는, 냄비우동이나 덮밥처럼 여러 가지 식재료를 한 접시에 모아버리는 것도 하나의 방법입니다. 많이 먹을 수 없더라도 조바심 내지 말고 자신의 페이스로 진행해 갑시다.

영양보조식품도 잘 사용합시다.

식사를 충분히 할 수 없을 때에는, 영양보조식품을 활용해 봅시다. 영양보조식품은 음료나 젤리 등 여러 가지 형태가 있고, 맛과 종류도 여러 가지가 있습니다(19쪽 참조). 달콤한 맛의 간식으로 먹을 수 있는 타입이 많아서, 간식으로 섭취하기 쉬울 것입니다.

수분을 충분히 섭취합시다

수분 공급은 살아있는 이상 가장 중요한 것입니다. 사람은 식사를 하지 않아도 물과 염분이 있으면 주 단위로 살 수 있지만, 물이 없으면 수일 만에 탈수로 인해 쇠약해져 버립니다. 식사를 별로 할 수 없을 때에는 특히, 수분섭취를 게을리하지 않도록 주의합시다. 하루 목표량은 체중 60kg의 분이라면, 2리터 전후입니다. 통상, 그 절반 가까이를 식사로부터 섭취하기 때문에, 식사를 충분히 할 수 없는 경우에는 그만큼 많이 마실 필요가 있습니다. 마시기 쉬운 것을 늘 곁에 두고 바지런히 입으로 옮겨 넣도록 유의합시다.

(포인트 해설/마쓰바라 히로키 松原弘樹)

퇴원 후 바로는 입원 중의 식사를 본보기로 합니다만,
그다지 먹을 수 없는 경우가 보통입니다.
회복 속도는 사람마다 제각각입니다. 따라서,
퇴원 후 1~2주 동안에만 제한하지 말고,
1개월, 2개월이라도 먹는 상황에 맞게 활용하도록 하세요.

식사 후 잠깐 동안은 몸을 일으켜 안정을 취하도록 합시다

식후에는 바로 눕지 말고 상반신을 일으켜서 자세를 유지하여 식사가 역류하지 않도록 합니다. 원래는 음식물이 식도에 들어가면 입구가 완전히 닫혀 물구나무를 서도 식사가 역류하지 않도록 구조되어 있습니다. 하지만, 수술 후 당분간은 이 기능이 정상적으로 움직여 주지 않는 경우가 많습니다. 식사를 하고 나면 피곤해져 버려서 곧 눕고 싶어질지도 모르지만 식후 30분 정도는 등받이에 의지하거나 해서 안정을 취하도록 하세요.

몸을 움직이는 것도 중요합니다

안정을 취하고만 있으면, 근육이 약해지고, 계단을 오르는 것도 힘들어지게 될 것입니다. 또한, 몸을 움직이는 것은 정신적으로도 좋은 기분전환이 됩니다. 우선은 침대 위에서 가능한 운동부터 시작하고, 집과 병원 안을 걸어보도록 합시다. 좀 피곤하다 싶으면 바로 쉬도록 하고, 무리가 되지 않는 운동을 하도록 하세요.

체온 정도의 식사를 잘 씹어서 천천히 먹읍시다

수술에 의해 재건된 소화기관의 기능은 아직 충분하지 않습니다. 조금씩 꼭꼭 씹어서 천천히 먹는다는 원칙을 엄수합시다. 또한, 뜨거운 것과 차가운 것은 삼갑니다. 뜨거움과 차가움은 매운 것과 마찬가지로 점막을 자극하기 때문입니다. 상식적인 범위 내라면 상관없지만, 자극의 감각은 확산되기 쉽기 때문에 주의해 주세요.

수술 후

퇴원 후 1~2주간

식단 예

먹는 재활의 시작입니다

〈부드러운 음식〉을 기초로, 같은 요리를 삼키기 쉽게 한 〈연하곤란식〉을 소개합니다. 우선은 입원 중의 식사에 가까운 것을 고르고 자신에게 맞는 조리 정도를 찾아봅시다.

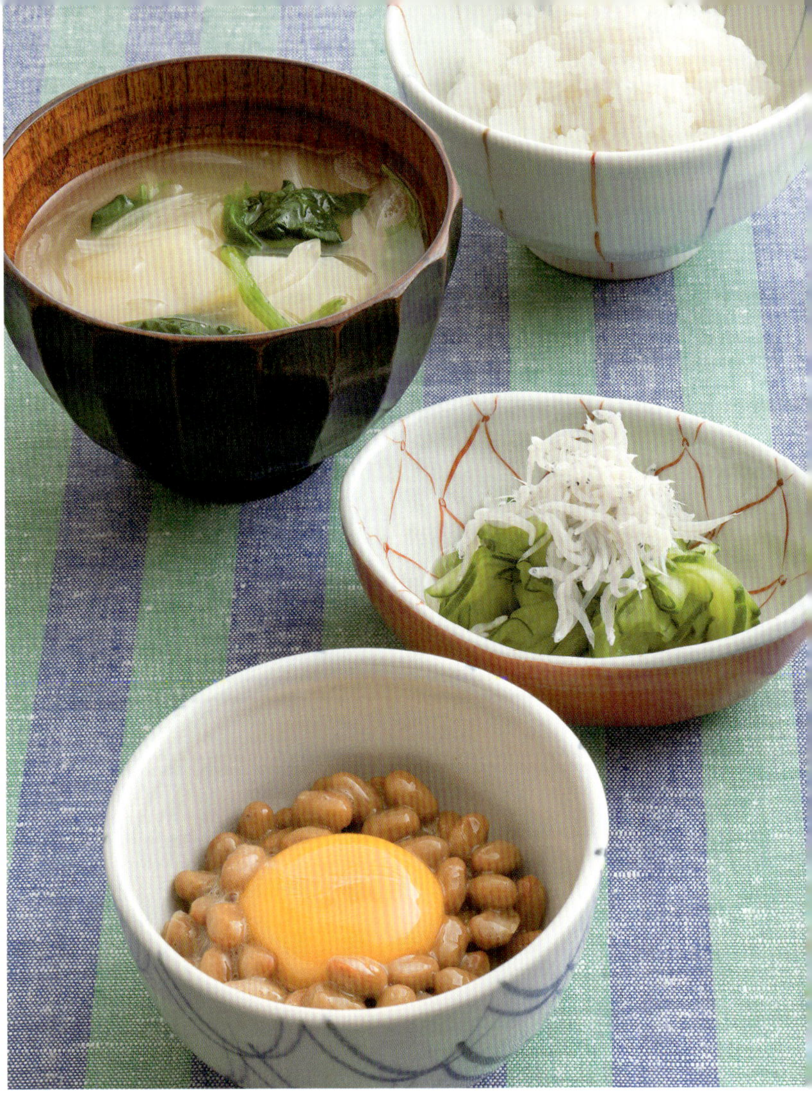

아침 menu

- 계란노른자를 얹은 낫토
- 마른멸치를 올린 오이초절임
- 감자양파된장국
- 밥(진밥)

1인분 **465**kcal 염분 **2.6**g

주찬은 양질의 단백질과 비타민, 미네랄의 보물창고, 계란과 낫토의 명콤비입니다. 계란 흰자는 제거하고 노른자만 얹습니다. 부찬과 된장국은 야채를 듬뿍 넣습니다. 잘 씹는 연습을 해주세요.

부드러운 음식

계란노른자를 얹은 낫토

재료 [1인분]

낫토 ······ 1팩(40g)
계란노른자 ······ 1개
간장 ······ 1/2작은술

1 낫토는 잘 섞어서 끈기를 내서 그릇에 넣고, 계란노른자를 올린다.
2 식탁에서 간장을 뿌린 후 전체적으로 잘 섞어 먹는다.

마른 멸치를 올린 오이초절임

재료 [2인분]

오이 ······ 1개
소금 ······ 1/4작은술
말린 멸치 ······ 2큰술
a ┌ 식초·육수 ······ 각 1큰술
　└ 설탕 ······ 1/4큰술

1 오이는 매우 얇게 썬 후 소금을 뿌리고, 부드러워진다면 수분을 꼭 짠다.
2 a를 모두 넣고 오이를 절여 잠시 둔 후 그릇에 담고 마른 멸치를 올린다.

감자양파된장국

재료 [2인분]

감자 ······ 작은 것 1개(80g)
양파 ······ 작은 것 1/2개(70g)
시금치 ······ 1개
육수 ······ 2컵
된장 ······ 1큰술

1 감자와 양파를 4~5mm 정도 두께로 자른다.
2 시금치는 끓는 물에 데치고 물에서 건진 후 쥐어짜서 2cm 길이로 자른다.
3 육수에 **1**을 부드러워질 때까지 삶은 후 된장을 풀어 넣고, 시금치를 넣는다.

밥(진밥) [3인분]

쌀 ······ 1컵
물 ······ 1½~2¼컵

쌀을 씻어 물기를 제거한 후, 분량의 물에 30분간 불린 후 보통으로 밥을 짓는다.

MEMO

물 1 1/2컵으로 밥을 지으면, 조금 부드러운 밥이 되고, 물을 2 1/4컵으로 밥을 지으면, 잇몸으로도 부서질 정도가 된다.

연 하곤란식

아침 menu

- 간 오이를 곁들인 으깬 낫토
- 으깬 두부와 간 감자된장국
- 흰죽

1인분 **318**kcal 염분 **1.8**g

주찬은, 대두보다 낫토균이 많고, 보다 소화가 잘되는 으깬 낫토를 사용합니다. 양념 대신에 첨가한 으깬 오이의 상쾌한 향기가 식욕을 돋웁니다. 된장국은 으깬 두부를 고명으로 해서, 으깬 감자로 점성을 더합니다.

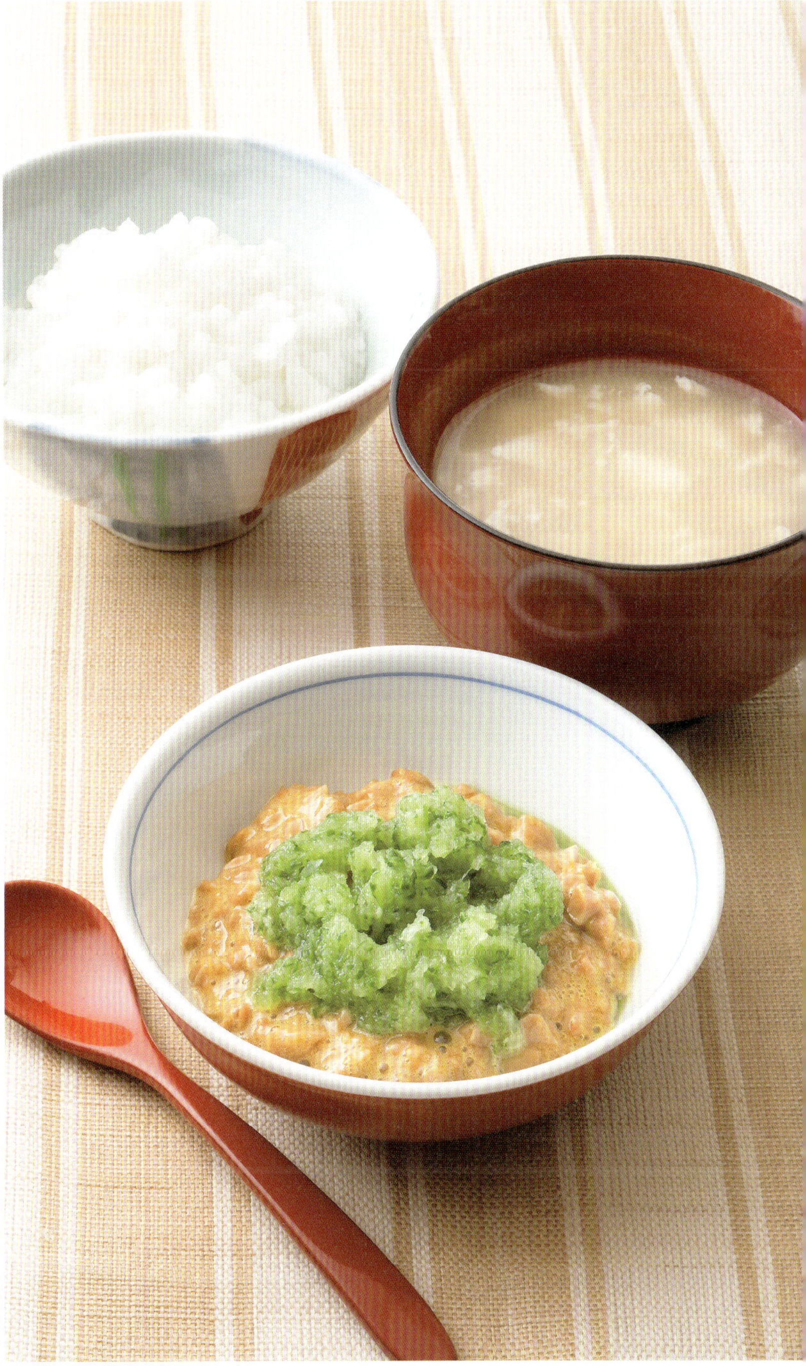

• 간 오이를 곁들인 으깬 낫토

재료 [1인분]

으깬 낫토 ···················· 1팩(40g)
계란노른자 ······················ 1개
오이 ···························· 1/4개
간장 ···················· 1/2작은술

1 낫토는 잘 섞어서 끈기를 내고, 계란 노른자를 섞은 후 그릇에 담는다.
2 오이는 강판에 갈아 물기를 없애고, **1**에 올린다. 식탁에서 간장을 뿌려 전체를 잘 섞어 먹는다.

• 으깬 두부와 간 감자된장국

재료 [2인분]

연두부 ·························· 50g
육수 ························· 1½컵
된장 ·························· 1큰술
감자 ···························· 1개

1 냄비에 육수를 넣고 불에 올린 후, 끓게 되면 불을 줄이고, 껍질을 벗긴 감자를 강판에 갈아 직접 넣는다.
2 감자를 끓이다가 투명해지면 된장을 풀어 넣고, 두부를 손가락 끝으로 작게 부셔서 넣고, 한소끔 끓여 낸다.

MEMO

감자의 점성으로도 걸쭉하지 않다면, 점도제나 물에 푼 녹말가루를 넣는다.

• 흰죽 [1인분]

흰죽(만드는 방법 36쪽) ········· 100g

간식

10:00

천천히 녹는 한천 만들기

• 커피젤리 [2인분×2회분]

물 ······ 460ml
한천가루 ······ 2g
인스턴트 커피 ······ 2큰술
설탕 ······ 60g
a ┌생크림 ······ 50ml
　└설탕 ······ 2작은술

MEMO

남은 것은 랩을 씌워 냉장고에. 다음 날까지 맛있게 먹을 수 있습니다.

1 냄비에 물과 한천가루를 넣고 불에 올린 뒤, 잘 저으며 끓인다. 1분 30초 정도 끓이다가 커피와 설탕을 넣고 다 녹으면 불을 끈다.
2 그릇에 4개로 나누어 담고, 식혀서 굳힌다.
3 **a**를 거품을 내어서, **2**에 올린다.

1인분 **126**kcal　염분 **0.0**g

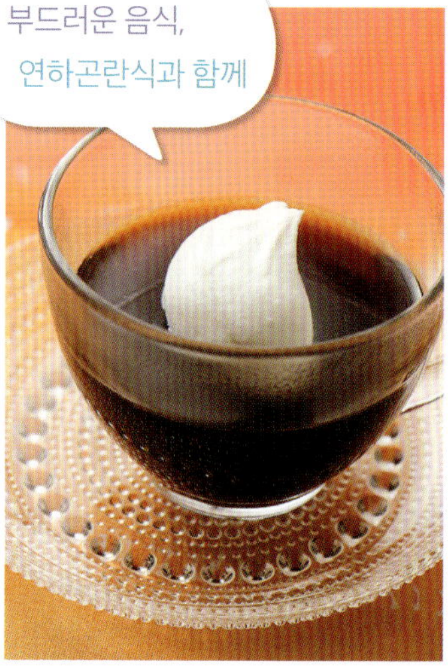

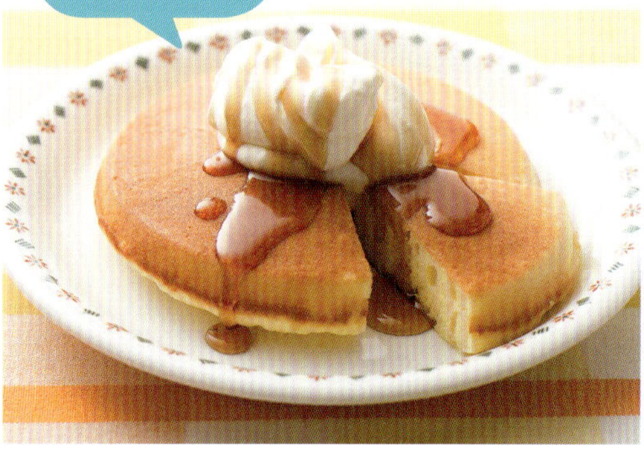

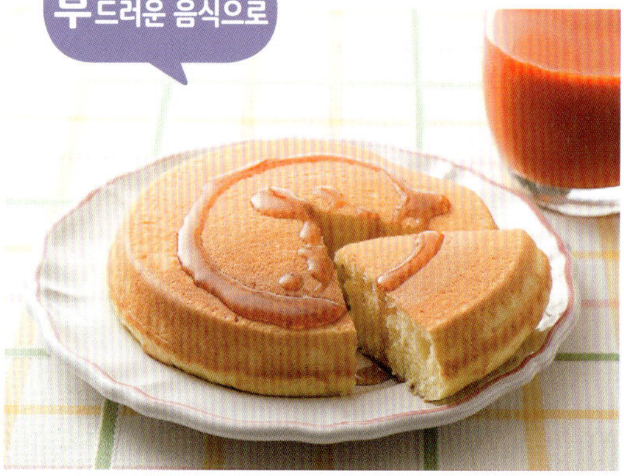

15:00

유제품을 첨가해서 촉촉하게

• 요거트 팬케이크 [2인분]

핫케이크믹스 ······ 100g
우유 ······ 75ml
계란 ······ 1/2개
플레인요거트 ······ 3큰술
a ┌생크림 ······ 1큰술
　└설탕 ······ 1/2작은술
메이플시럽(혹은 벌꿀)
······ 1/2큰술

냉동OK

팬케이크도, 휘핑한 생크림도 냉동할 수 있다.

1 핫케이크를 만드는 방법의 1과 동일하게 반죽을 만들고, 요거트를 첨가하여 한 번 더 잘 섞는다.
2 핫케이크를 만드는 방법의 **2**와 동일하게 구워내고, 그릇에 담는다.
3 조시킨 볼에 **a**를 모두 넣고 봉긋하게 거품을 내어 **2**에 올리고, 시럽을 뿌려준다.

1인분 **291**kcal
염분 **0.6**g

15:00

야채주스를 곁들여서

• 핫케이크 [2인분]

핫케이크믹스 ······ 100g
우유 ······ 75ml
계란 ······ 1/2개
메이플시럽(혹은 벌꿀)
······ 1/2큰술

1 볼에 계란을 깨서 풀고 우유를 넣고 잘 섞어서, 핫케이크믹스를 **1**에 넣고 매끄러워질 때까지 잘 섞어준다.
2 코팅된(불소수지가공) 프라이팬을 불에 달군 후 **1**을 국자로 **1**을 떠서 둥글게 펴준 후, 약불에서 양면을 갈색으로 굽는다. 남은 것도 동일하게 굽는다.
3 그릇에 담고 시럽을 뿌려준다.

냉동OK

구운 핫케이크는 냉동할 수 있다. 자연 해동하여, 전자레인지에서 데우면 갓 구운 맛(매우 뜨거운 맛)이 된다.

• 야채주스 [1인분]

야채믹스주스 ······ 1작은 캔

1인분 **319**kcal　염분 **0.8**g

점심 menu

- 가리비리조토
- 단호박샐러드

1인분 349kcal 염분 2.0g

가리비리조토

재료 [2인분]

밥	100g
가리비 관자백숙캔*	1작은 캔(80g)
브로콜리	2개(30g)
양파	1/4개
버터	1작은술
우유	1컵
고형육수	1/4개
소금	소량
치즈가루	1작은술

1 브로콜리는 작은 덩어리로 나누어 부드럽게 데치고, 접시에 작게 자른다. 양파는 잘게 썬다.

2 냄비에 버터를 녹이고 양파를 넣고, 약불로 타지 않게 익힌다. 부드러워지면 우유와 육수, 가리비 관자를 넣고 끓인다.

3 그릇에 담고 치즈가루를 뿌린다.

※ 남는 것은 냉장고에 넣고, 다음 날, 전자레인지에 익혀서 먹으면 좋다.

단호박샐러드

재료 [2인분]

단호박		125g
햄		3장(45g)
a	마요네즈	1/2큰술
	요거트	1/2큰술
	소금	소량

1 단호박은 껍질을 벗기고, 랩을 씌워 전자레인지에서 3분간 가열한다.

2 식으면 1~2cm로 네모나게 자른다. 햄도 1cm로 네모나게 자른다.

3 볼에 a를 모두 넣고 잘 섞은 후, 2를 버무린다.

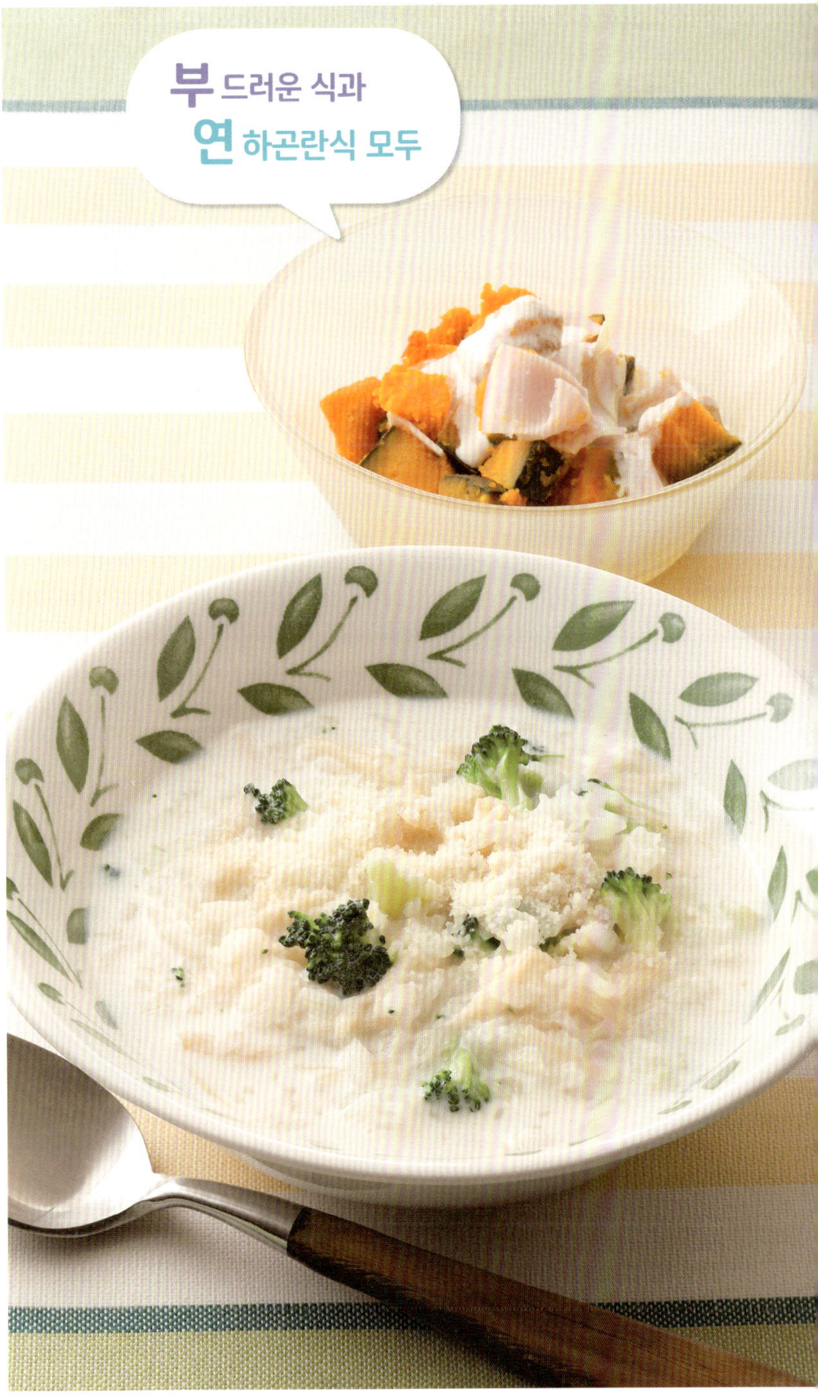

리조토는 서양식 죽. 우유로 죽을 끓이면 밥알 하나하나가 우유에 둘러싸여, 목과 위의 점막에도 부드럽고 영양가도 만점입니다.
호박도 소화가 잘되고 이 시기의 비타민 공급으로도 최상입니다.
요거트의 아련한 신맛이 드는 샐러드라면 단것을 싫어하는 남성들에게도 환영받을 것입니다

* 관자백숙캔: 조개관자 통조림

저녁 menu

- 돼지고기야채말이
- 쑥갓당근두부무침
- 푹 삶은 배추
- 밥(진밥)

1인분 548kcal 염분 3.0g

돼지고기야채말이는, 아주 얇은 돼지고기로 말기 때문에 보기보다 가볍게 씹는 느낌입니다. 씹는 연습에 최적입니다. 참깨와 두부를 으깨어 버무린 것은 두부가 점도조절제입니다. 푹 삶은 것은 국 대신이 됩니다.

부드러운 음식

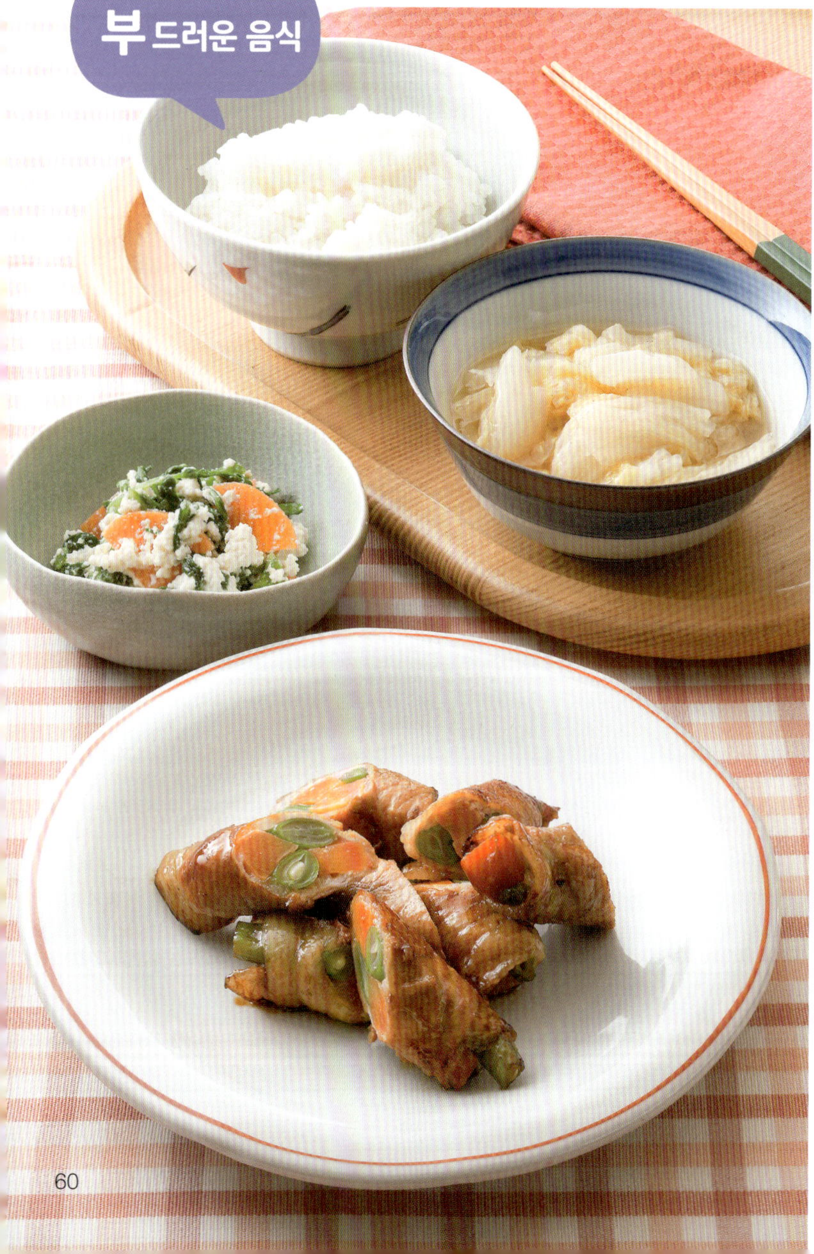

• 돼지고기야채말이

재료 [1인분]

샤브샤브용 돼지 넓적다리살 ············ 얇게 썬 고기 4장(70g)
당근 ······ 40g
깍지콩 ······ 4개
기름 ······ 1작은술
a ┌ 청주·미린 ······ 각 1작은술
　└ 간장 ······ 2작은술

1 당근은 3~4mm로 네모나게 막대 모양으로 자르고, 물에 넣어 데친다. 물이 끓으면 깍지콩을 넣고, 함께 부드럽게 삶는다.

2 돼지고기를 1장씩 펼치고, 당근 여러 개와 깍지콩을 균등하게 올리고 돌돌 만다.

3 프라이팬에 기름을 가열하고, **2**를 넣고 굴리면서 잠시 익힌다.

4 고기의 색이 변하기 시작하면, **a**를 넣고 국물이 없어질 때까지 익힌다. 먹기 좋게 잘라 그릇에 담는다.

• 쑥갓당근두부무침

재료 [2인분]

쑥갓 ······ 180g
당근 ······ 20g
두부 ······ 100g
b ┌ 참깨 ······ 1큰술
　│ 설탕 ······ 2작은술
　│ 간장 ······ 2/3작은술
　└ 소금 ······ 소량

1 쑥갓은 딱딱한 줄기는 제거하고, 뜨거운 물에 부드러워질 때까지 삶고, 물에서 건져서 꼭 짜서 2~3cm 크기로 자른다. 당근은 얇게 은행잎 모양으로 자르고 부드러워질 때까지, 뜨거운 물에 데친다.

2 두부는 물에 넣고 1~2분간 데치고, 물기를 잘 빼준다.

3 절구나 볼에 두부를 넣고 절구봉 혹은 나무주걱으로 눌러서 부셔주고, **b**를 넣고 잘 섞어준다.

4 **3**에 **1**을 넣고 버무린다.

• 푹 삶은 배추

재료 [2인분]

배추 ······ 150g
육수 ······ 1컵
소금 ······ 소량
c ┌ 녹말가루 ······ 1/2작은술
　└ 물 ······ 1작은술
계란 ······ 1/2개

1 배추는 작게 잘라 냄비에 넣고, 육수를 넣은 후 불에 올려, 한 번 끓여낸 후 뚜껑을 덮고 약한 불 4~5분간 끓인다.

2 부드러워지면 소금으로 간을 하고, **c**를 넣어 점도를 올린다.

3 **2**가 끓고 있을 때 계란을 풀어 조금씩 나누어 넣고, 불을 끈 뒤 뚜껑을 덮어 1분간 뜸을 들인다.

• 밥 [1인분]

진밥(만드는 방법 56쪽) ········ 1인분

저녁 menu

- 걸쭉한 소스를 얹은 돼지고기 야채말이
- 쑥갓당근두부무침
- 걸쭉한 배춧국
- 흰죽

1인분 **450kcal** 염분 **2.8g**

주찬인 야채말이는 돼지고기를 부드러운 등심으로 바꾸어 작게 자르고, 소스를 고루 묻힙니다. 참깨와 두부를 으깨어 버무린 것도, 야채를 작게 자르고, 소스를 많게 합니다. 걸쭉한 국은, 부드러운 잎 부분만을 사용하고, 글자 그대로 흐물흐물해질 때까지 삶습니다.

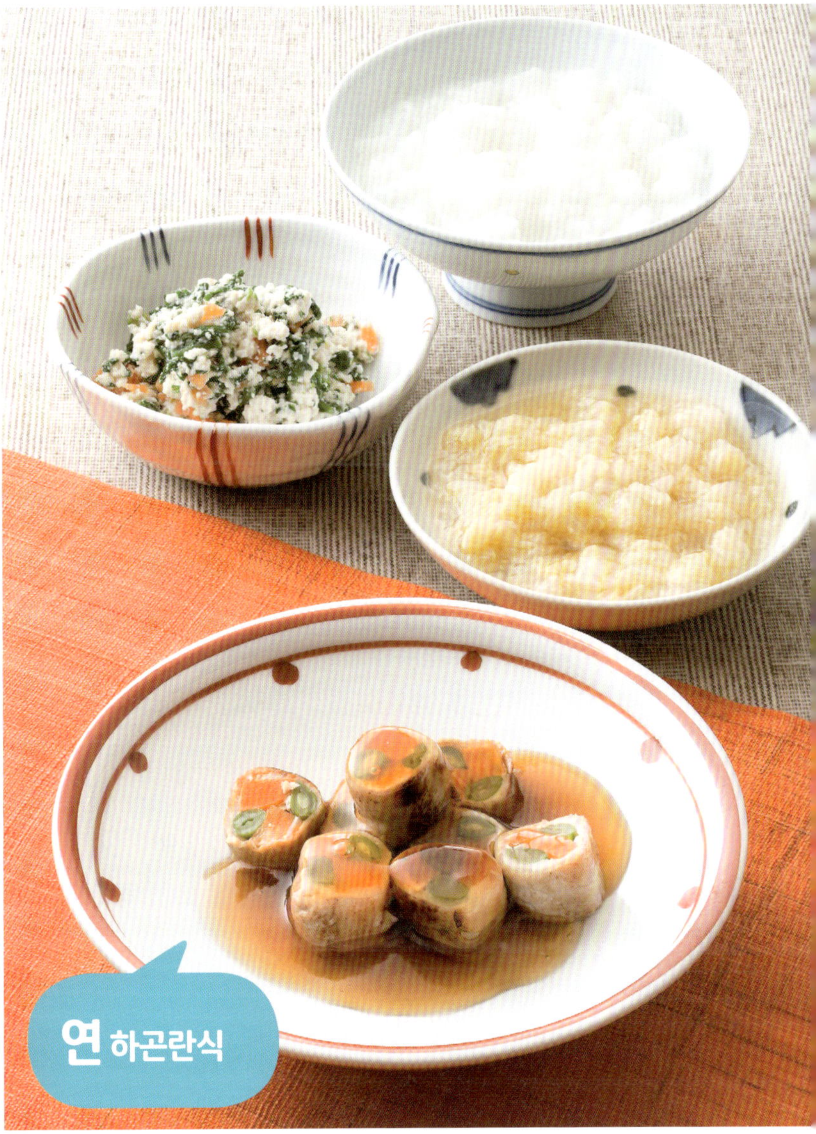

걸쭉한 소스를 얹은 돼지고기 야채말이

재료 [1인분]

샤브샤브용 돼지등심 ·········얇게 자른 고기 2장(50g)
당근 ········ 20g
깍지콩 ········ 2개
기름 ········ 1작은술
d 청주, 미린 ········ 각 1큰술
d 간장 ········ 2작은술
d 녹말가루 ········ 1/2작은술
d 물 ········ 1큰술

1 돼지고기야채말이 만드는 방법은 **1**~**3**(60쪽)과 같은 방법으로 만들고, 부드럽게 데친 당근과 깍지콩을 돼지고기로 감싸고 프라이팬에 굽는다.
2 1.5cm 크기로 자르고 그릇에 담는다.
3 빈 프라이팬에 **d**를 모두 넣고 섞으면서 끓이다가, 점도가 생기면 **2**에 뿌려준다.

쑥갓당근두부무침

재료 [2인분]

쑥갓 잎 부분 ········ 80g
당근 ········ 20g
두부 ········ 100g
소스 참깨 ········ 1큰술
소스 설탕 ········ 2작은술
소스 간장 ········ 2/3작은술
소스 소금 ········ 각 소량

1 쑥갓의 잎은 끓는 물에 부드러워질 때까지 데치고 물에서 건져 꼭 짜고, 당근은 얇게 썰어 부드러워질 때까지 데치고, 함께 작게 자른다.
2 참깨와 두부를 으깨어 버무린 소스는, 부드러운 음식의 만드는 방법(60쪽)의 **2**, **3**까지 동일하게 만들고, **1**에 버무려준다.

MEMO
참깨와 두부를 으깨어 버무린 소스는, 냉장고에서 2일간 보존 가능하므로, 많이 만들어놓는다. 야채에 버무려놓게 되면 수분이 날아가므로, 반드시 소스만 따로 보관한다.

푹 삶은 배추

재료 [1인분]

배추의 잎 부분 ········ 75g
육수 ········ 1/2컵
소금 ········ 소량
e 녹말가루 ········ 1/4작은술
e 물 ········ 1/2작은술
계란 ········ 1/2개

1 배추는 부드러운 잎의 끝부분을 작게 자르고, 육수로 부드러워질 때까지 삶는다.
2 소금으로 간을 하고 **e**를 넣고 점도가 생기면, 푼 계란을 넣고 불을 끈 뒤 1분간 뜸 들인다.

죽 [1인분]

흰죽(만드는 방법 32쪽) ········ 150g

영양도 맛도, 만드는 것도 1접시에 모았다.

한그릇 메뉴

덮밥과 면 종류 등, 주식과 간식을 1접시에 차린 메뉴를 소개합니다.
가공품도, 만드는 것보다 수고가 들지 않고, 1접시에 영양이 농축되어 있으므로,
조금밖에 먹지 못할 경우에도 영양 밸런스가 좋게 먹을 수 있습니다.

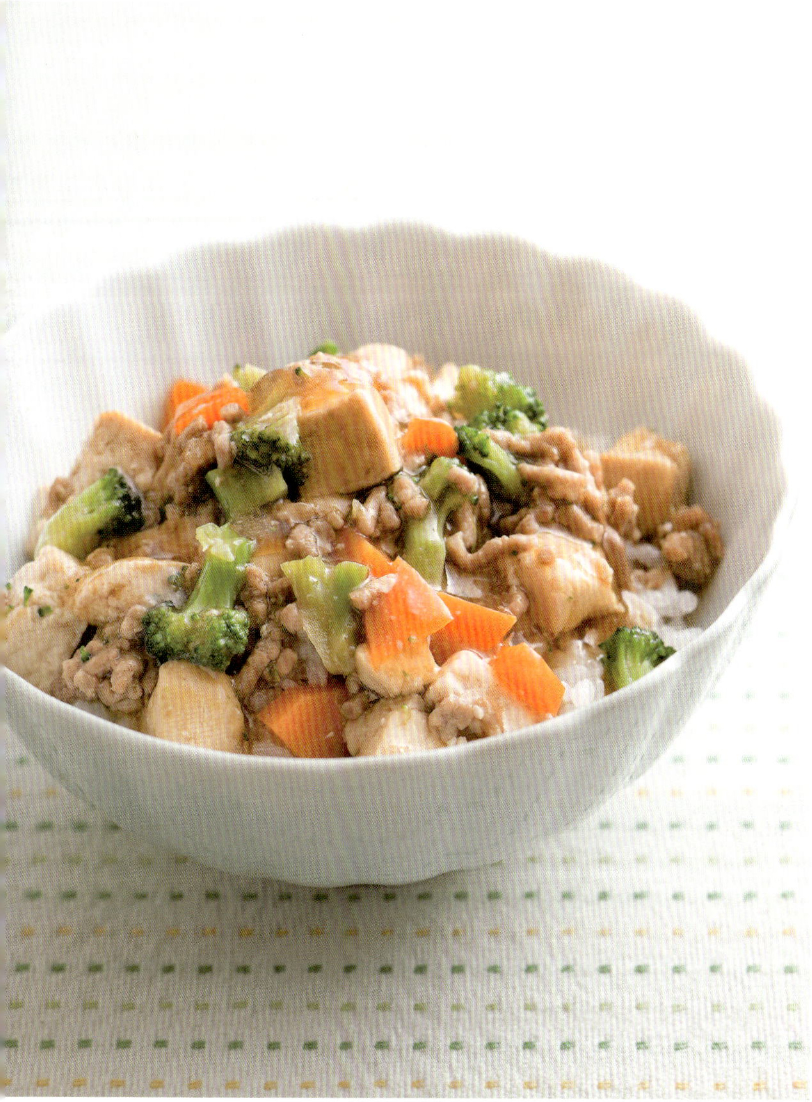

재료 [1인분]

밥 ··· 150g
다진 돼지고기 ··· 50g
두부 ··· 80g
브로콜리 ··· 25g
당근 ··· 15g
멘쯔유(3배 희석) ··· 1½큰술
물 ··· 1/2컵
a 녹말가루 ··· 1작은술
a 물 ··· 2작은술

1 브로콜리는 작게 자르고, 당근은 얇게 한 장씩 썬다.
2 냄비에 멘쯔유와 물을 넣고 끓인 뒤, 1을 넣고 부드러워질 때까지 끓인다.
3 다진 고기를 넣고 풀면서 익히고, 색이 변하면 두부를 1cm로 네모지게 잘라 넣는다.
4 두부가 물에 뜨면, 끓고 있을 때 a를 넣고, 점성이 생길 때까지 끓인다.
5 밥을 그릇에 담고 4를 올려준다.

1인분 464kcal 염분 2.5g

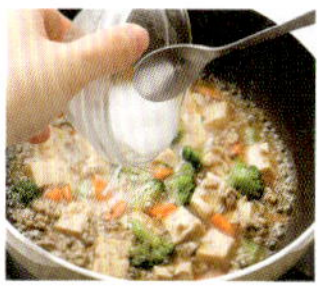

물에 푼 녹말가루는 국물이 끓고 있을 때 넣어준다. 불이 닿기 어려운 냄비의 중앙에서부터 먼저 넣는 것이 좋다.

야채가 듬뿍 들어간 마파두부덮밥

마파라고 해도 물론 매운 맛은 뺀 것입니다.
당근의 붉은 색과 브로콜리의 푸른색을 살려서, 배색과 비타민이 풍부하게 만들었습니다. 마파두부의 점도증강제를 고루 묻히는 것으로 밥도 삼키기 쉬워질 것입니다.

MEMO

연식이나 죽에 뿌려도 맞는다. 목이 멜 염려가 있는 경우에는 녹말가루를 많이 넣고, 점성을 강하게 하면 좋다.

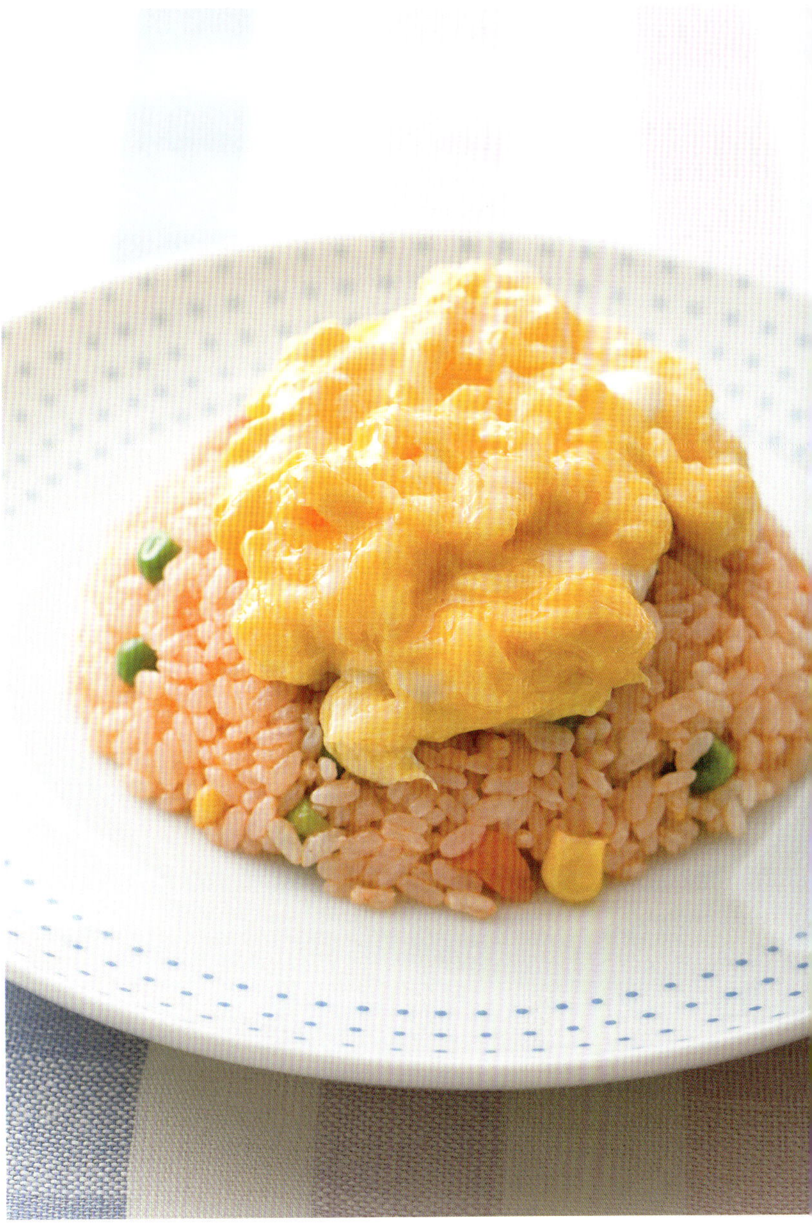

누진누진한 오므라이스

원래 오므라이스는 후르르 뿌려 되직하게 마무리한 필라프를 얇게 구운 계란으로 덮는 것이 기본이지만, 밥은 케첩으로 버무리기만 할 것이기 때문에 촉촉하게 합니다. 누진누진하게 반숙으로 한 계란이 점도증강제가 되어, 기분 좋게 목을 통과할 것입니다.

재료 [1인분]

	재료	분량
	밥	150g
	냉동믹스야채	40g
a	버터	1작은술
a	토마토케첩	2작은술
b	계란	1개
b	소금	소량
b	우유	1큰술
	기름	1작은술

1 내열 용기에 밥을 넣고, 냉동믹스야채와 **a**를 올리고, 랩을 씌워 전자레인지에서 1분 가열한다.

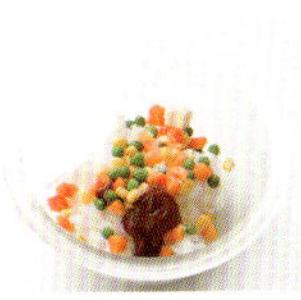

2 뜨거운 동안 전체를 잘 섞어서, 밥그릇 등에 꼭 채워서 완성 접시에 그릇을 뒤집어서 올린다.

3 계란을 깨서 풀고 소금과 우유를 넣고 잘 섞는다. 우유로 묽게 하여, 흰자의 점성을 약하게 하여, 결이 미세한 반죽을 만든다.

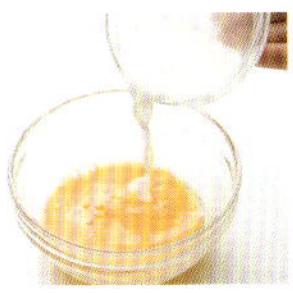

4 프라이팬에 기름을 가열하고 **3**을 붓고, 천천히 휘저어서, 덩어리가 지게 되면(스크램블이 되면) **2**의 밥에 올린다.

1인분 446kcal **염분** 1.0g

추천 식재료 ▶▶

냉동믹스야채

냉동야채는, 밑재료를 손질하는 일 없이 사용할 수 있는 것이 무엇보다 좋다. 당근, 완두, 옥수수의 믹스는, 카로틴과 비타민 B군, 단백질과 당질의 공급에도 도움이 된다.

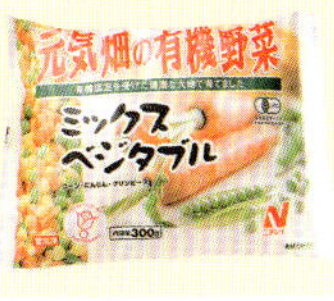

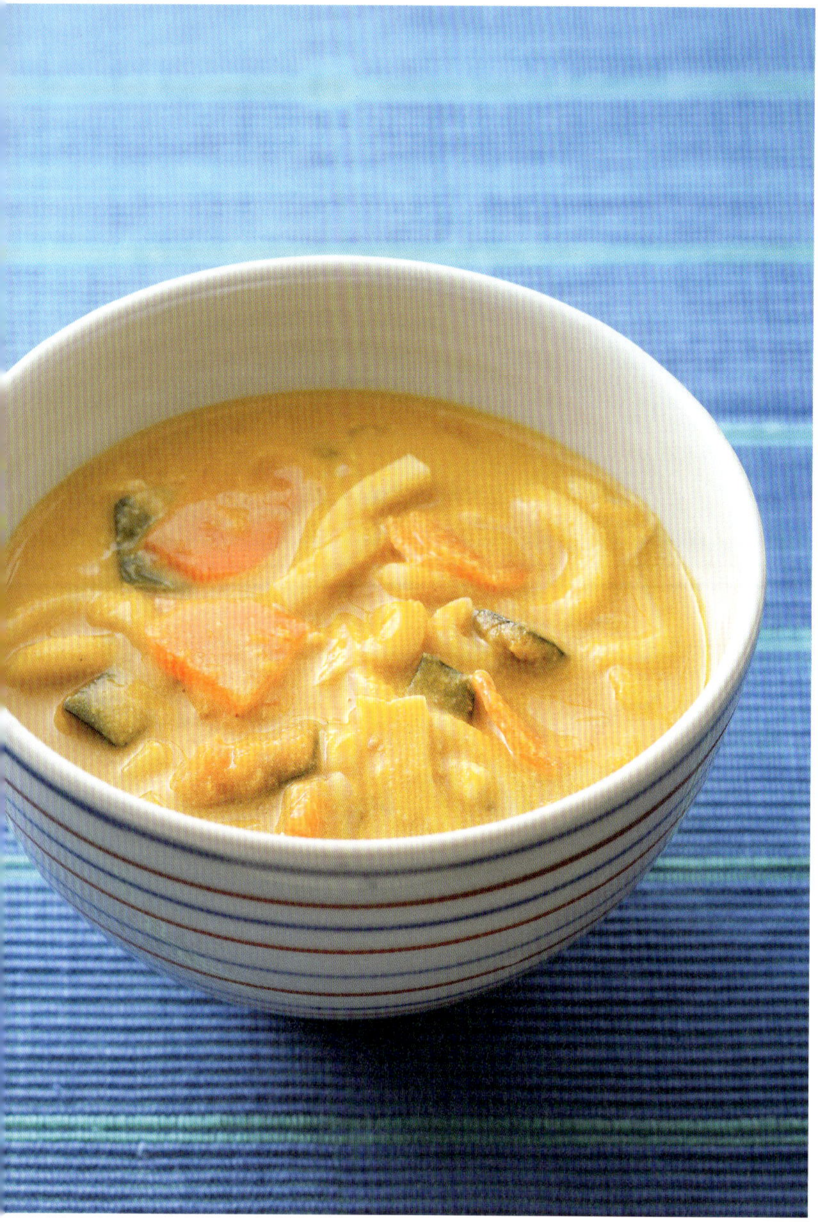

재료 [1인분]

데친 우동 ···· 1/2개(100g)
건조하여 말아놓은 유바 ···· 2개(5g)
냉동단호박 ···· 3조각(70g)
당근 ···· 10g
육수 ···· 1컵
두유 ···· 1/2컵
시로미소(백된장) ···· 1큰술

1 단호박은 실온에 조금 두지만, 급한 경우에는 랩으로 싸서 전자레인지에서 20초 정도 가열하고, 칼로 썰 수 있을 정도가 되면 1cm 두께로 자른다.

2 우동은 대충 자른다. 당근은 얇게 은행잎 모양으로 자른다.

3 냄비에 육수를 넣고 유바, 호박, 당근을 넣고 불에 올려, 부드러워질 때까지 삶는다.

4 된장을 푼 후 우동을 넣고, 우동이 부드러워질 때까지 삶는다. 마지막에 두유를 넣고 끓기 직전에 불에서 내린다.

※된장은 단맛의 사이쿄미소(서경된장)로도, 신슈된장으로도, 취향대로 한다.

1인분 **283**kcal 염분 **1.6**g

추천 식재료

건조 유바

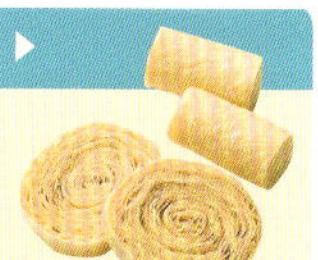

유바는 대두의 끓인 물의 단백질과 지방을 모은 식품. 독특한 씹는 맛이 있지만, 소화흡수율은 100%. 영양가가 높고 보존이 쉽고, 확실히 씹는 트레이닝에도 추천.

두유

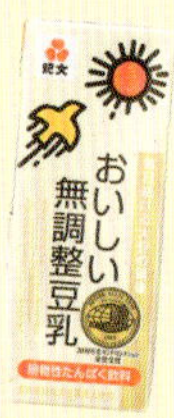

두유는 대두 끓인 물을 짜서 만든 제품. 식물섬유질 이외의 대두의 영양이 소화흡수를 돕는다. 더욱이 드링크용의 〈조정두유〉는 지방과 당류, 소금 등을 첨가한 것으로, 조리에는 맞지 않는다.

호우토우풍 유바*와 두유를 넣은 미소우동

생우동을 데친 물의 점성을 살려 하는 것이지만, 데친 우동으로도, 냉동호박과 두유, 된장의 상승효과로 점성이 생기게 됩니다. 유바도 더해서 대두의 단백질 만점. 된장의 향기로, 단호박의 단맛에 약한 남성들에게도 환영 받습니다.

* 유바湯葉: 두유를 끓였을 때 그 표면에 생긴 얇은 막을 걷어서 말린 식품

계란을 풀어 넣은 걸쭉한 소바

수술 후에는 대부분의 사람이, 메밀국수를 후루룩 먹는 것을 할 수 없습니다. 하지만, 잘 씹는 것이야말로 국수의 향미를 즐길 수 있는 방법입니다. 무심코 후루룩 들이마시지 않도록 소바는 짧게 자르고 국물에는 점도증강제를 첨가합니다.

재료 [1인분]

- 데친 소바 …… 1/2봉지(85g)
- 계란 …… 1개
- 한펜 …… 20g
- 냉동 시금치 …… 20g
- 육수혹은 물 …… 1½컵
- 멘쯔유(3배 희석) …… 2큰술
- a ┌ 녹말가루 …… 2작은술
- a └ 물 …… 4작은술

1 소바는 짧게 자른다. 한천은 한입 크기로 자른다. 계란은 깨서 풀어둔다.

2 냄비에 육수를 데워 멘유로 조미하고, 소바를 넣고 부드럽게 삶아 소바만 그릇에 꺼내 담는다.

3 냄비에 남은 소스에 한천과 냉동 시금치를 넣고, 한 번 끓인 뒤 a를 붓고 바닥부터 저어준다.

4 점성이 생기기 시작하면 계란을 부어 넣은 후 크게 젓고, 반숙 정도로 되면 **2**의 소바에 넣고 그릇에 국물까지 담는다.

1인분 268kcal 염분 4.0g

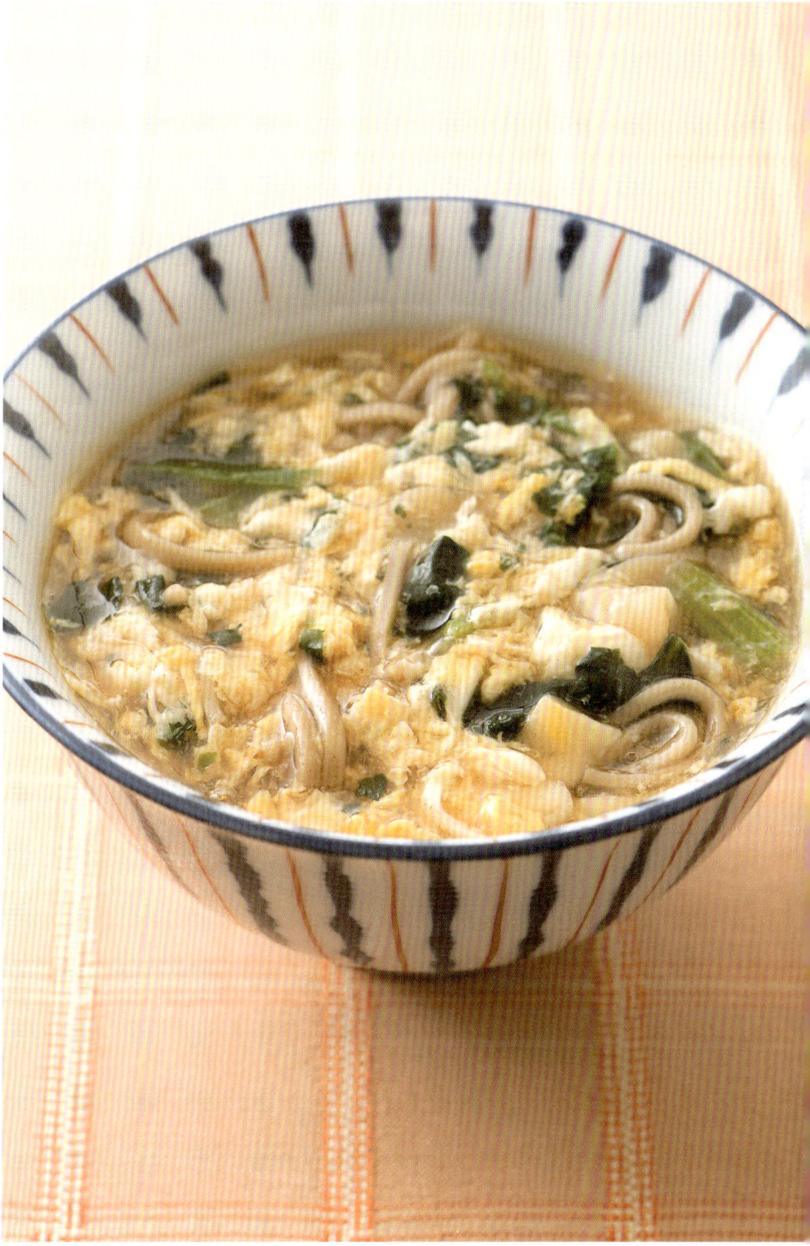

추천 식재료 ▶▶

데친 소바

생소바와 건조 소바를 데친 경우보다 부드럽고, 무엇보다도 손쉽게 사용할 수도 있습니다. 반드시 짧게 잘라서, 더욱 부드럽게 삶아서 먹습니다.

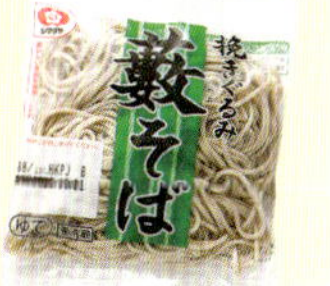

MEMO

냉동 시금치(69쪽 참조)는 가열된 것이므로 그대로 사용하나, 없다면 생시금치를 부드러워질 때까지 삶아서 물기를 빼준다. 따뜻한 계절에 나오는 종류라면 떫은맛이 적기 때문에, 잎 부분만을 생것 그대로 냄비에 넣고 부드러워질 때까지 삶으면 좋다.

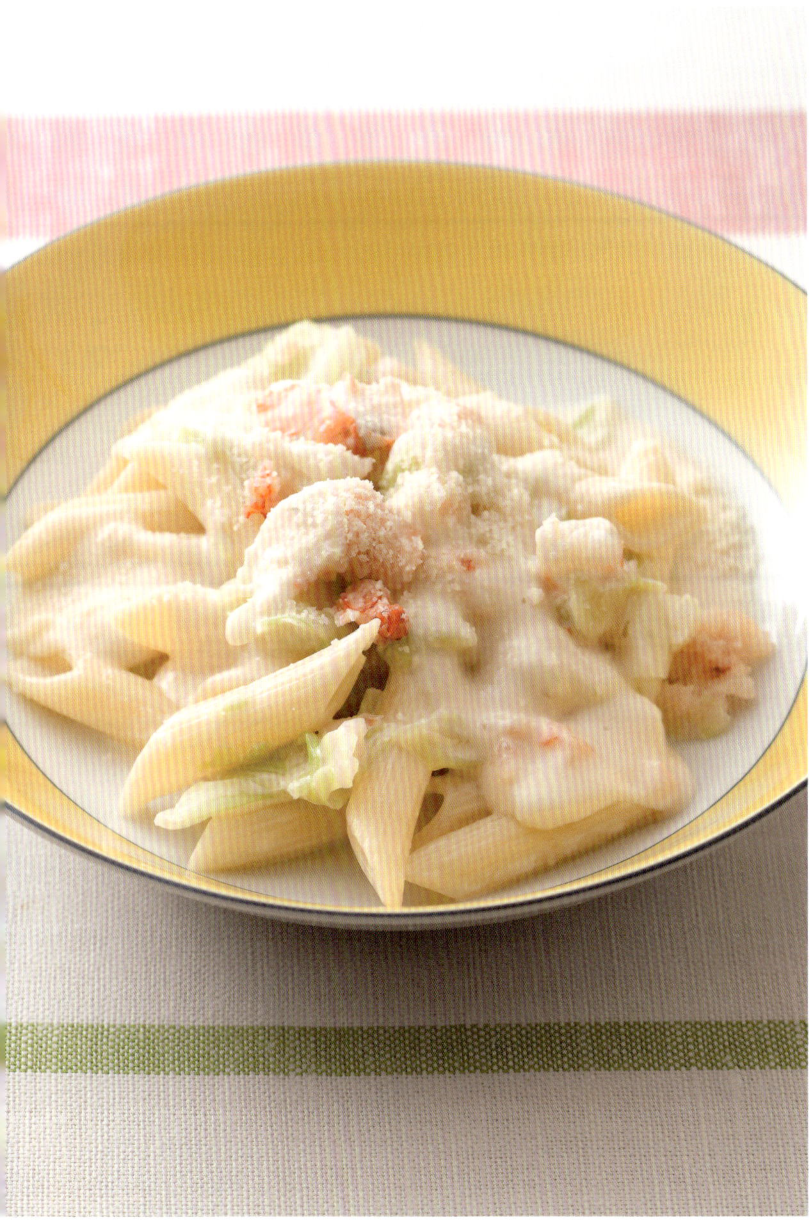

재료 [1인분]

마카로니(펜네) ·················· 50g
깐새우 ·························· 50g
양배추 ·················· 작은 것 1장
버터 ························ 1작은술
화이트 와인(있다면) ············ 1큰술
화이트소스(통조림)
························ 1/3캔(100g)
생크림 혹은 우유 ················ 1큰술
치즈가루 ······················ 1작은술

1 새우는 잘게 다져서 썬다.
2 양배추는 1cm 크기로 자른다.
3 냄비에 물 1L를 끓여 소금 2작은술(준비물 외)과 펜네를 넣고 표시된 삶는 시간 1분 전에 양배추를 넣고 함께 부드럽게 삶아 체에 밭친다.
4 프라이팬에 버터를 녹이고 새우를 넣고 살짝 익힌 후, 와인을 넣는다. 화이트소스와 생크림을 넣고, 끓게 되면 펜네와 양배추를 넣고 맛이 들도록 끓이다가, 마지막에 치즈가루를 첨가한다.

※ 생크림은 커피크림으로도 좋다.

1인분 461kcal 염분 1.8g

양배추새우크림펜네

스파게티는 소바보다 찰기가 강하고, 씹기 어려워, 목이 멜 우려가 있기 때문에 금기입니다.
대신에 즐길 수 있는 것은 마카로니 종류입니다.
부드럽게 데쳐서 잘 씹으면 괜찮습니다.

추천 식재료 ▶▶

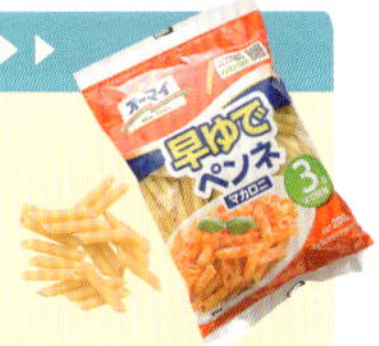

펜네

마카로니 중에서도 구멍이 크고, 부드러워지기 쉽고, 씹기 쉽다. 삶은 시간이 짧은 타입은 얇은 것으로 쉽게 부드러워지며, 먹기 쉽다.

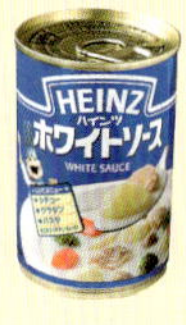

크림소스캔

크림소스는 서양요리의 점도조절제가 된다. 통조림을 사용하면 쉽게 사용할 수 있다. 개봉 후 남는다면 비닐봉지에 넣고, 냉동시켜 두면 좋다.

다진 돼지고기와 마른멸치 오코노미야키

오코노미야키는, 고기도 야채도 걸쭉한 반죽에 섞어 쪄서
구워내면 부드럽게 됩니다. 게다가 뚜껑을 덮어 쪄내게 되면
잘 씹을 수 있게 되어 연하력이 떨어지는 사람도 먹을 수 있습니다.
가쓰오부시는 목이 멜 염려가 있기 때문에 대신에
마른 멸치를 듬뿍 첨가해 맛과 풍미를 보충합니다.

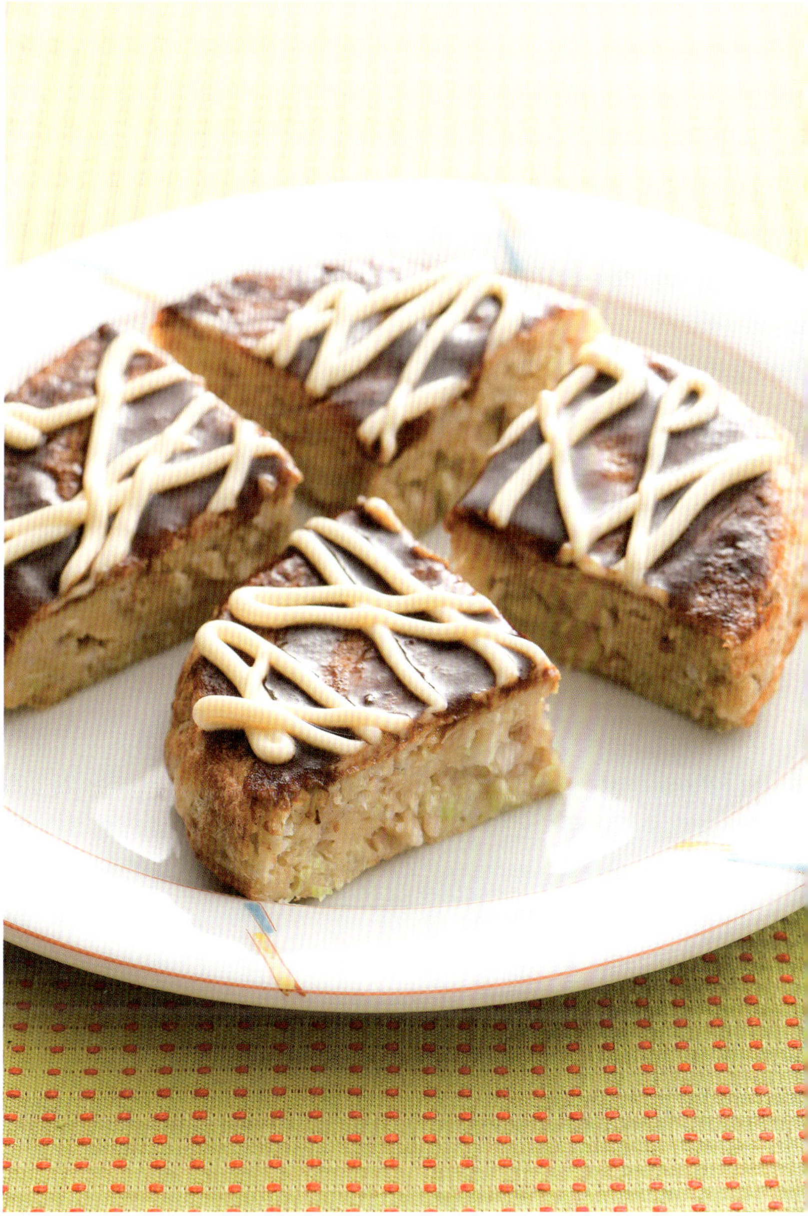

재료 [직경 15cm×1장분]

다진 돼지고기 …… 50g
양배추 …… 2장(90g)
마른 멸치 …… 10g
오코노미야키믹스가루 …… 1/2컵
물 …… 60ml
계란 …… 큰 것 1개(60g)
기름 …… 1작은술
오코노미야키소스 …… 1큰술
마요네즈 …… 1작은술

1 양배추는 실게 사튼나.

2 볼에 분말을 넣고 물을 조금씩 더하면서 부드럽게 녹이고, 계란을 더해서 더욱 잘 섞어준다.

3 **2**에 양배추와 말린 멸치를 넣어 섞고, 마지막에 다진 고기를 넣고 골고루 섞어준다.

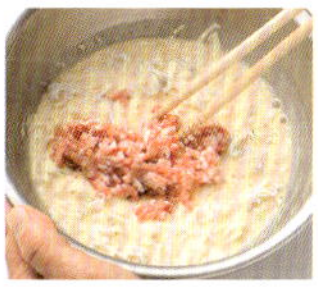

4 직경 15~18cm의 프라이팬을 데우고 기름을 둘러준다. **3**을 한 번에 붓고 평평하게 펼치고, 뚜껑을 덮고 약불에서 찌듯이 구워준다. 노릇노릇하게 구워지면 뒤집어서 동일하게 구워준다.

5 그릇에 담고 소스를 한쪽 면에 바르고 마요네즈를 뿌린 후 먹기 좋게 잘라서 나눈다.

1장분 517kcal 염분 3.2g

냉동OK

구운 오코노미야키는 냉동할 수 있다. 소스와 마요네즈를 바르기 전에 비닐봉지에 넣는다. 실온에서 해동한다.

추천 식재료 ▸▸

마른 멸치

마른 멸치는, 맛과 적당히 짠맛으로 식욕을 돋운다. 가쓰오부시보다 목구멍을 통과하기 쉽고, 소화도 잘되고, 영양가도 높다. 냉장고에서 1주일 정도 보관할 수 있지만, 냉동하는 편이 안심이다.

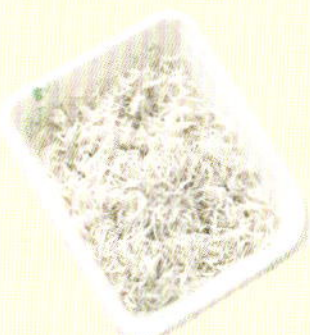

야채밭의 피자토스트

피자토스트는 쉽게 만들 수 있으며 영양이 완벽하므로
편리한 메뉴입니다. 피자소스 대신에 신선한 토마토를 사용하고,
햄과 베이컨을 참치로 바꾼다면, 더욱 먹기가 쉽습니다.

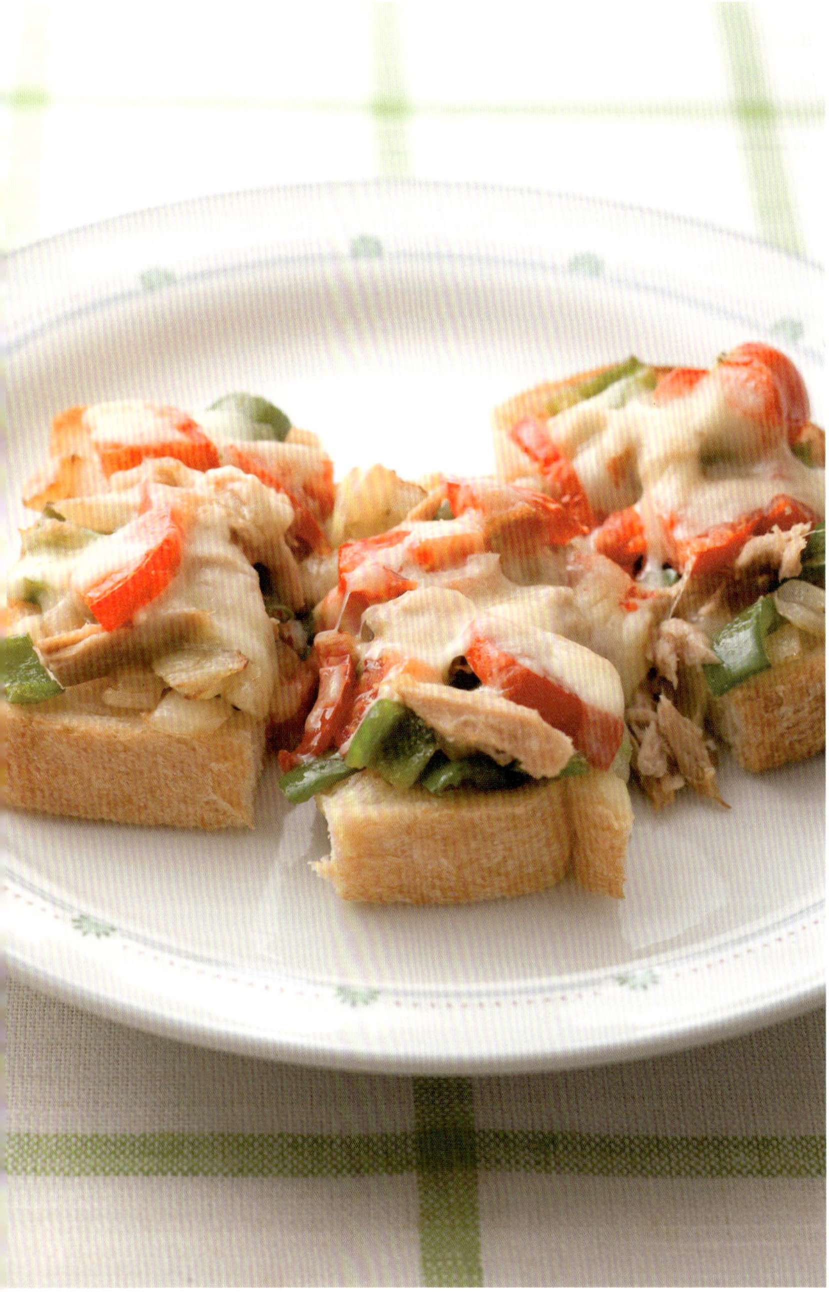

재료 [1인분]

식빵(8장분)······1장
참치 통조림
······1/2작은 캔(40g)
양파······작은 것 1/4개(30g)
피망······1개
토마토······작은 것 1개(30g)
녹는 치즈······25g

1 참치캔은 기름을 따라버린다.
2 양파와 피망은 각각 1cm로 네모나게 자르고, 내열용기에 넓게 펼쳐 랩을 씌워, 전자레인지에서 1분 가열하여 부드럽게 한다.
3 토마토는 얇게 은행잎 모양으로 자른다.
4 식빵에 **2**, 참치, 토마토의 순서대로 한 면에 올리고, 제일 위에 치즈를 뿌리고, 오븐토스터에 치즈가 녹을 때까지 굽는다.

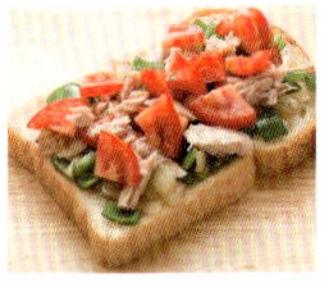

5 먹기 좋게 잘라서 그릇에 담는다.

1인분 339kcal 염분 1.4g

MEMO

식빵의 가장자리는 불에 잘 익히면 소화가 잘 되지만, 잘 씹어야 한다. 연하력이 최하일 경우에는 가장자리를 잘라낸 후 굽는 것이 좋다.

추천 식재료 ▸▸

참치캔

1작은 캔에 생선 1마리에 맞먹는 정도의 단백질이 포함되고, 소화도 잘 되고, 쓰임새가 넓고, 상비해 두면 편리한 보존식품이다. 남은 캔은 냄새가 배지 않도록 다른 용기에 옮겨서 냉장고에 둔다.
3~4일은 보관 가능하다.

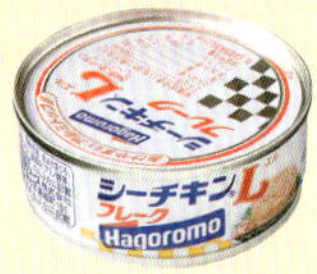

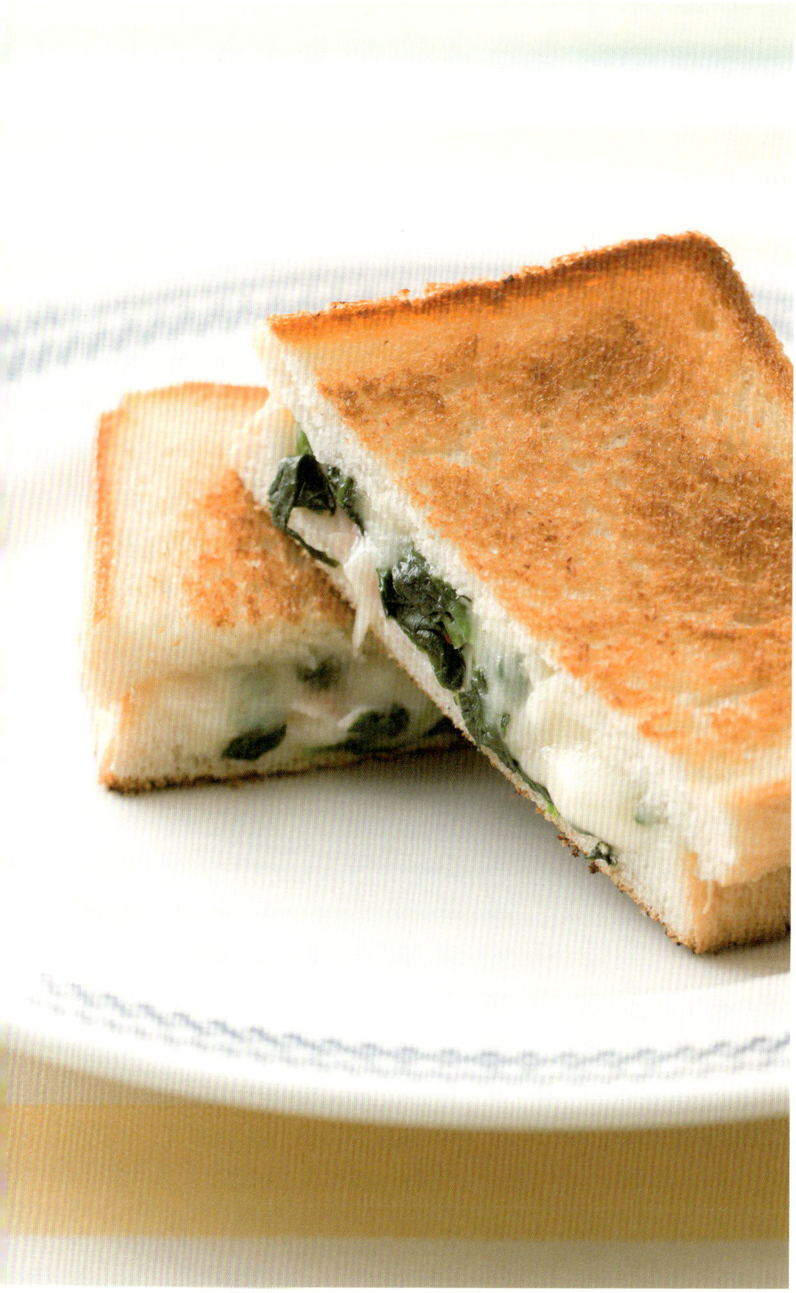

시금치크로크무슈

크로크무슈는 햄과 치즈의 샌드위치를 양면을 구워낸 것입니다.
여기에 비타민이 풍부한 시금치를 더하면, 영양 밸런스 만점입니다.
시금치는 냉동을 사용하면 부드럽고, 손쉽게 사용할 수 있습니다.
10분도 걸리지 않고 만들 수 있습니다.

재료 [1인분]

식빵(8장분)	2장
슬라이스햄	2장(25g)
녹는 치즈	30g
냉동 시금치	20g
버터	2작은술

1 햄은 직사각형으로 자른다.

2 식빵 1장에 치즈, 햄, 시금치 순으로 한 면에 올린다.

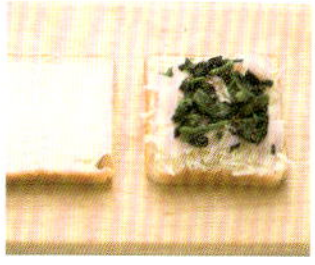

3 그 위에 빵으로 덮고, 그릇 등을 올려 가볍게 눌러서 잘 뭉치게 해 준다.

4 프라이팬에 버터를 녹이고 **3**을 올려, 약불에서 양면을 천천히 노릇노릇하게 굽는다.

※ 햄은 자른 조각햄을 사용하면, 칼이 없어도 된다.

1인분 **458**kcal 염분 **2.5**g

MEMO

연하력이 저하된 경우에는 빵의 귀퉁이를 버리고 속을 잘라서, 구울 때 뚜껑을 덮어서 찌듯이 구워내면, 빵이 촉촉히 구워진다.

추천 식재료

냉동 시금치

냉동기술의 진보로 실현된 냉동 소재의 1가지. 실온에 두면 그대로 물에 담갔다가 즐길 수 있을 정도로 신선하고, 제철 영양이 꽉 차있다. 소송채(역자 주: 시금치와 비슷하게 생긴 채소)의 냉동품도 있다.

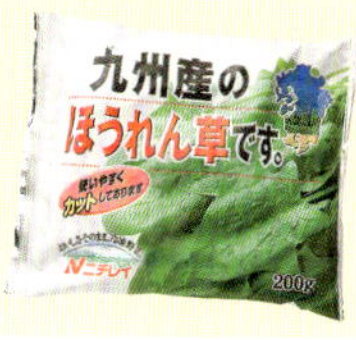

손쉽게 영양 밸런스 좋게 먹을 수 있는 요령을 알려드립니다.

시판식품 활용 메뉴

혼자 살거나 장보기나 조리에 시간을 들일 수 없는 경우에 편리한 것이 통조림과 냉동식품, 레토르트 식품입니다.
해조류와 야채를 짜 맞추거나 진한 맛을 이용하는 등, 약간의 요령으로 영양 밸런스도 맛도 레벨업 됩니다.

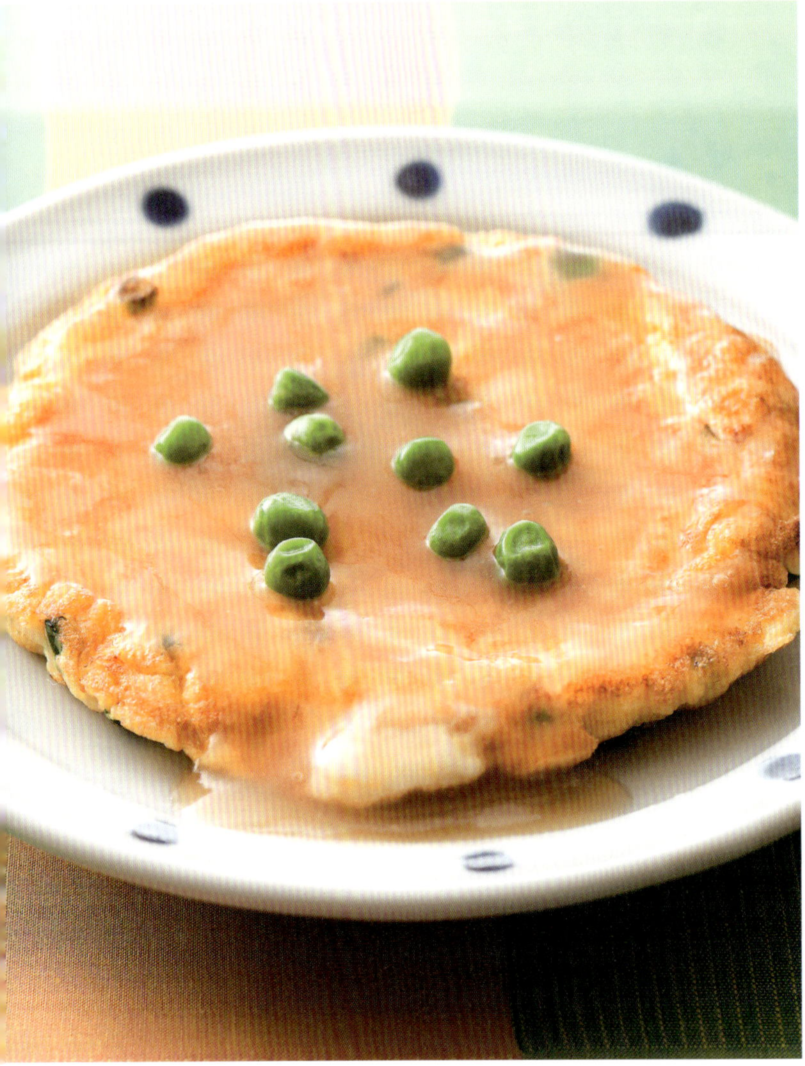

가니타마*

적당한 살코기 통조림으로도, 계란을 첨가하면 볼륨, 맛, 단백질이 대폭 업! 실파로 카로틴을, 완두콩으로 비타민 B군을 보충하고, 영양 대사를 촉진합니다. 참치 통조림, 가리비 관자 통조림으로 시험해 보세요.

* 가니타마: 게살야채계란부침.

재료 [2인분]

게살 통조림 ··· 1/2작은 캔(30g)
계란 ··· 2개
실파 ··· 2개
a 설탕 ··· 1/2작은술
a 소금·후추 ··· 각 소량
기름 ··· 1작은술

고물
물 ··· 1/4컵
설탕 ··· 1/2작은술
청주 ··· 1/2작은술
간장 ··· 1/4작은술
참기름 ··· 1/4작은술
b 녹말가루 ··· 1작은술
b 물 ··· 2작은술
완두콩 통조림 ··· 5g

1 실파는 작게 잘라준다.
2 볼에 계란을 깨서 풀고 **a**로 조미하고, 캔을 따서 기름을 따라버린 후 게살과 실파를 섞어준다.
3 프라이팬에 기름을 가열하다 **2**를 부어 크게 저어서 둥글게 펴면서 반숙으로 익혀준다. 가장자리가 단단해지기 시작하면 뒤집개로 뒤집어서, 반대쪽도 구워 그릇에 올린다.
4 작은 냄비에 고물의 재료를 모두 넣어 끓이다가, **b**를 부어 넣어 점성이 생기면, 완두콩을 뿌려주고 카니타마에 올려준다.

1인분 125kcal 염분 0.8g

추천 식재료 ▶▶▶▶

게살 통조림
계란과 두부 등과 함께 맞춰주면, 살코기 통조림으로 충분. 게는 저지방 고단백질로, 면역력을 떨어뜨리지 않는 아연도 풍부하다.

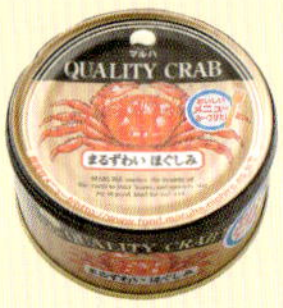

캔고등어감자마요네즈구이

고등어 통조림은 의외로 악취가 없으므로, 무리없이 야채와 함께 하는 것이 가능합니다.
냉동감자와 마요네즈를 넣은 한 접시는, 에너지의 보급에도 최적입니다.

재료 [1인분]

고등어 통조림 ············ 1/2캔(75g)
냉동감자 ························ 50g
마요네즈 ······················ 2큰술
우유 ··························· 1큰술

1 고등어 통조림의 국물을 따라버리고 내열성 용기에 고등어를 넓게 펼쳐 담고, 냉동감자를 얼린 채로 올린다.

2 마요네즈는 우유를 더해서 부드럽게 풀어주고, **1**에 골고루 뿌려준다.

3 오븐토스터에 갈색으로 변할 때까지 잘 구워준다.

※ 연어 통조림을 사용해도 맛있다. 토마토를 네모나게 썰어 올려 맛의 악센트를 더해주어도 좋다. 냉동감자 대신에, 냉동브로콜리나 믹스야채를 사용해도 좋다.

1인분 **485**kcal 염분 **1.1**g

추천 식재료 ▸▸

고등어 통조림

통조림은 소금물과 함께 고압 가열한 식품으로서, 영양이 그대로 포함된 채로, 등푸른생선에 풍부한 오메가3계 지방산과 지용성 비타민, 미네랄이 많다.

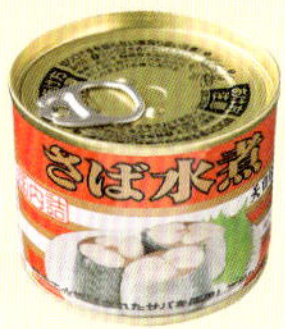

냉동감자

익힌 감자에 기름을 뿌려놓은 것으로, 기름을 넣지 않고도 전자레인지와 오븐토스터로 가열하는 것만으로도, 기름에 튀긴 구수한 향을 손쉽게 즐길 수 있다.

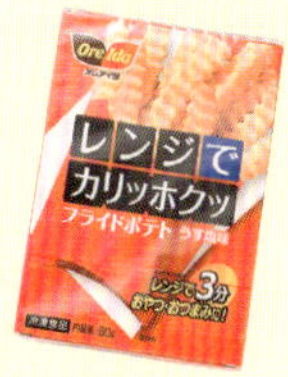

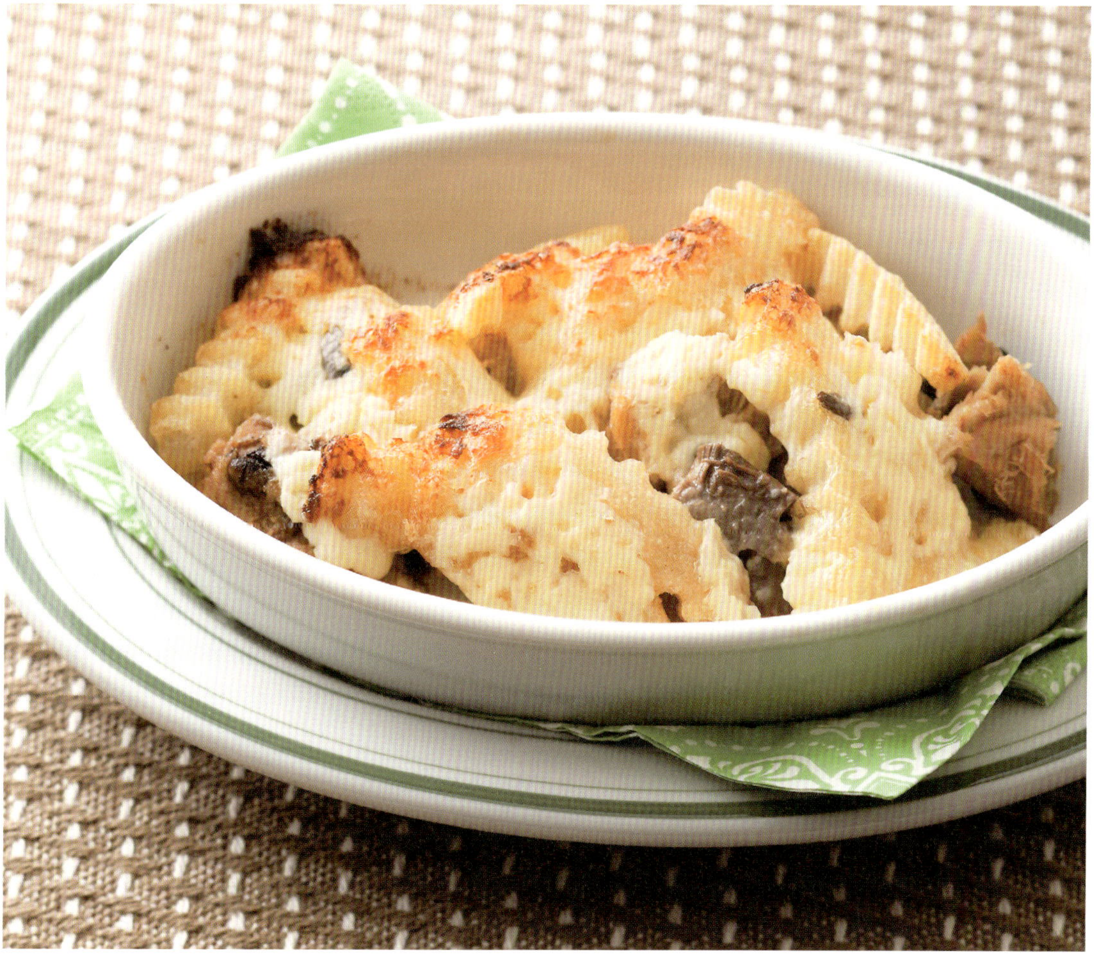

꽁치카바야키*덮밥

카바야키의 깊은 맛을 살려서, 냉동 시금치도 함께 먹도록 합시다. 카바야키의 맛만으로 조미는 충분합니다. 밥만 있다면, 만드는 데 5분도 걸리지 않고, 주식, 부찬, 주찬의 3가지가 모인 영양밸런스도 좋은 1그릇이 됩니다. 장어카바야키도, 반드시 시도해 보세요.

* 카바야키: 뱀장어, 붕장어 따위를 뼈를 바르고 토막 내어 양념을 발라 꼬챙이에 꿰어 구운 요리

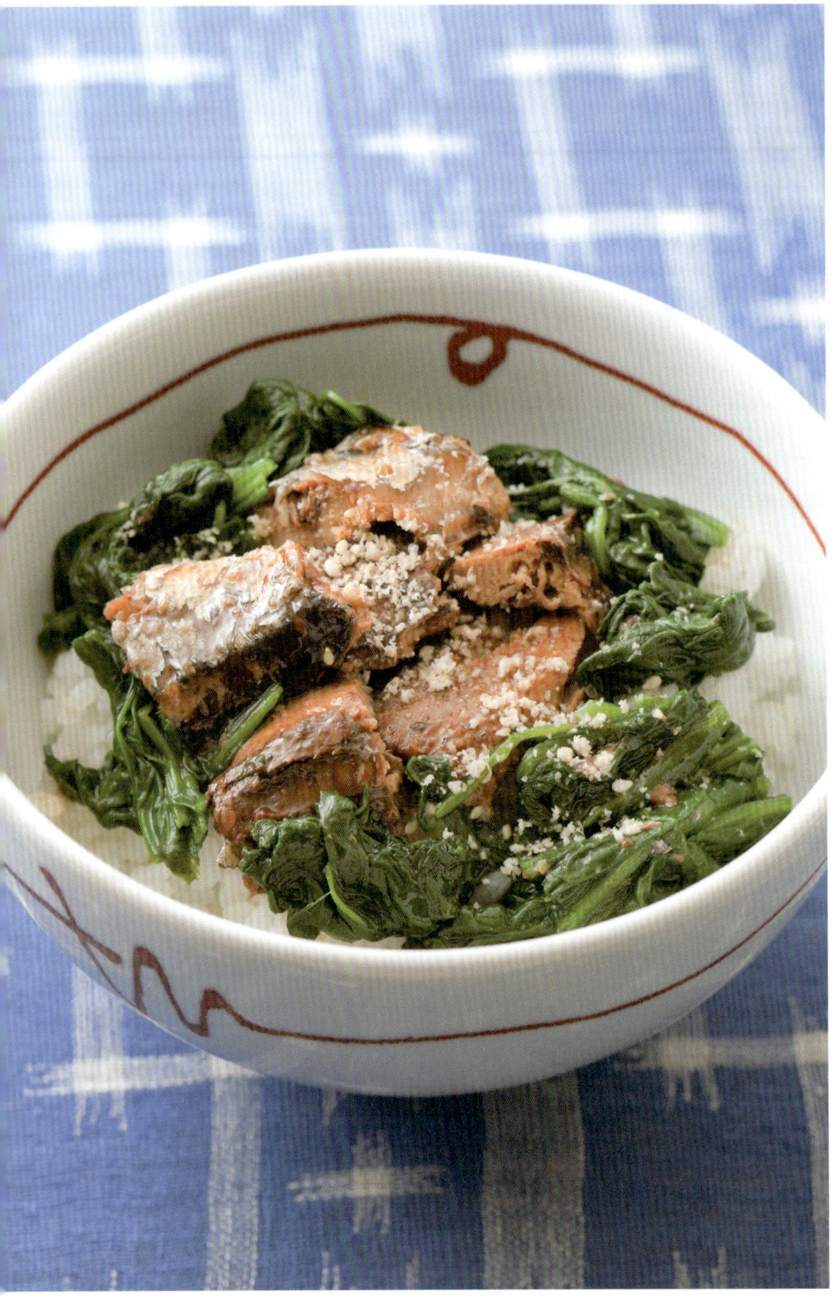

재료 [1인분]

밥 ······ 150g
꽁치카바야키캔 ······ 1/2캔(40g)
냉동 시금치 ······ 30g
참깨 ······ 소량

1 꽁치는 캔에서 꺼내 먹기 좋게 자른다.

2 시금치는 냉동그대로 내열용기에 펼쳐 담고, 카바야키캔의 국물을 넓게 뿌리고, 랩을 덮어 전자레인지에서 1분 가열한다.

3 덮밥에 따뜻한 밥을 담고, **2**의 시금치를 한 면에 올리고 꽁치를 올리고, 참깨를 뿌려준다.

1인분 351kcal 염분 0.7g

MEMO

연하력이 떨어지는 경우에는 밥을 흰죽으로 하고 시금치를 잘게 잘라 죽에 넣어 부드러워질 때까지 끓이고, 카바야키를 작게 잘라 올려주면 좋다.

추천 식재료 ▶▶

꽁치카바야키캔

날것의 꽁치를 소금을 뿌려 구운 것보다, 영양성분이 그대로 담겨있다. 잔뼈도 함께 먹을 수 있으므로 칼슘도 풍부하다.
단, 맛이 진하기 때문에 조미료를 더하지 말고 먹도록 한다.

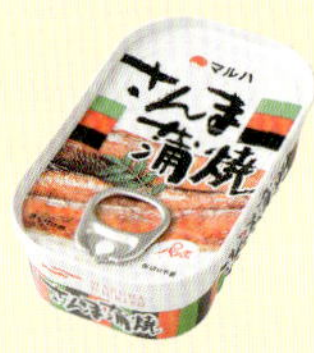

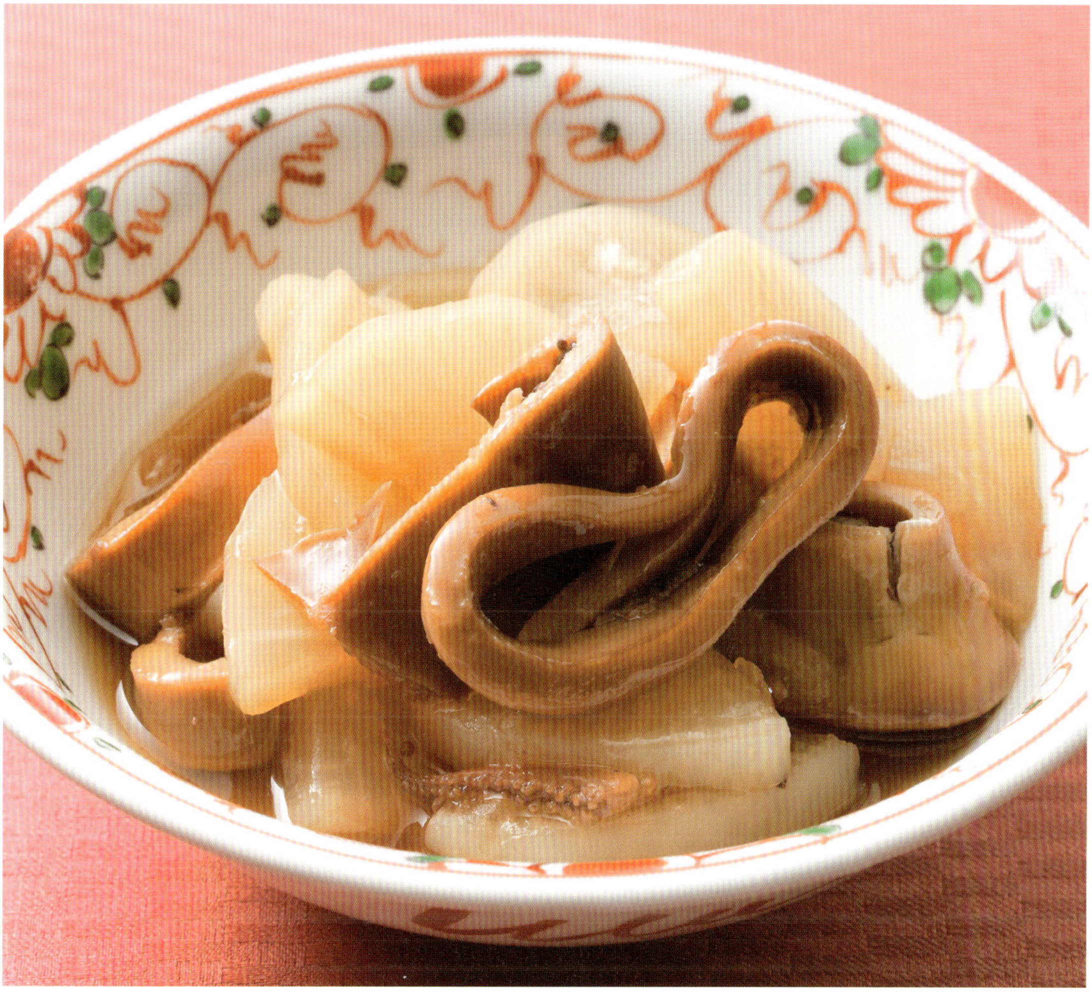

캔오징어무조림

오징어는 수술 후에는 주의하지 않으면 되는 식품 중 한 가지이지만, 통조림이라면 괜찮습니다. 오징어의 감칠맛이 나는 통조림 국물을 이용하여 무를 조리면, 기본적인 오징어무조림이 순식간에 완성된다.

재료 [2인분]

오징어 통조림 ········ 1작은 캔(120g)
무 ····························· 250g
육수 ····························· 1컵
간장 ························· 1/2큰술

1 무는 4mm 두께로 은행잎 모양으로 자른다

2 냄비에 무와 육수를 넣고 불에 올리고 끓기 시작하면 오징어를 통조림국물과 함께 넣어준다. 다시 한 번 끓기 시작하면 약불로 줄여 10~15분간 끓인다.

3 무가 부드러워지면 간장을 넣고, 국물이 없어질 때까지 조린다.

1인분 **107**kcal 염분 **1.8**g

MEMO

무 대신에 냉동 토란이나 냉동 강낭콩, 브로콜리 등을 사용하면, 보다 단시간에 익는다.

추천 식재료 ▶▶

오징어양념 통조림

오징어를 손질하는 수고와 삶는 시간을 줄일 수 있는 데다, 압력솥에 삶은 것처럼 부드러움을 즐길 수 있다. 캔 국물은 오징어의 맛이 배어있으므로 활용할 수 있다.

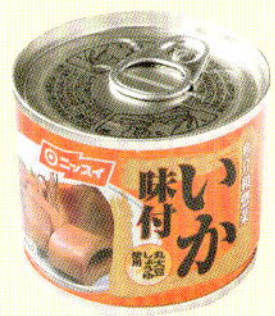

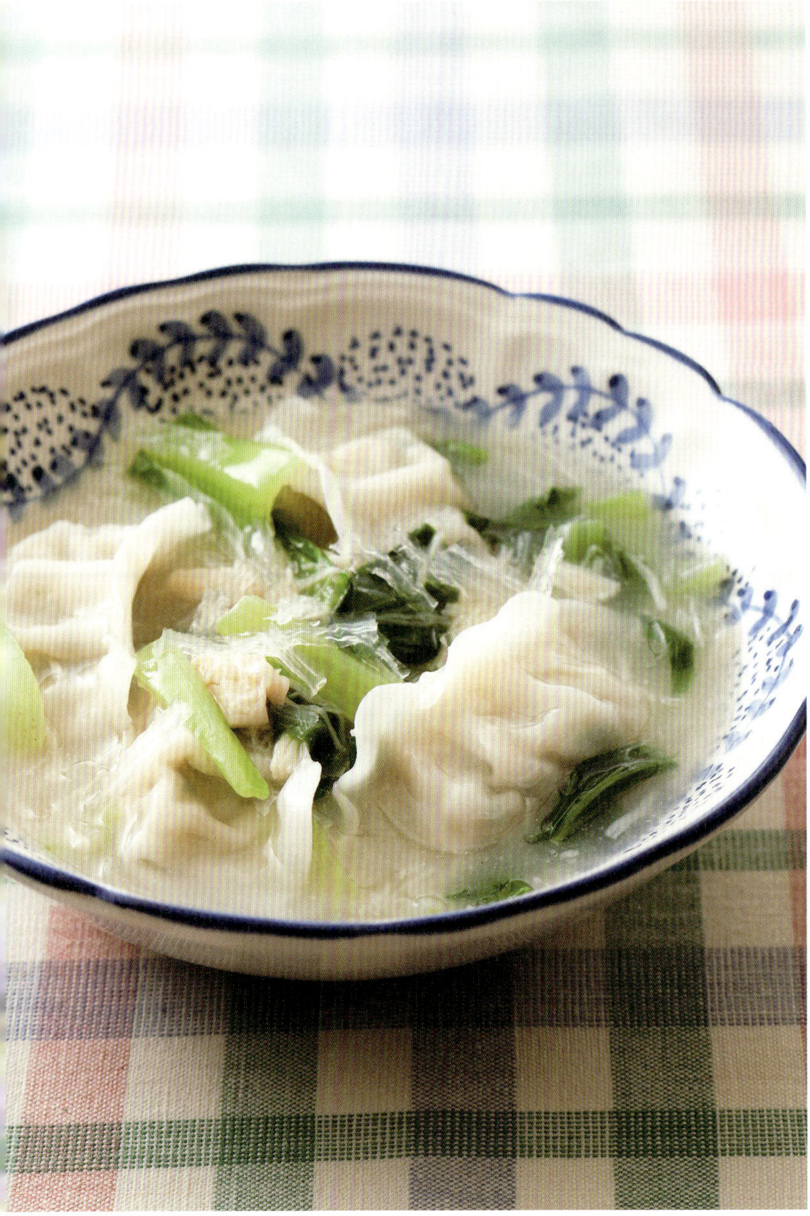

만두가리비수프

시판 만두를 주인공으로, 가리비 관자의 단백질과 맛을,
청경채로 야채를 보충합니다. 거기다가, 당면 대신에
실한천을 더하여 걸쭉하게 끓이면, 식어도 굳지 않으므로,
천천히 즐기는 것이 가능합니다.

재료 [2인분]

만두(시판품) ··············· 8개(160g)
가리비 관자백숙캔* ······ 1작은 캔(80g)
청경채 ····················· 1대(100g)
끓인 물 ······················· 1½컵
소금 ···························· 소량
a ┌ 녹말가루 ················ 1작은술
  └ 물 ······················ 2작은술
실한천 ······················ 4개(1g)

1 청경채는 먹기 좋은 크기로 자른다. 실한천도 긴 경우에는 3cm 정도로 자른다.

2 냄비에 뜨거운 물을 끓여서 만두를 넣고, 가리비 관자의 통조림 국물까지 넣는다. 끓기 시작하면 맛을 보고 소금을 더하고, 청경채와 실한천을 흩뿌려 넣는다.

3 실한천이 좋아하는 정도로 익으면, **a**를 넣고 점도를 더한다.

1인분 205kcal 염분 1.7g

MEMO

수분에 목이 메기 쉬운 사람은, 실한천을 넣은 후 형체가 없어질 때까지 끓여 녹이면 국물에 점성이 생긴다. 조금 식혀서 점도가 생겼을 때 먹으면 좋다.

추천 식재료 ▸▸

만두

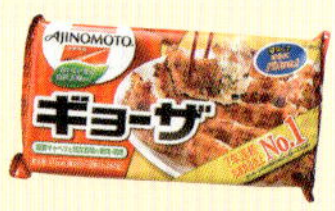

고기와 야채, 탄수화물도 한 번에 먹을 수 있는 편리한 식품

조개관자 통조림

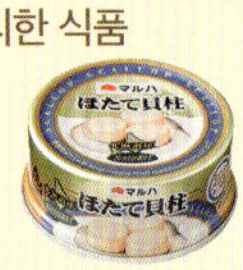

저지방고단백식품. 캔 국물의 맛도 살려서, 수프나 조림에 활용한다.

실한천

한천분말과 같이, 2분으로 완전히 끓이면 녹는다. 형체가 남을 정도로 삶으면, 씹는 맛을 즐기기에도 좋다.

* 가리비 관자백숙캔: 조개관자 통조림

브로콜리미트소스를 얹은 두부구이

시판 미트소스의 달콤하고 매운맛과 점성을 두부로 살려봤다.
두부는 녹말가루를 묻혀 소테(버터를 발라 살짝 구운 요리)하면 소스가 묻기 쉬워지고 목 넘김이 부드러워진다. 미트소스에는 브로콜리를 더해서 짠맛을 부드럽게 비타민을 보충했다.

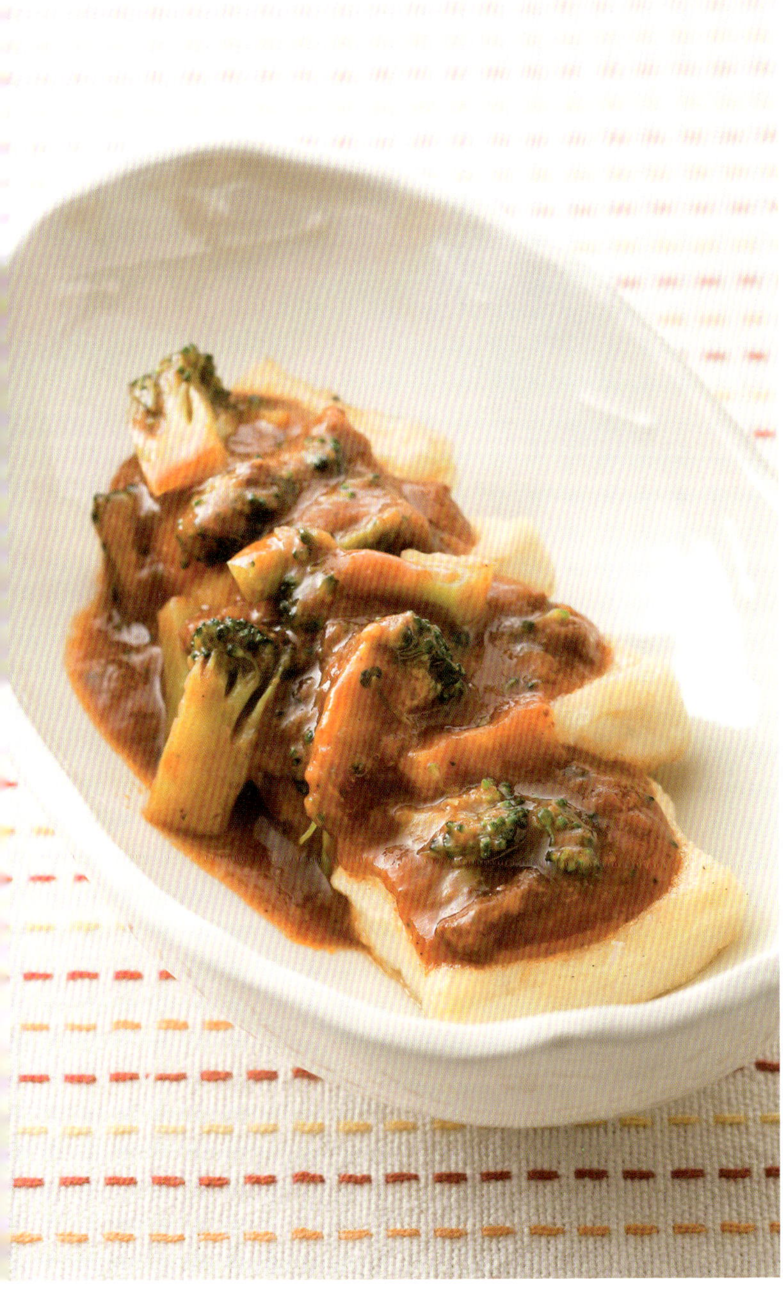

재료 [1인분]

- 두부 ··· 100g
- 녹말가루 ··· 적당량
- 냉동브로콜리 ··· 2개
- 기름 ··· 1작은술
- 미트소스캔 ··· 80g

1 두부는 7~8mm 두께로 자르고 물기를 없애고, 녹말가루를 묻혀준다.

2 브로콜리는 실온에 잠시 놓아두고, 칼이 드는 정도가 되면 작게 잘라준다.

3 프라이팬에 기름을 가열하여 두부를 넣고 양면을 갈색으로 익힌다.

4 **3**에 미트소스와 브로콜리를 넣고 한소끔 끓여준다.

※ 야채는 강낭콩, 시금치, 믹스야채로 해도 좋다.

1인분 224kcal 염분 1.3g

추천 식재료 ▶▶

미트소스

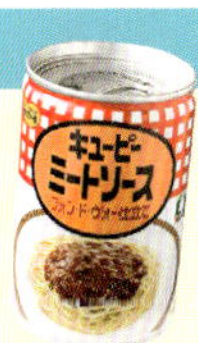

통조림, 반조리식품, 냉동 등 여러 가지 제품이 있다. 맛과 감칠맛이 강하고, 점성이 있다. 두부나 야채, 감자, 호박 등 담백한 맛의 식재료와 더해지면, 식욕증진 역할을 한다.

냉동브로콜리

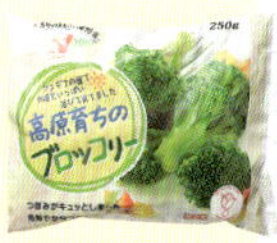

브로콜리는 영양가가 높고, 부드럽고, 연하력이 떨어져도 먹기 쉽다. 냉동품은 비교적 값이 비싸지만, 1개씩 사용하기에 편리하다.

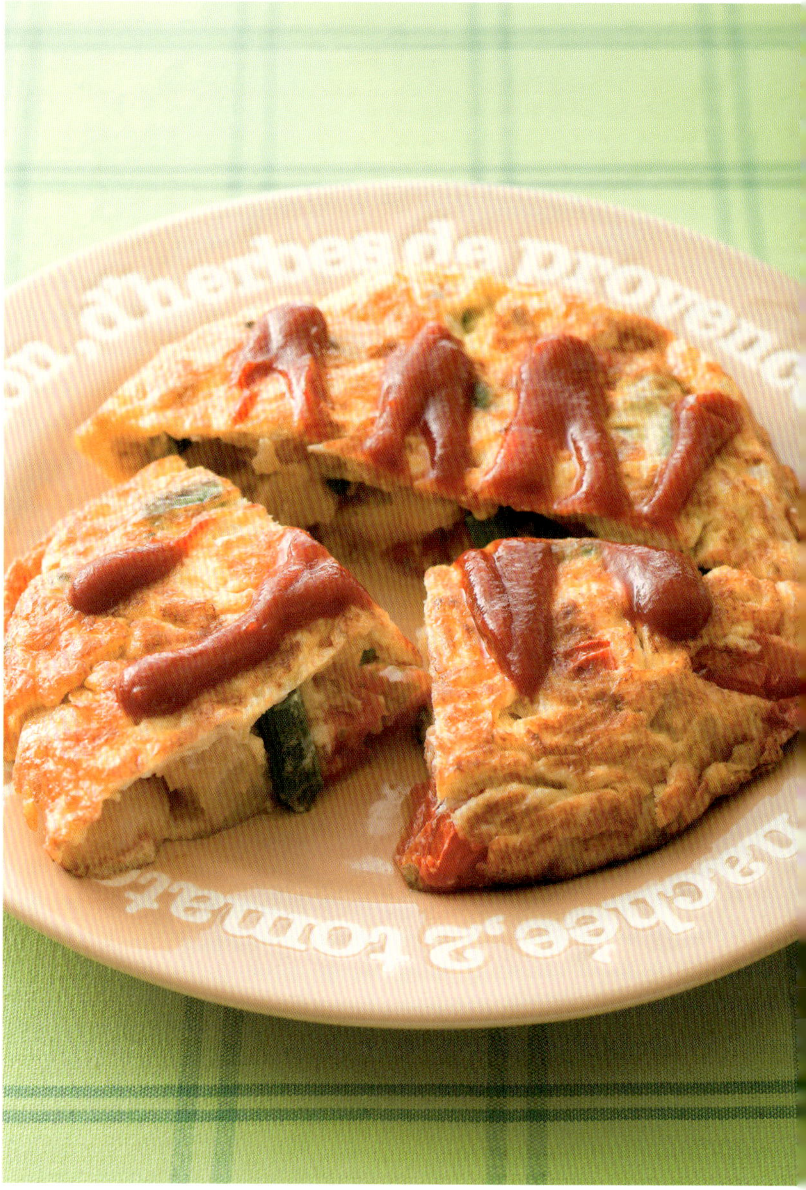

스페인식연어오믈렛

베이컨과 감자를 베이스로, 여름야채를 더해 구운 것이
정석이지만, 베이컨을 연어캔으로 바꾸고,
냉동야채를 활용합니다. 식어도 맛이 있으므로, 많이 구웁시다.
그런 편이 안이 촉촉하고 입맛에 맛게 잘 구워집니다.

재료 [직경 15cm 1장, 2인분]

연어 통조림	1/2캔(45g)
토마토	50g
냉동감자	50g
냉동시금치	10g
계란	2개
기름	1½작은술
토마토케첩	1큰술

1 연어는 통조림국물을 따라버린다. 토마토는 1cm 크기로 자른다. 감자와 시금치는 길이를 반으로 자른다.

2 볼에 계란을 깨서 풀고, **1**을 더해 잘 섞어준다.

3 직경 약 15cm 프라이팬에 기름을 가열하고, **2**를 한 번에 붓고, 크게 섞어서 펼쳐주고, 뚜껑을 덮고 약불에서 찌듯이 익혀준다.

4 노릇하게 구워지면서 테두리가 익으면 뒤집어서 동일하게 구워준다.

5 손으로 찔러봐서 탄력이 있으면 그릇에 담고, 케첩을 뿌려준다.

1인분 **214**kcal 염분 **0.7**g

만들어두어도 OK

남은 것은 냉장고에서 보관, 다음 날에는 먹는다.

추천 식재료 ▶▶

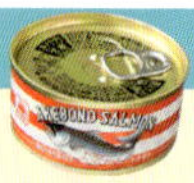

연어 통조림

참치보다 육질이 부드럽고, 고등어 통조림보다 지방이 비교적 적어서 맛에 비린 맛이 없다. 영양적으로도, 비타민 B군과 D, 오메가3계 지방산 등이 풍부. 감칠맛도 살려서, 강판에 갈거나 식초 절여서도 먹는다. 야채와 볶거나 삶아서 먹어도 맛있다.

재료 [1인분]

고기경단(냉동 혹은 반조리 식품) ······ 3개(120g)
배추 ······ 1장
당근 ······ 10g
냉동깍지콩 ······ 4개(15g)
끓인 물 ······ 1/2컵
멘쯔유(3배 희석) ······ 1/2~1큰술
소금·녹말가루 ······ 각 소량

1 고기경단은 냉동이면 해동해 둔다.
2 배추의 심지는 한입 크기로 자르고, 잎은 작게 자른다. 당근은 얇게 직사각형으로 자른다.
3 냄비에 물을 넣고 끓이다가 배추와 당근을 넣고 부드러워질 때까지 삶은 후 냉동 그대로의 깍지콩을 짧게 꺾어서 넣는다.
4 고기경단은 소스를 더해, 한 번 끓여내고 맛을 봐서 소금이나 멘쯔유로 조미한다. 점성이 적다면 녹말가루를 적량 물에 녹여 넣고, 점성을 보충한다.

1인분 **328**kcal 염분 **2.7**g

MEMO

야채로 나온 수분에 의해 맛과 점성이 변한다. 조미료는 야채가 부드러워지고 나서, 더하거나 빼서 넣는다.

추천 식재료 ▸▸

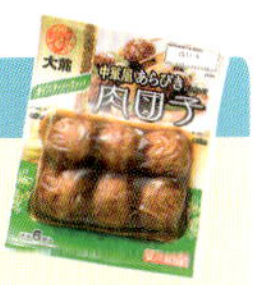

고기경단

냉농이나 반소리식품으로 대개는 간장 맛 베이스의 달거나 매운 소스 맛이나 중국풍 달콤한 소스 맛의 타입이 있다. 만드는 것보다 재료의 전분이 많아 단백질이 적은 것도 있고, 부드러워서 목 넘김이 좋다.

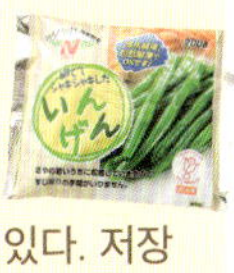

냉동 깍지콩

브로콜리보다 비타민은 적지만, 섬유질이 적고, 부드럽게 먹을 수 있다. 저장식품으로 나온 냉동품은 편리하다.

고기경단과 배추조림

시판되는 고기경단의 소스의 깊은 맛을 살려서, 배추랑 당근 등의 야채를 함께 먹습니다. 손질 없이, 주찬과 부찬이 한 번에 완성됩니다.

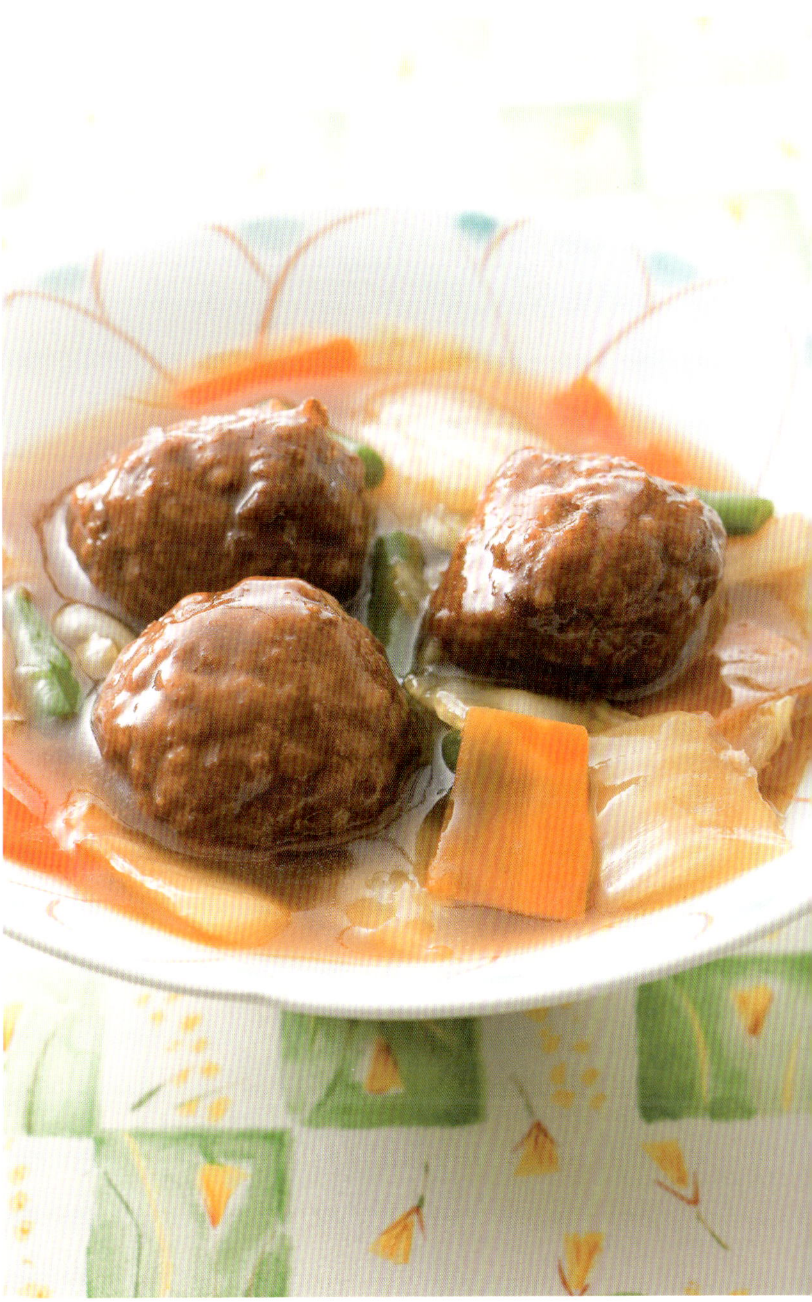

PART 2-2

퇴원으로부터 3개월까지 새로운 몸에 천천히 익숙해집시다

식사와 생활 포인트

1일 5~6회에 나눠서 조금씩, 꼭꼭 씹어서 먹읍시다

아직 위장의 기능은 충분하지 않습니다. 한 번에 많이 먹으면, 목이 메거나 역류하거나 해서 오연할 위험도 있습니다. 식사는 1일 5~6회에 나눠서 조금씩 꼭꼭 씹어서 먹도록 합시다. 아침, 점심, 저녁을 2번씩 먹는 것보다, 아침, 점심, 저녁 세 끼 사이에 간식을 2~3회 더한다고 생각한다면 식사를 조절하기가 쉬울 것입니다.

한 끼에 주식, 주찬, 부찬을 고루 갖춥시다

주식, 주찬, 부찬, 3종류를 잘 짜서 먹는 것이 수술 후 회복에는 매우 중요합니다. 단지, 제대로 하려고 하면 종류가 많아서 만들기가 힘들고, 그렇게 많은 음식은 먹을 수도 없다고 생각하는 분들이 많을 것입니다. 3종류를 한 접시에 모은 원플레이트 메뉴(62쪽)로 하거나 주찬과 부찬을 한 가지씩 하는 등, 종류를 적게 하는 방법을 쓰면, 만드는 수고도 줄어들 것입니다.

소량으로 영양가 높은 식사를 하도록 유의합시다

소량으로 영양가가 높은 식사란, 계란, 우유, 두부, 감자, 바나나 같은 식재료를 사용하는 것입니다. 반대로, 먹는 것에 비해 영양가가 낮은 것은, 잎채소, 야채, 버섯, 죽 등 용량과 수분이 많아서 금방 배가 차는 것처럼, 소위 다이어트에 적합한 식사입니다. 물론, 야채나 죽을 먹더라도, 소량으로 영양가 높은 식재료를 함께 짜 맞춘다면, 위장의 부담이 더 가벼워지고, 체력회복에도 도움이 될 것입니다.

(포인트 해설/마쓰바라 히로키松原弘樹)

위의 용적이 작아지고 배설기능이 저하되어 있는 상태에 대신할 수 있는 것은 없기 때문에 조바심은 금물입니다. 천천히 잘 먹는 재활이 지속될 수 있도록, 식재료와 요리를 조금씩 늘려봅시다. 여기에서는 추천 식재료와 함께, 요리 초보라도 만들기 쉬운 메뉴와 보관법도 소개합니다.

편리한 편의점식품은 신중하게 고르도록 합시다

편의점 등에서 팔고 있는 조리된 식품은 손쉽게 식사를 할 수 있어 편리합니다. 다만, 컵라면은 삼키는 기능이 떨어져 있는 경우에는 주의가 필요합니다. 가느다란 면을 골라 건더기를 넣지 말고 뜨거운 물을 부어, 규정된 시간 이상 익혀 부드럽게 해서 짧게 끊어 천천히 먹도록 합니다. 컵라면을 시작으로 샌드위치와 주먹밥 등 곡물 중심의 식품을 구입하는 경향이 많지만, 영양밸런스를 생각해서 고르도록 합시다. 최근에는 사진처럼 계란요리와 두부요리, 건더기가 많은 국물요리와 끓인 음식 등, 반찬 종류도 늘고 있습니다. 이런 상품에도 눈길을 줘서 메뉴를 구성해 봅시다.

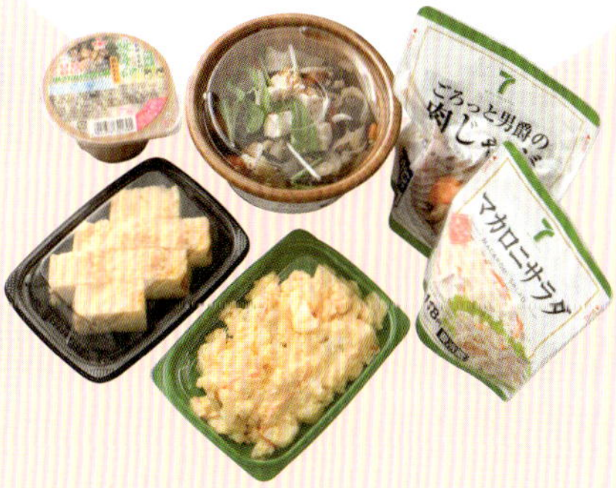

시판의 조리식품도 잘 골라서 구성을 맞춰봅시다

냉동과 레토르트, 통조림 등 시판 조리식품도 조리하는 수고가 줄어 편리합니다. 부드럽게 가열한 식품이 많고, 삼키기 쉬운 것이 많은 것도 메리트입니다. 다만, 맛이 진한 것이 많고, 이것만으로는 신선한 야채를 섭취할 수가 없습니다. 연한 맛의 미즈니(水煮: 생선이나 야채 등을 맹물에 익힌 것) 통조림를 사용하거나 신선품과 똑같이 사용할 수 있는 냉동야채를 이용하는 등 손쉽게 밸런스 잡힌 영양을 섭취할 수 있는 식재료를 활용해 봅시다. 이것을 기회로 요리를 해보려고 하는 분들도, 조리된 식품이라면 쉽게 도전해 볼 수 있을 것입니다.

수술 후

퇴원부터 3개월까지

식단 예

잘 씹어서 천천히 먹어서, 레퍼토리를 늘려봅시다

빵 중심의 식단은, 만드는 것도 먹는 것도 편리하지만, 잘 씹기 위해서, 오믈렛에 옥수수를 더해봤습니다. 토스트는 빵 귀퉁이가 있는 것입니다. 귀퉁이는 가장 잘 요리되므로 소화가 잘 되고, 잘 씹는 연습에도 좋습니다.

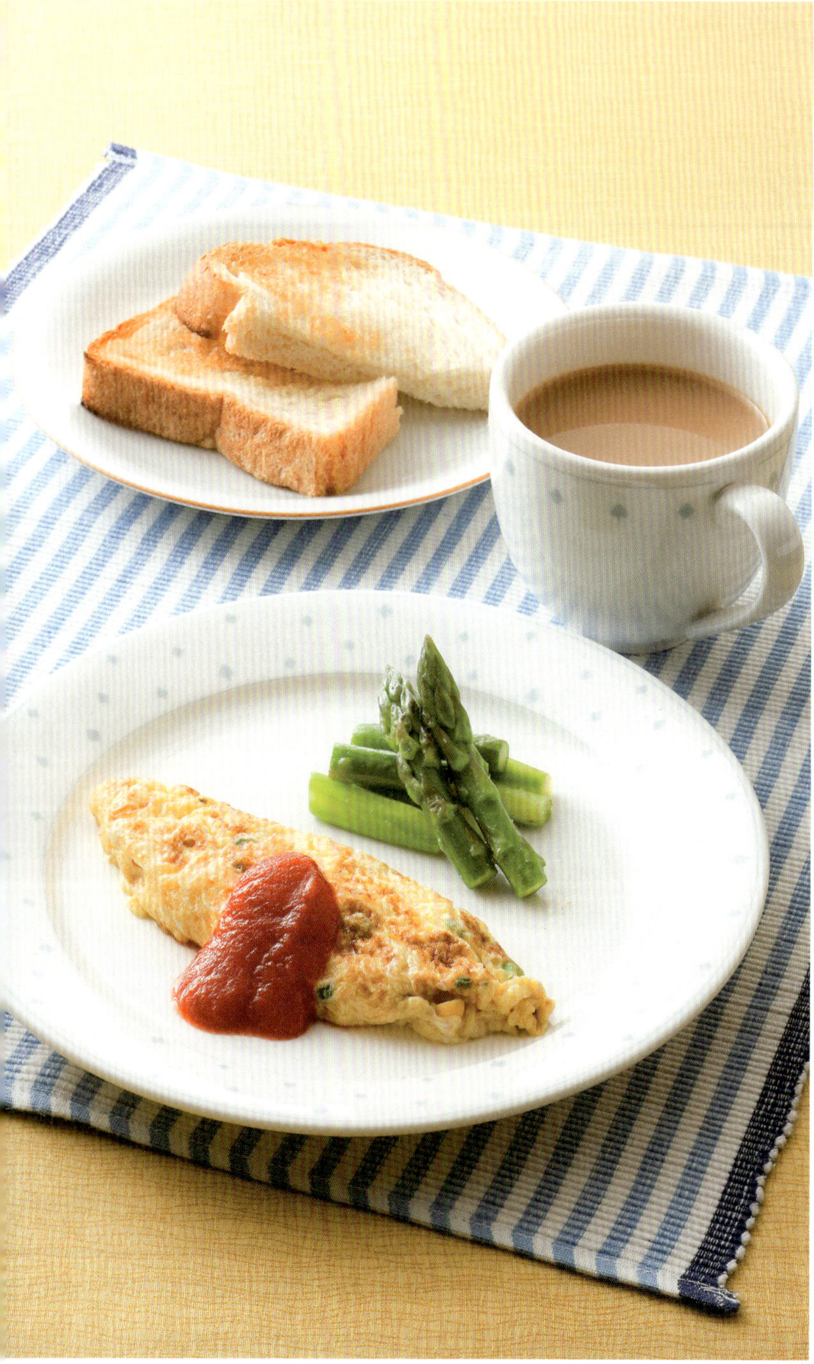

아침 menu

- 아스파라거스소테를 곁들인 옥수수오믈렛
- 토스트
- 밀크티

1인분 **372kcal** 염분 **2.1g**

• 아스파라거스 소테를 곁들인 옥수수 오믈렛

재료 [1인분]

계란 ···· 1개
스위트콘(통조림 혹은 냉동) ···· 1큰술
아사쓰키* 작게 자른 것(다진 실파) ···· 1/2큰술
우유 ···· 1/2큰술
버터 ···· 5g
아스파라거스 ···· 2개(40g)
소금 ···· 소량
토마토케첩 ···· 2작은술

1 옥수수는 통조림이라면 국물을 버리고, 냉동이라면 가열해서 살짝 데쳐서 물기를 제거한다.

2 아스파라거스는 뿌리의 딱딱한 껍질을 벗기고, 뜨거운 물에 부드러워질 때까지 삶아서 건진 후, 3~4cm로 자른다.

3 그릇에 계란을 깨어 섞은 후 소금 소량을 섞어 옥수수와 아사쓰키, 우유를 더한다.

4 프라이팬에 버터를 녹이고, **3**을 한 번에 부은 후 크게 휘저어서, 오믈렛 모양으로 만들면서 반숙 상태로 구워, 그릇에 담는다.

5 빈 프라이팬에 아스파라거스를 넣고 가볍게 익혀 소금을 뿌린 후, 오믈렛에 더해 취향대로 오믈렛에 케첩을 뿌린다.

※ 냉동 옥수수와 아스파라거스는 같은 물에 데쳐도 좋다.

• 토스트 [1인분]

식빵(8매입) ···· 1장
버터 ···· 1작은술

• 밀크티 [1인분]

홍차 ···· 적당량
우유 ···· 1/2컵

* 아사쓰키: 큰 산파. 나릿과의 다년초. 야생의 파로 높이 30cm

점심 menu

- 돼지고기푸질리미네스트로네 (이탈리아식 수프)
- 빵(바게트)
- 포도

1인분 **248**kcal 염분 **1.9**g

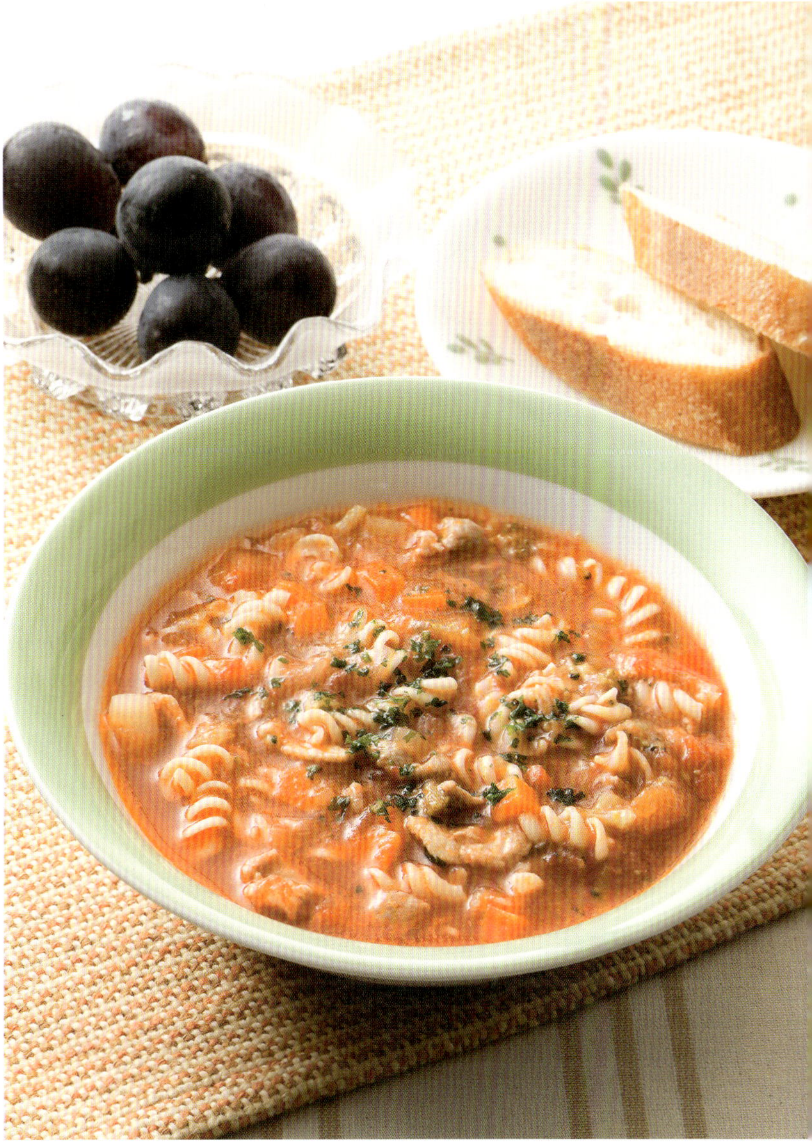

미네스트로네는 토마토의 묘미와 새콤달콤함이 식욕을 돋우는 이탈리아풍의 재료가 듬뿍 들어간 수프입니다. 베이컨을 돼지고기로 바꾸고, 주찬도 되는 일품이 되고, 마카로니는 씹기 쉬운 형태의 푸질리를 선택합니다. 더욱 일품은 바삭하게 구운 바게트. 과일 디저트로 뒷맛을 상쾌하게.

돼지고기푸질리미네스트로네 이탈리아식 수프

재료 [2인분×2회분]

마카로니(푸질리) ········ 50g
얇게 썬 돼지엉덩이살 ········ 50g
양파 ········ 1/2개
당근 ········ 1/3개(50g)
브로콜리 ········ 4개(60g)
토마토 통조림(잘게 잘린 것) ········ 1큰 캔(400g)
버터 ········ 1/2큰술
물 ········ 3컵
고형치킨스톡 ········ 1개
월계수 ········ 1/2장
소금 ········ 소량
후추 ········ 소량

1 마카로니는 소금 소량을 더해 뜨거운 물에 부드러워질 때까지 삶고, 채로 건진다.

2 돼지고기는 1cm 폭으로 자른다. 양파와 당근은 1cm로 네모나게 얇게 썬다. 브로콜리도 작게 자른다.

3 냄비에 버터를 녹이고 양파와 당근을 익히고, 윤이 나기 시작하면 돼지고기를 더해서 익힌다. 돼지고기의 색이 변하면 브로콜리를 넣고 함께 익힌다.

4 물과 육수를 더해서 한 번 끓이고, 거품을 떠내고 월계수 잎을 더해, 토마토 통조림의 국물까지 넣는다. 다시 한 번 끓여낸 후 불을 줄이고, 10분간 익힌다.

5 야채가 부드러워지면 **1**을 더하고, 취향대로 딱딱한 정도를 보며 삶고, 소금과 후추로 간을 한다.

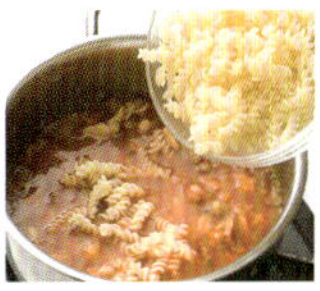

MEMO

푸질리는 이로 자르기 쉽고, 수프와 함께 미끄러져 삼켜버릴 걱정이 없다. 리본 모양의 파르팔레도 추천.

빵 [1인분]

바게트 ········ 30g

포도 [1인분]

거봉 ········ 70g

만들어두어도 OK

냉장고에서 3~4일은 보관 가능하다.

MEMO

빵은 여분의 지방과 단맛이 들어가지 않은 바게트가 가장 소화에 좋고, 수프와도 잘 맞는다. 수프에 뿌려서 먹어도 좋다. 과일은 취향에 맞춰서 바꿔도 좋다.

간식

10:00

바삭바삭한 크래커도 크림치즈와 함께라면 안심입니다.

크림치즈를 얹은 크래커 [1인분]

크래커 ······ 5장(17g)
크림치즈 ······ 20g
취향에 맞는 잼 ······ 1큰술

크림치즈는 5등분으로 자르고, 크래커 1장마다 올린다. 그릇에 담고, 잼을 올려준다.

코코아 [1인분]

코코아(가루) ······ 1큰술
설탕 ······ 2작은술
우유 ······ 1컵

1 냄비에 코코아와 설탕을 넣고 우유를 조금 넣은 후 되직하게 섞어준다.
2 약불에 올려 잘 섞은 후, 매끄러워지면 우유를 조금씩 넣어준다.

1인분 **360**kcal 염분 **0.2**g

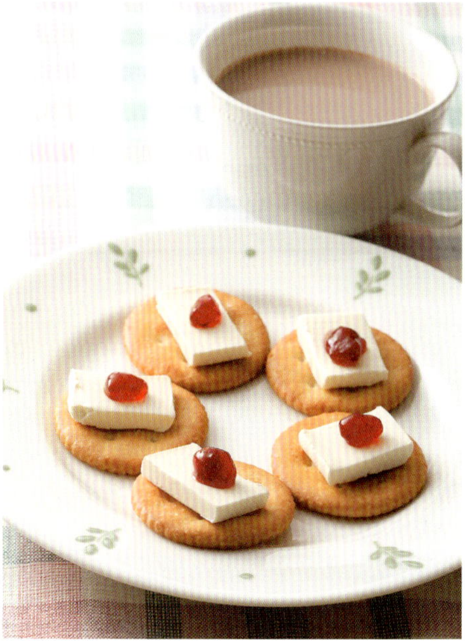

15:00

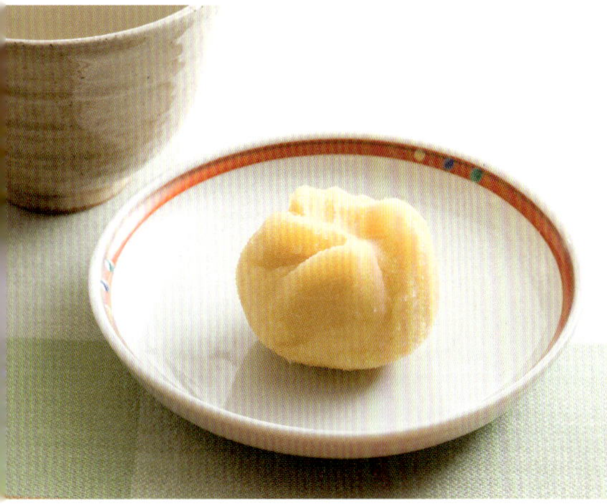

식이섬유질이 많은 고구마의 가장 안심할 수 있는 메뉴입니다.

고구마 자킨시보리* [6인분]

고구마 ······ 200g
설탕 ······ 60g
소금 ······ 약간
생크림 혹은 우유 ······ 1큰술

1 고구마는 둥글게 잘라 껍질을 두껍게 벗겨, 물에 헹구어 떫은맛을 뺀다.
2 냄비에 넣고 잠길 정도로 물을 넣고, 부드러워질 때까지 삶는다.
3 삶은 물을 버리고 뜨거울 때 주걱으로 매끄럽게 부수고, 설탕과 소금을 넣고 잘 섞어서, 모양을 봐가며 생크림을 넣는다.
4 열이 식으면 6등분으로 나누어 가볍게 둥글게 만든다.
5 15cm 정도 사각형의 랩에 1개씩 싸서 삼베 행주로 싼 후, 랩을 벗기고 그릇에 담는다.

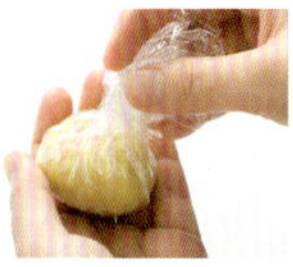

호지차

1인분 **93**kcal 염분 **0.1**g

전자레인지를 이용한 가지나물

재료 [1인분]

가지 ······ 큰 것 1개
멘쯔유(3배 희석) ······ 1작은술

1 가지는 껍질을 벗기고 씻어서, 물기가 있는 채로 랩을 씌워, 전자레인지에서 4~5분간 가열한다.
2 랩으로 싼 채로 식혀, 먹기 좋게 잘라서 멘쯔유로 버무린다. 취향대로 생강즙을 더한다.

모로헤이야와 두부맑은국

재료 [2인분]

모로헤이야 ······ 1/2단(45g)
연두부 ······ 50g
육수 ······ 2컵
소금 ······ 1/4작은술
간장 ······ 1/2작은술

1 모로헤이야는 잎을 뜯어서 뜨거운 물에 부드럽게 데치고, 물기를 짠 후에 잘게 자른다.
2 육수를 끓여 소금과 간장으로 조미하고, 모로헤이야*를 넣고, 두부를 1.5cm 크기로 네모나게 잘라 넣고, 한소끔 끓여낸다.

밥 [1인분]

밥 ······ 150g

* 자킨시보리: 고구마 등 재료를 으깨어 삼베 행주에 싸서 짠 자국이 남게 만든 음식.
* 모로헤이야: 동지중해산의 야채.

저녁 menu

- 새우돼지고기양배추의 단식초볶음
- 전자레인지를 이용한 가지나물
- 모로헤이야와 두부맑은국
- 밥

1인분 **580**kcal　염분 **4.3**g

주찬은 중국풍의 볶음이지만, 부찬도 국도 일본식입니다. 그러므로 기름은 전체로 1인분 2작은술로 그칩니다. 해산물, 고기, 콩의 양질의 단백질 식품이 모이고, 야채의 주 역할은, 위장에 좋은 양배추와 모로헤이야. 소화력에 아직 자신이 없는 분도 안심할 수 있는 조합입니다.

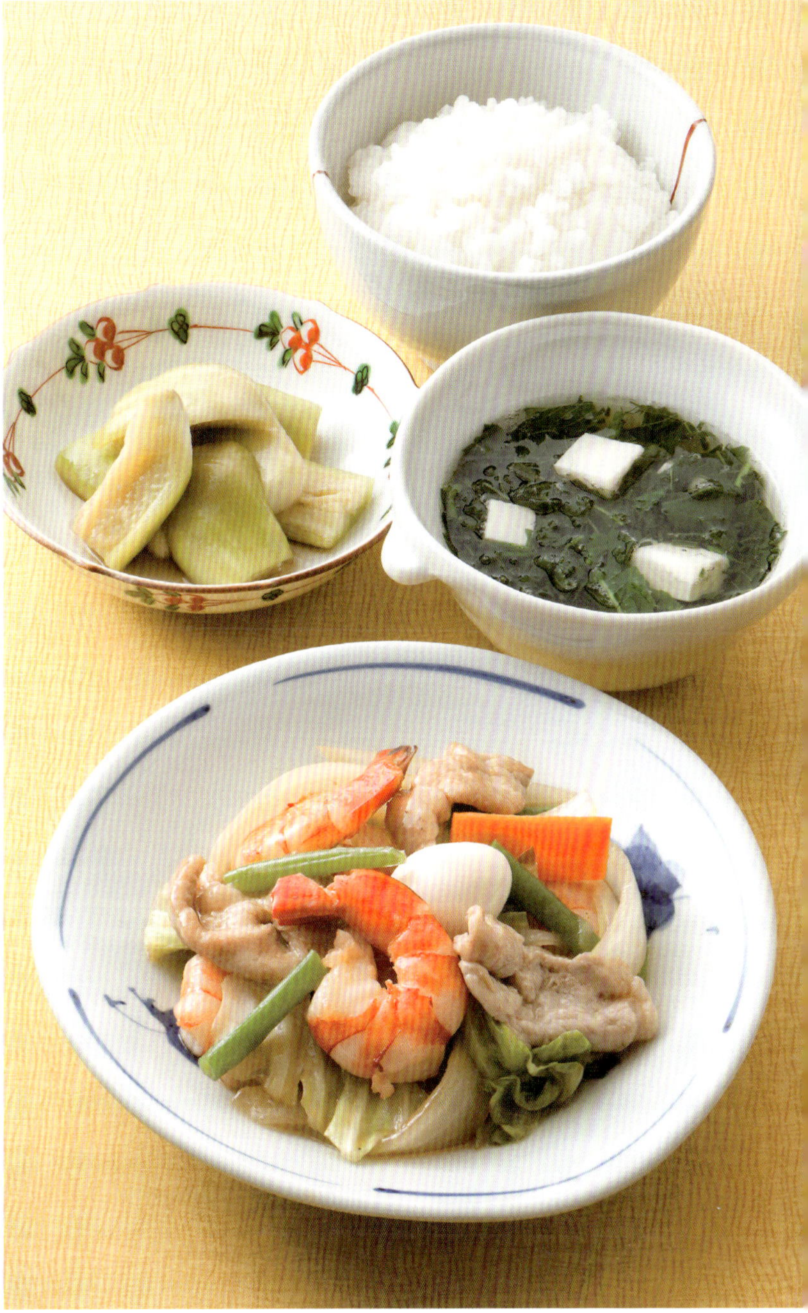

새우돼지고기양배추의 단식초볶음

재료 [2인분]

새우(껍질 있는 것)	6개(80g)
청주	1작은술
얇게 썬 돼지엉덩이살	60g
소금·후추	각 소량
데친 메추리알	4개
양배추	2장(100g)
양파	1/2개(100g)
당근	30g
냉동깍지콩	4개
a 마늘, 생강 (각각 작게 자른 것)	각 1작은술
기름	1큰술

단식초 재료

물	3큰술
청주·간장	각 1큰술
설탕·식초	각 1큰술
소금	1/4작은술
녹말가루	1/2작은술
참기름	1작은술

1 새우는 껍질과 내장을 제거하고, 소금과 녹말가루 각 소량(준비 분량 외)을 뿌리고, 청주를 붓는다.

2 돼지고기는 4cm 너비로 자르고, 소금과 후추를 뿌린다.

3 양배추는 6~7cm 크기로 자른다. 양파는 길게 자른다.

4 당근은 2~3cm 두께로 직사각형으로 자르고, 랩으로 싸서 전자레인지에서 1분간 가열한다.

5 프라이팬에 **a**와 기름을 넣고 불에 익히다가, 향이 나기 시작하면 돼지고기를 넣고 익힌다. 고기의 색이 변하면 새우를 넣고 익히고, 색이 변하면 양파, 양배추, 당근, 깍지콩 순으로 넣고 함께 익힌다.

6 단식초 재료를 더해서, 잘 섞으면서 익히고, 마지막에 참기름을 뿌려준다.

조리능력을 사용하여 레퍼토리를 넓혀봅시다.

식 재료별 추천 레시피 모음

〈먹는 것이 일〉의 3개월을 능숙하게 극복하기에는, 조리능력이 필수요소입니다.
그래서 고기, 생선, 콩제품, 야채까지 추천 식재료를 골라 손쉽고 맛있는 레시피를 소개합니다.
영양가와 조리 능력, 보존법 등의 정보도 훑어봐 주세요. 응용력의 원천이 됩니다.

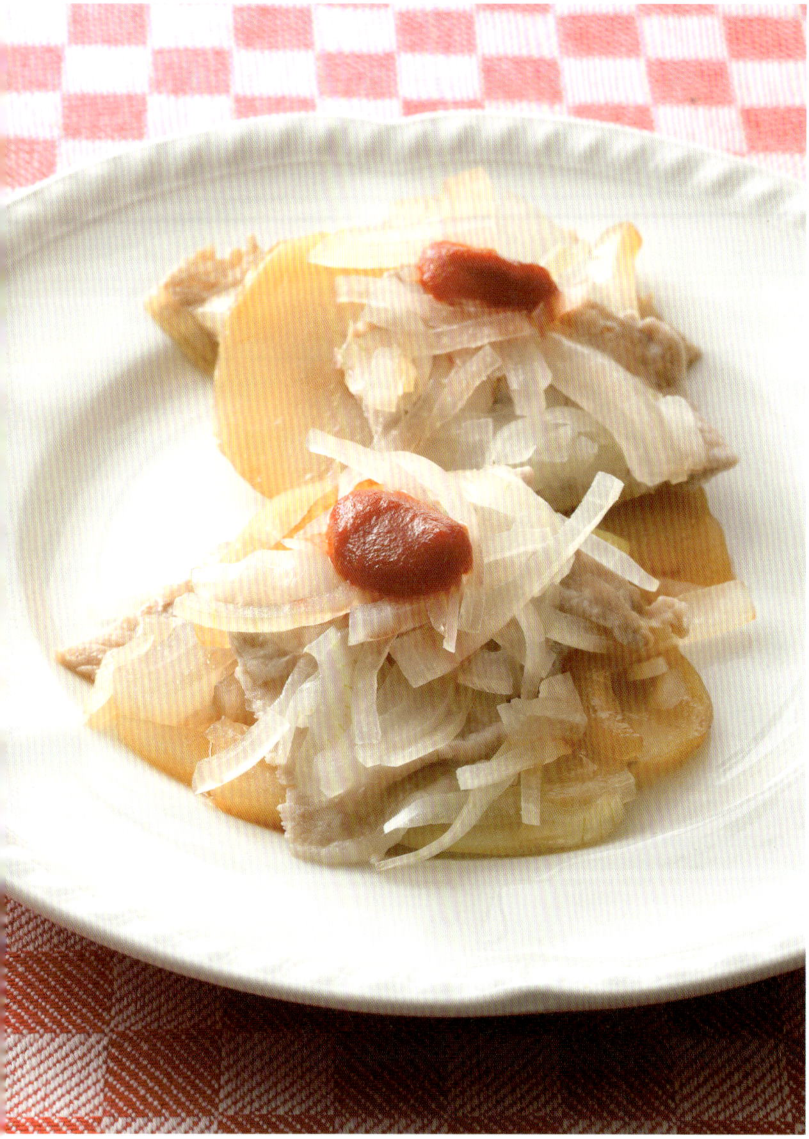

돼지고기감자양파찜

감자와 양파의 사이에 넣어 삶은 돼지고기는 촉촉하고 부드럽고, 고기의 맛을 품은 감자와 양파는 맛을 증가시킵니다. 붉은 고기를 맛있게 먹을 수 있도록 쉽게 만들 수 있는 한 종류이다.

재료 [1인분]

얇게 썬 돼지엉덩이살	50g
감자	작은 것 1개
양파	1/4개
소금	약 1/5작은술
후추	소량
청주(혹은 화이트 와인)	1작은술
토마토케첩(취향대로)	2작은술

1 돼지고기는 한입 크기로 자른다.

2 감자는 3mm 두께로, 양파는 얇게 자른다.

3 코팅된 프라이팬에 감자를 깔고 그 위에 돼지고기를 얹고, 소금, 후추 소량을 뿌린다. 고기 위에 양파를 깔고, 남은 소금과 후추, 청주를 뿌린다.

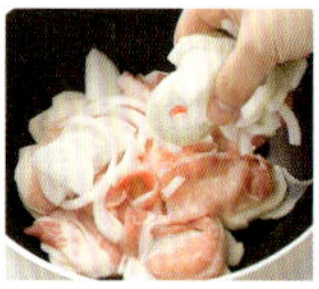

4 뚜껑을 덮고 불에 올려, 수증기가 잦아들면 약불로 해서 7~8분간 가열한다.

5 감자를 찔러보아서 익을 때까지 불에 둔다. 그릇에 담고 취향대로 케첩을 올린다.

1인분(케첩 올린 것) 191kcal
염분 1.4g

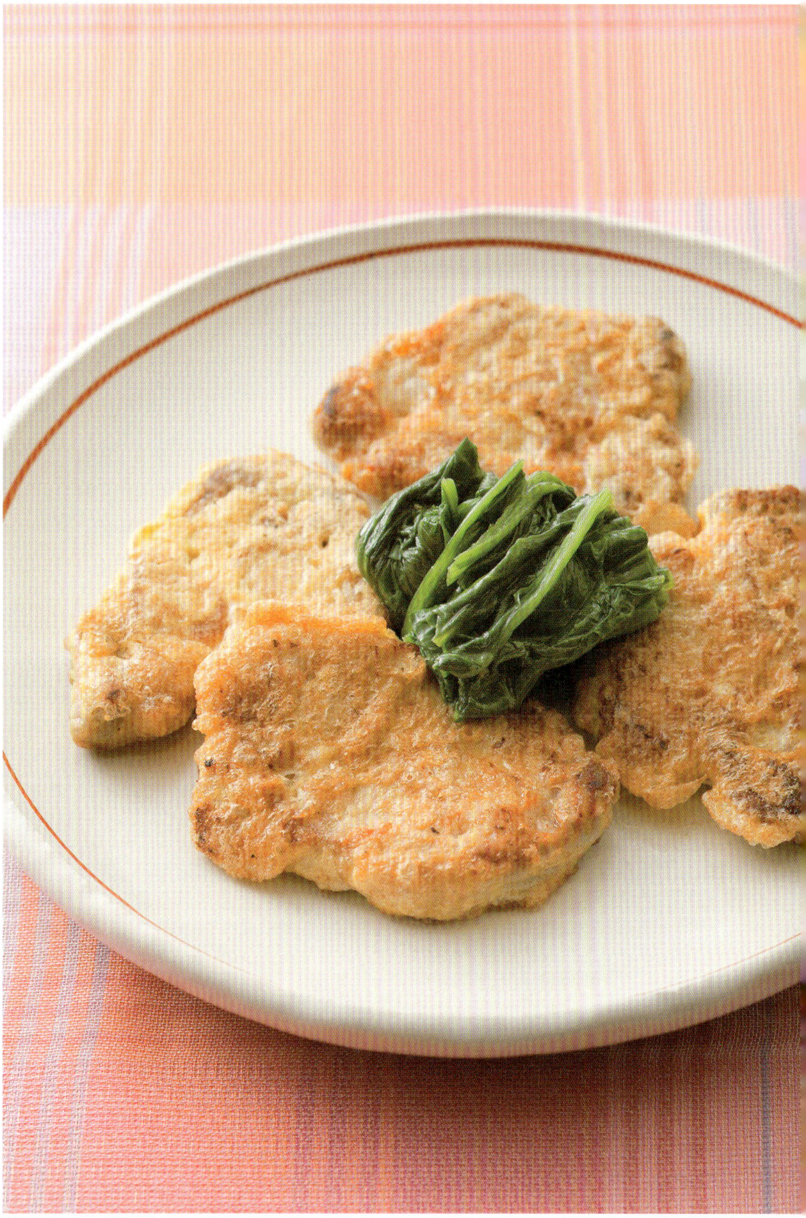

재료 [1인분]

돈까스용 돼지고기등심 ······ 4장(80g)
소금 ······ 1/5작은술
후추 ······ 소량
청주 ······ 1작은술
밀가루 ······ 소량

계란옷

계란 ······ 1개
치즈가루 ······ 1/2큰술

기름 ······ 1작은술

냉동 시금치 ······ 30g
소금·후추 ······ 각 소량

1 돼지고기 등심에 소금과 후추, 청주를 부어 잠시 두고 물기를 없앤 뒤 밀가루를 얇게 묻힌다.

2 계란을 볼에 깨서 풀고, 치즈가루를 섞어준다.

3 프라이팬에 기름을 넣고 달군다. 돼지고기 등심에 **2**의 계란옷

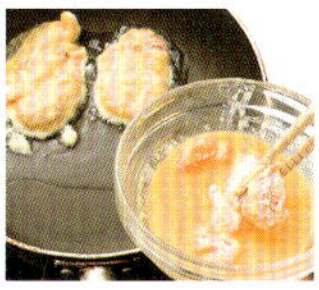

을 묻히고, 한 번 더 밀가루를 묻히고 계란옷을 묻혀서 프라이팬에 넣어 양면을 굽는다.

4 뚜껑을 덮고 약불에서 익히고, 고기가 충분히 익으면, 뚜껑을 열고 증기를 날려 알맞게 구워 그릇에 담는다.

5 빈 프라이팬에 시금치를 넣고 살짝 익혀서, 소금과 후추를 뿌리고, 피카타에 올린다.

1인분 **258**kcal 염분 **2.2**g

추천 식재료 ▶▶

돼지고기

돼지고기는 비타민 B1의 보물창고. 엉덩이살, 등심에 특히 풍부하다. 주식이나 뿌리식물(감자, 고구마) 등과 함께 하면 에너지 대사가 활발해지고, 힘이 난다.

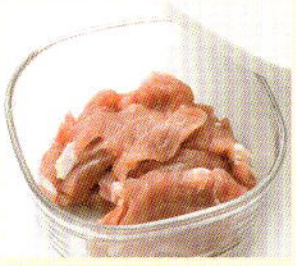

지방이 적은 등심은 특별히 상하기 쉽기 때문에, 남은 것은 소금, 후추, 청주에 재서 냉장고에 보관한다. 2일은 보관이 가능하다.

돼지등심피카타*

등심은 돼지고기 중에서도 가장 지방이 적고 부드러운 부위이다. 돈까스가 정석인 것은, 튀김옷이 육즙을 달아나지 않게 하기 위해서이다. 계란 옷을 입혀 구운 피카타도 동일합니다. 더욱이 계란을 이중으로 하여, 부드러운 튀김옷과 육즙이 가득한 고기의 씹는 맛을 즐겨봅시다.

* 피카타: 고기를 얇게 썰어 후추와 소금으로 맛을 낸 다음, 밀가루와 계란 푼 것을 묻혀서 기름에 구워낸 이탈리아 요리.

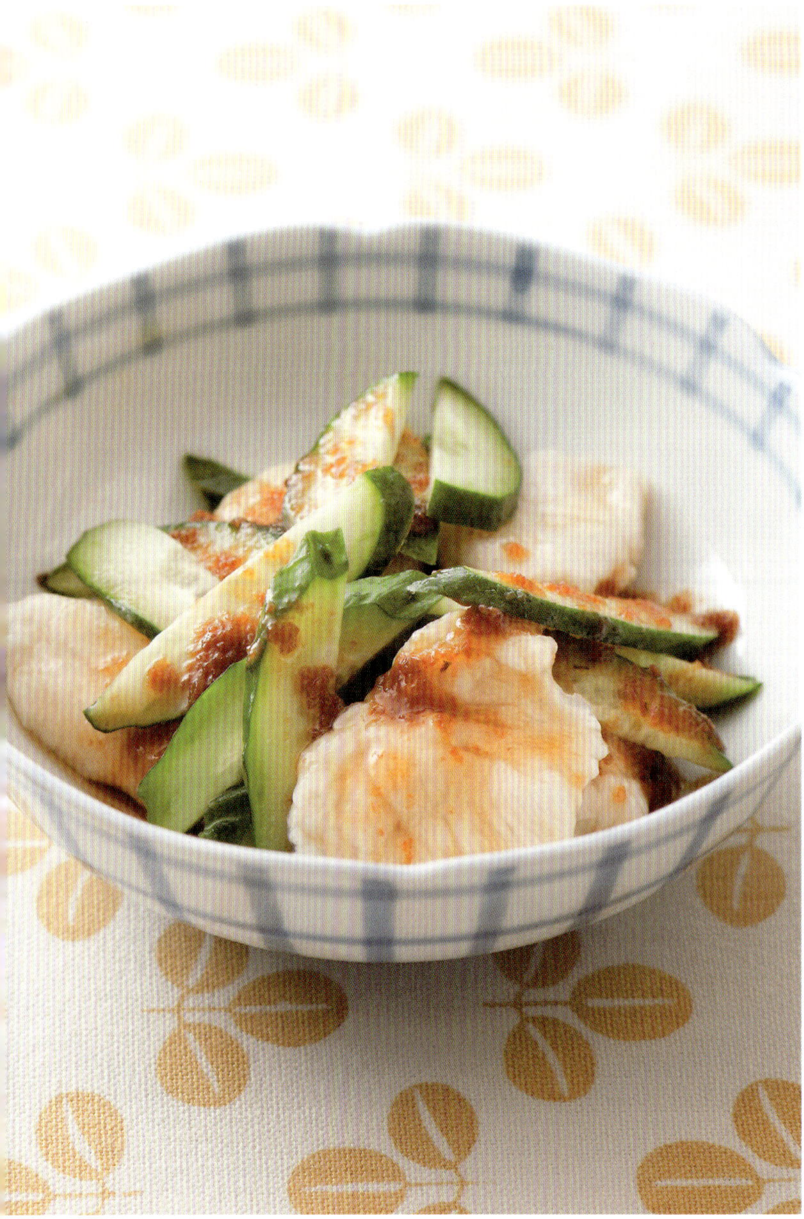

저민 닭가슴살과 오이매실무침

부드러운 닭가슴살을 매실의 새콤함으로 감싼 상큼한 고기요리.
식욕이 없을 때의 단백질 공급에 추천합니다.

재료 [2인분]

닭가슴살(힘줄 없이) ········ 2개(130g)
녹말가루 ··················· 2작은술
오이 ························· 1개

매실간장

- 말린 매실 ··············· 과육 1개분
- 미린 ······················ 1/2큰술
- 설탕·청주 ··············· 각 1작은술
- 간장 ······················ 1큰술

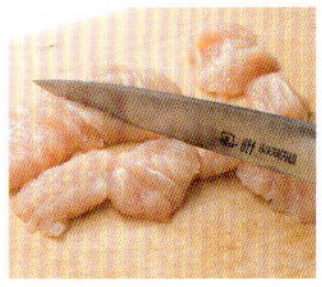

1 닭가슴살은 한 입 크기로 힘줄을 자르고, 칼등으로 가볍게 두들겨서 펴준다.

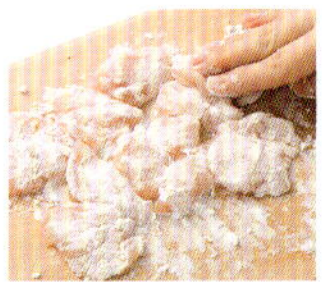

2 녹말가루를 뿌리고 손으로 가볍게 털어서 골고루 묻혀준다.

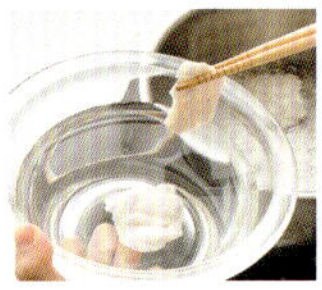

3 뜨거운 물을 가득 끓이고, **2**를 한 개씩 넣어서 물 위에 떠오르면 물에서 건져서, 바로 바구니에 넣고 물기를 빼준다.

4 오이는 반으로 잘라, 비스듬히 얇게 잘라준다.

5 말린 매실의 과육은 볼에 담고 숟가락의 둥근 부분으로 으깨고, 조미료와 청주를 넣어 닭가슴살과 오이를 버무려준다.

1인분 **104**kcal 염분 **1.7**g

추천 식재료 ▶▶

닭가슴살

모든 육류 중에서도 최고로 지방이 적다. 그만큼 양질의 단백질이 많고, 비타민 B군과 E, 마그네슘과 칼륨 등의 미네랄도 풍부. 불에 너무 익히면 딱딱해지므로, 신선한 것을 구해서, 살짝 불에 익혀서 먹는 것이 요령.

인도풍 닭가슴살 소테
(버터를 발라 살짝 지진 고기)

닭고기를 향신료로 간을 한 요구르트에 절여서 구운 탄두리치킨(인도의 대표적인 닭요리). 요구르트와 향신료의 작용으로 부드러워진 닭가슴살이 더욱이 부드러워지고, 순한 향의 카레가루 향기가 식욕을 돋울 것입니다.

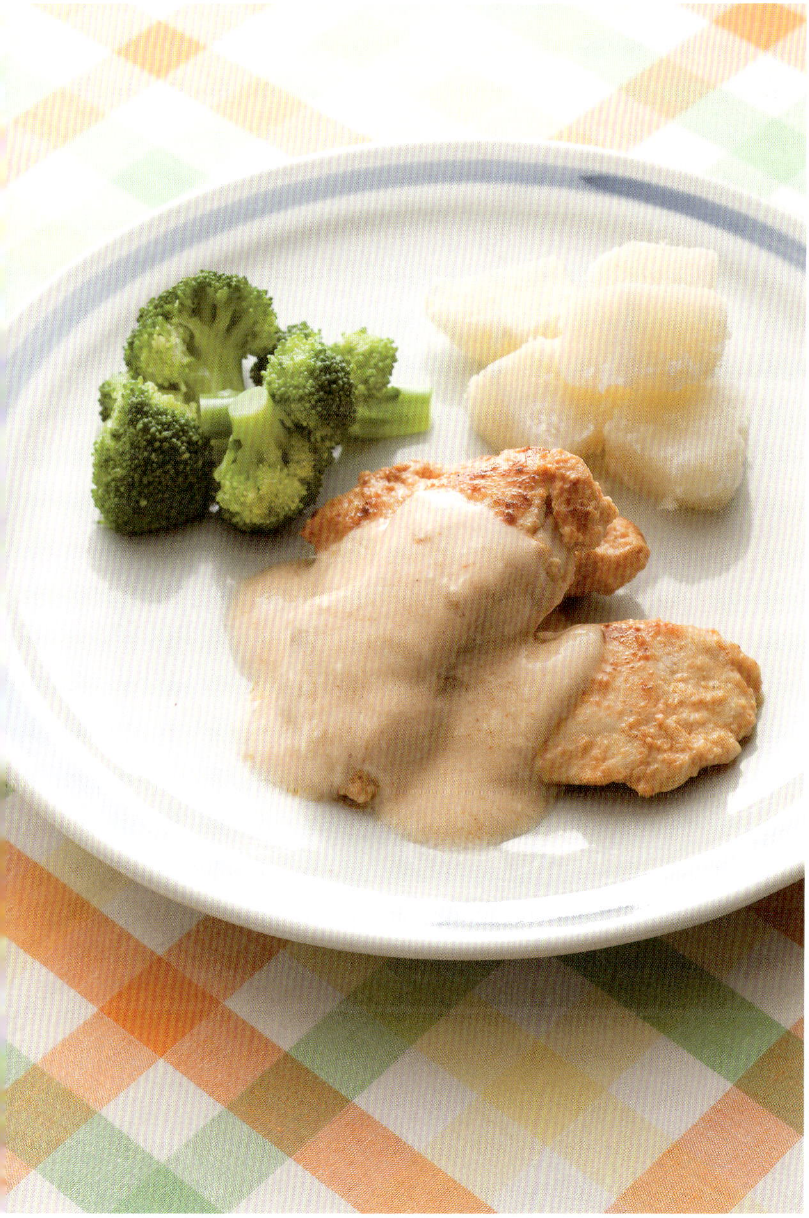

재료 [2인분]

닭가슴살(힘줄 없이) ········ 2개(130g)
소금 ········ 1/4작은술
후추 ········ 소량

절임 소스

- 플레인요거트 ········ 75g
- 카레가루 ········ 1/4작은술
- 토마토케첩 ········ 2작은술

기름 ········ 1작은술
감자 ········ 큰 것 1개
브로콜리 ········ 2개
소금 ········ 소량

1 닭가슴살은 반으로 잘라, 소금과 후추를 뿌려준다.

2 절임 소스의 재료를 넓적한 접시 등에 넣고 잘 섞어서, 닭가슴살에 발라 1시간 이상 둔다.

3 프라이팬에 기름을 붓고, **2**의 닭가슴살을 넣고 양면을 굽고, 그릇에 담는다.

4 빈 프라이팬에 절임 소스 전량을 넣고 살짝 데운 후, 닭가슴살에 뿌려준다.

5 곁들이는 감자는 한입 크기로 자르고 물에 넣고 데친다. 7분 정도 끓이다가 소금을 넣고 브로콜리도 넣고, 함께 데쳐내서, 물기를 없애고 **5**에 곁들여 준다.

1인분 **192**kcal 염분 **1.1**g

만들어두어도 OK

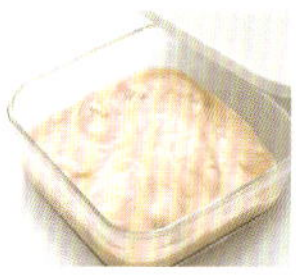

닭가슴살은 신선도가 떨어지기 쉽기 때문에, 나머지는 재워서 보존해 두는 것이 좋다. 요구르트절임소스에 재워서 둔다면, 냉장고에서 2일간 보관 가능하다. 시간이 지나도 맛은 별로 변하지 않는다.

찬찬식* 생연어포일구이

호카이도의 향토요리, 찬찬구이를 변형한 연어요리이지만, 숨은 주역은 양배추와 양파. 대량의 야채와 연어가 무리 없이 조화를 이루는 것은, 된장과 버터의 힘. 계란노른자도 섞어서, 감칠맛과 영양가를 높였습니다.

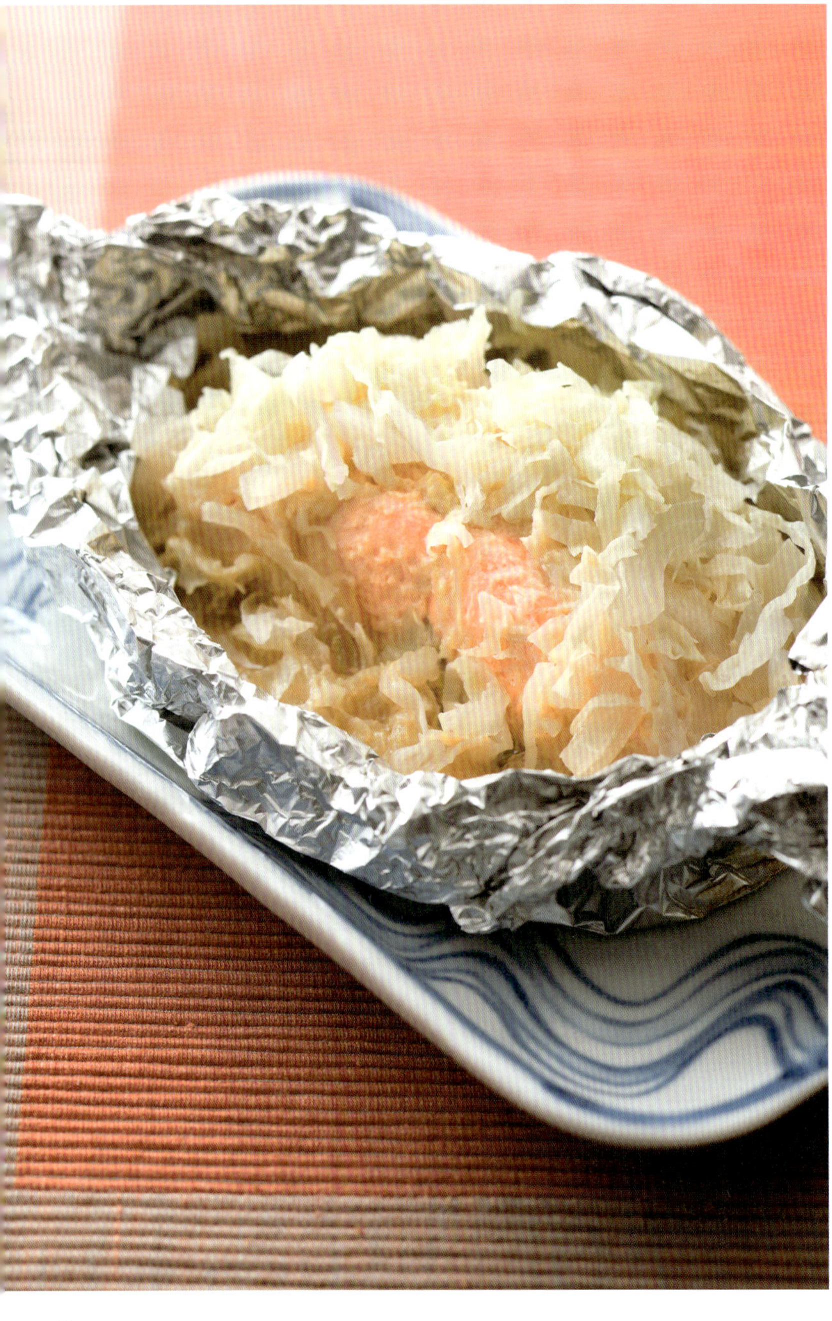

재료 [2인분]

- 소금에 절이지 않은 생연어 ······ 2토막(160g)
- 소금·후추 ······ 각 소량
- 양배추 ······ 2장(150g)
- 양파 ······ 1/2개(80g)
- **a**
  - 된장 ······ 2큰술
  - 미린 ······ 1½큰술
  - 청주 ······ 1작은술
  - 계란노른자 ······ 1개
- 버터 ······ 2작은술

1 연어는 소금과 후추를 뿌려준다.
2 양배추는 길게 자르고, 양파는 얇게 잘라준다.
3 **a**는 잘 섞어둔다.
4 15cm 정도의 크기로 알루미늄 포일 2장을 준비하고, 각각의 중앙에 연어를 두고, **a**를 바른다. 양파와 양배추를 얹고 버터를 두고, 알루미늄 포일로 감싸서 입구를 봉해준다.

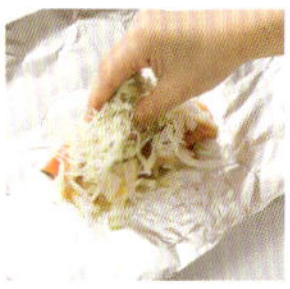

5 프라이팬에 올려놓고 물 1/2컵을 붓고, 불에 올려준다. 끓기 시작하면 불을 약하게 하고 뚜껑을 덮고 15분간 중탕한다.

※ 생연어 대신에 절인 연어를 사용할 때 밑간 소금은 생략한다.

1인분 258kcal 염분 3.0g

추천 식재료 ▸▸

생연어

수입품은 정어리같이 지방이 많고, 그만큼 단백질이 적지만, 국산품은 지방, 단백질이 풍부하다. 체세포의 생성에 빠뜨릴 수 없는 핵산이 많은데다가, 타우린, 비타민 D, 붉은 색소 등 생활습관병 예방에 역할을 하는 성분도 풍부.

* 찬찬야키ちゃんちゃん: 연어나 임연수어 등 생선의 내장을 제거한 후에 한 마리를 통째로 철판이나 핫플레이트에서 찜·구이로 하여 된장 등으로 맛을 내는 요리. 양배추나 버섯류 등 기호에 따라 선호하는 야채들을 추가하여 먹음.

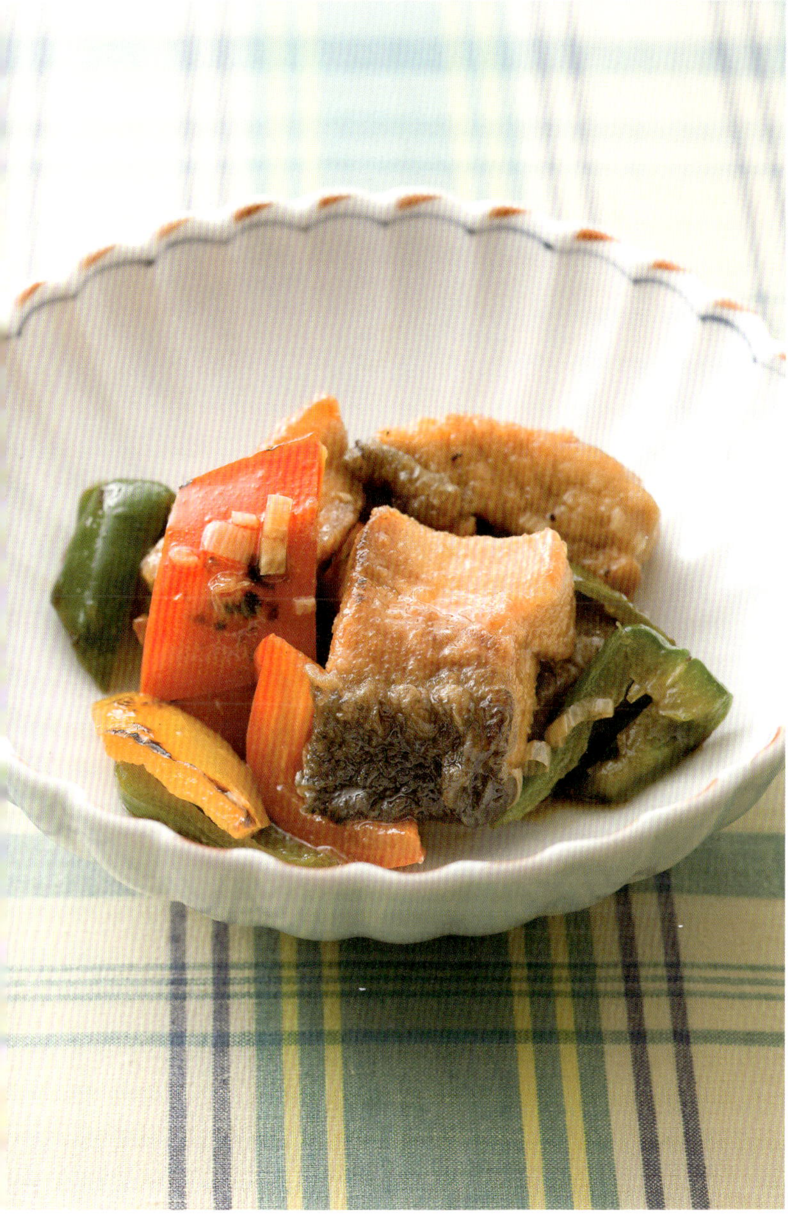

생연어와 파프리카의 구운 난반*

프라이팬에 구운 연어를 아마즈*에 절입니다. 튀겨서 절이는 것이 정석이지만, 무니에르*이기 때문에, 그만큼 기름기가 적고 위장에 부담을 주지 않습니다. 항산화비타민 만점인 파프리카도 듬뿍 넣어 부찬을 겸한 요리가 됩니다. 만들어두었다 먹어도 좋습니다.

재료 [2인분]

생연어 ······ 2토막(140g)
녹말가루 ······ 1큰술
파프리카(빨간 것, 노란 것) ······ 150g
피망 ······ 50g
참기름 ······ 1큰술

볶음용 식초

물·간장 ······ 각3큰술
식초·설탕 ······ 각 1큰술
다진 파(흰 부분) ······ 2큰술
빨간 고추 둥글게 썬 것 ······ 소량

1 연어는 뼈가 있으면 제거하고, 한 입 크기로 자르고, 녹말가루를 묻혀 준다.

2 파프리카와 피망은 각각 2~3cm 크기로 자른다.

3 볶음용 식초의 재료를 넓은 그릇에 넣는다.

4 프라이팬에 참기름을 가열하고 연어와 **2**를 넣고, 양면을 구워서 익은 순서대로 **3**의 식초에 절여서 맛이 어우러지게 한다.

1인분 **217**kcal 염분 **2.6**g

만들어두는 것 OK

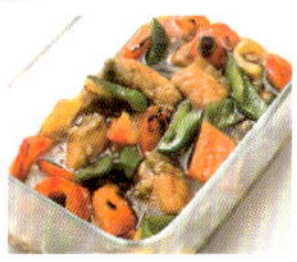

절인 후 15분이 지나면 먹을 수 있다. 냉장고에서 2~3일 보관 가능하므로, 생연어가 저렴한 날에는 만들어두는 것도 좋다.

* 난반南蛮: 파와 생선·닭고기 등을 함께 조린 요리.
* 아마즈甘酢: 미린, 설탕 등을 넣어 단 맛을 낸 식초.
* 무니에르ムニエル: 뫼니에르. 생선에 소금, 후추를 뿌리고 밀가루를 입혀서 버터로 구운 프랑스 요리.

흰살 생선의 일식야채소스조림

분명 담백한 맛일 텐데 기름투성이에, 살이 단단하고 먹기 힘들고, 흰살 생선은 품종에 따라서 육질이 많이 차이가 납니다. 이 요리는, 그 어느 것에도 어울리는 맛. 무를 주역으로 한 야채소스가 입에 딱 맞고 소화가 잘 되도록 도와줍니다.

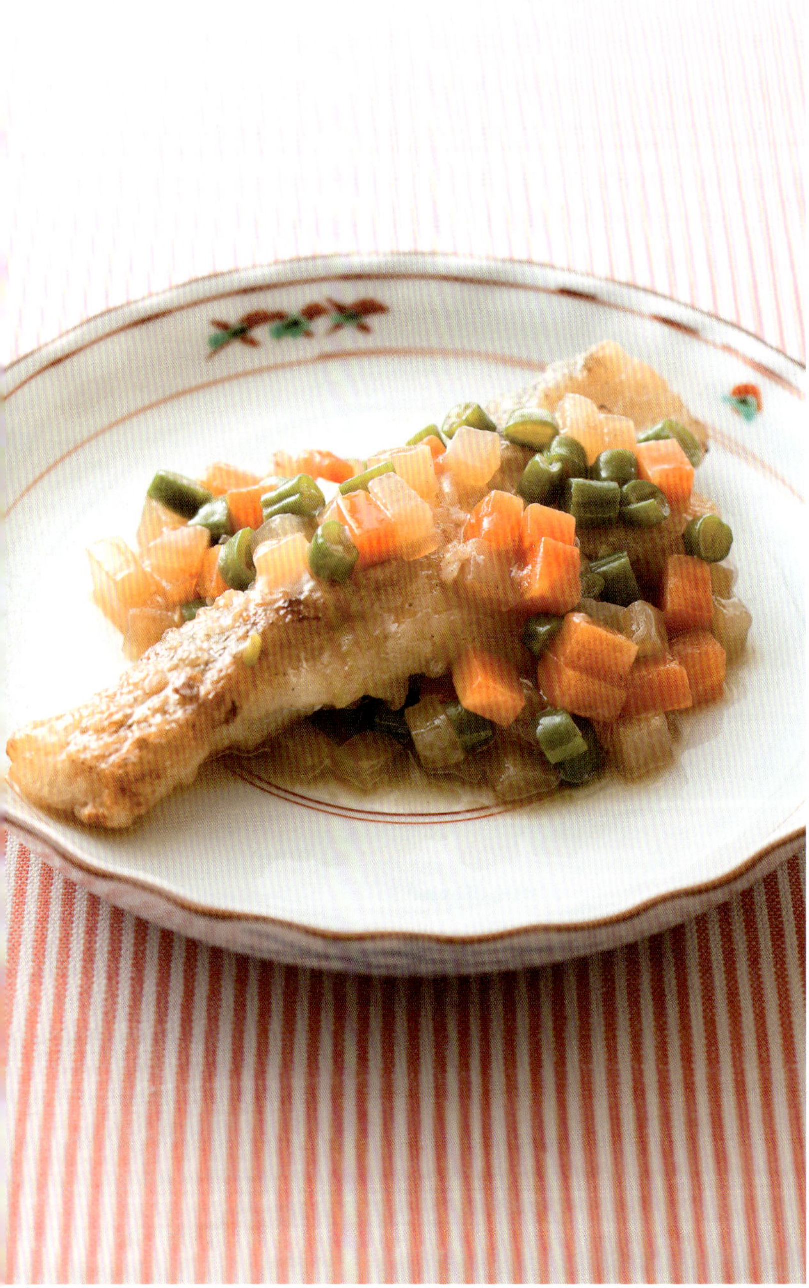

재료 [2인분]

- 흰살 생선(대구) ········ 2토막(140g)
- 청주 ········ 2작은술
- 소금 ········ 1/5작은술
- 녹말가루 ········ 적당량

기름 ········ 2작은술

야채소스

- 무·당근 ········ 각30g
- 깍지콩 ········ 20g
- 육수 ········ 3/4컵
- 멘쯔유(3배 희석) ········ 1큰술
- 식초 ········ 1작은술

1 흰살 생선은 소금과 청주를 넣고 잠시 두고, 물기를 닦고 녹말가루를 묻혀준다.

2 야채소스용 무, 당근은 각 1cm 폭으로 작은 크기로 잘라준다.

3 프라이팬에 기름을 가열하고 **1**을 넣고, 양면을 구워서 꺼낸다.

4 빈 프라이팬에 **2**를 넣어 익히고, 육수를 넣고 부드러워질 때까지 끓이다가, 멘쯔유와 식초로 조미하고, 한 번 끓여낸다.

5 살 생선을 다시 넣고, 데워주면서 맛이 어우러지게 한다. 생선을 그릇에 놓고, 야채소스를 부어준다.

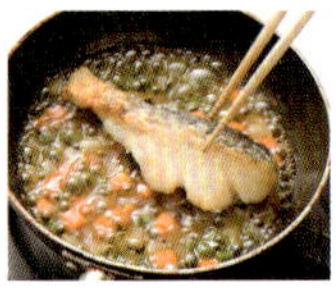

1인분 91kcal 염분 1.4g

추천 식재료 ▶▶

흰살 생선

저지방고단백질이라는 흰살 생선의 이미지대로인 것은, 사진의 대구, 천연 참돔, 넙치, 북해산 큰 넙치 등. 메로, 게르치, 카라스가레이(가자미 종류), 은대구 등은 지방이 많고, 그만큼 단백질은 적다. 하지만 육질은 지방이 많은 쪽이 부드럽고, 목 넘김이 부드럽다.

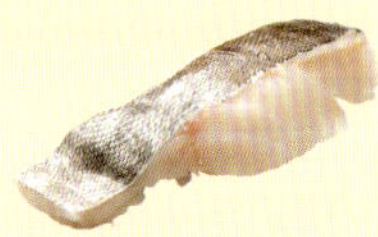

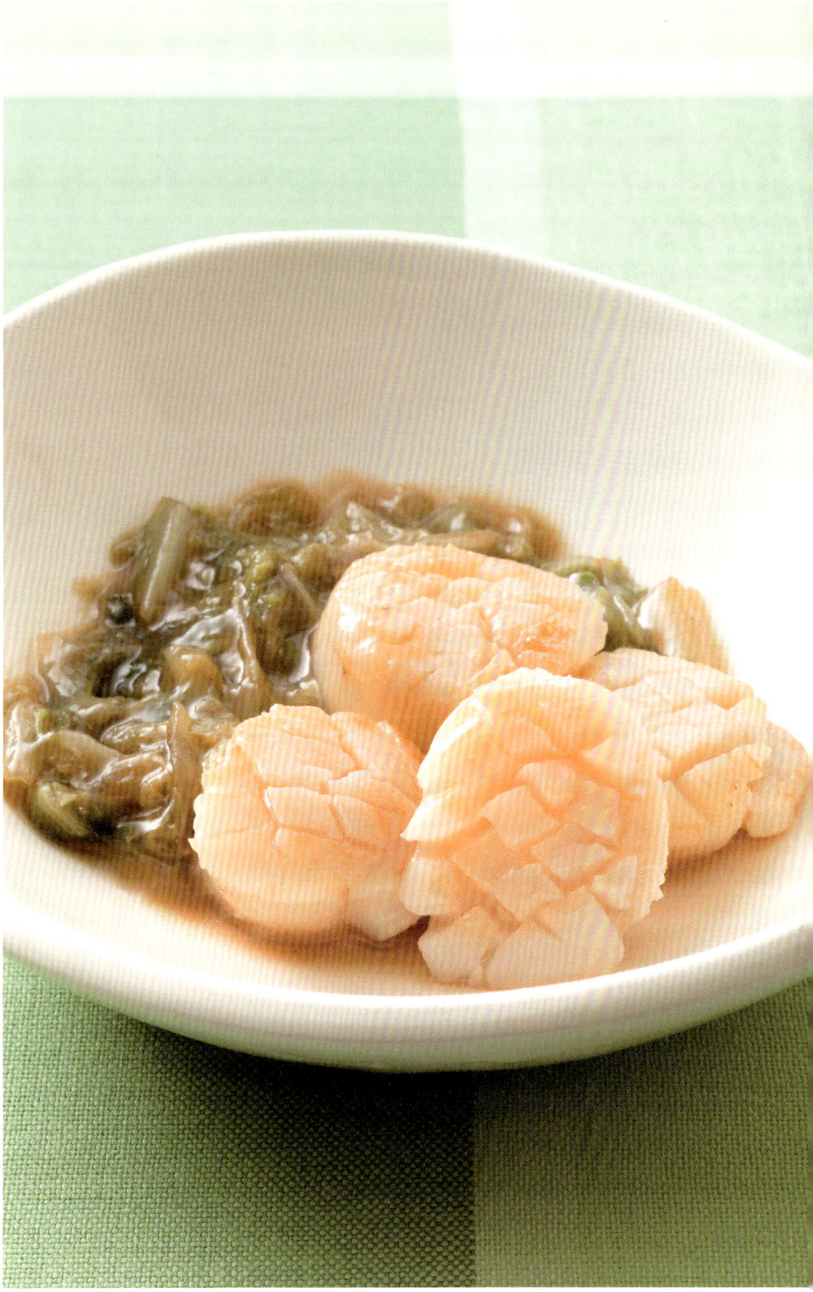

중국풍 가리비 관자배추조림

조금 사치스런 요리입니다. 가리비 관자는 불에 너무 익히지 않도록, 큰 채로 칼집만 넣어서 굽습니다. 가리비 관자의 담백한 맛의 악센트를 더하는 것은, 푹 익힌 배추에 휘감긴 우스타소스입니다. 배추고물을 버무려, 잘 씹어서 먹습니다.

재료 [2인분]

가리비 관자		8개(160g)
배춧잎		6장(250g)
참기름		1큰술
청주		1큰술
a	파우더치킨스톡	1작은술
	물	1컵
우스타소스		1큰술
소금·후추		각 소량
b	녹말가루	1작은술
	물	2작은술

1 가리비 관자는 비스듬한 격자 모양으로 칼집을 넣어준다.
2 배추는 1~2cm 두께로 자른다.
3 프라이팬에 기름 1/2큰술을 넣고 약불로 두고, 가리비 관자의 양면을 살짝 익혀서, 청주를 붓고 알코올 성분이 날아가게 두고, 우선 꺼낸다.
4 빈 프라이팬에 남은 기름을 넣고, 배추를 살짝 익히고 **a**를 넣고 끓이다가, 배추가 부드러워지면 가리비 관자를 다시 넣어준다.

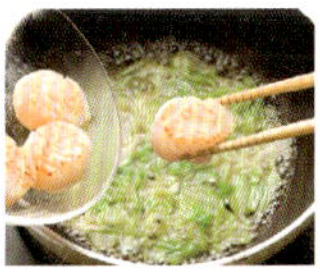

5 우스타소스와 소금, 후추로 조미하고, 한 번 끓기 시작하면 **b**를 붓고 점성을 높인다.
※ 배추 외에 양배추, 청경채, 무청 등도 좋다.

1인분 **208**kcal　염분 **2.3**g

추천 식재료 ▶▶

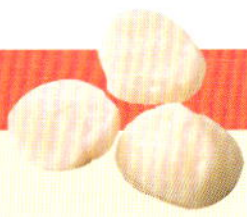

가리비 관자

흰살 생선 외에 저지방 고단백질, 속은 부드럽고 냄새가 없으며, 게다가 손질 없이 손쉽게 사용할 수 있는 편리한 식재료이다. 불에 너무 익히면 딱딱해지므로, 신선한 것을 살짝 가열하여 먹으면 좋다.

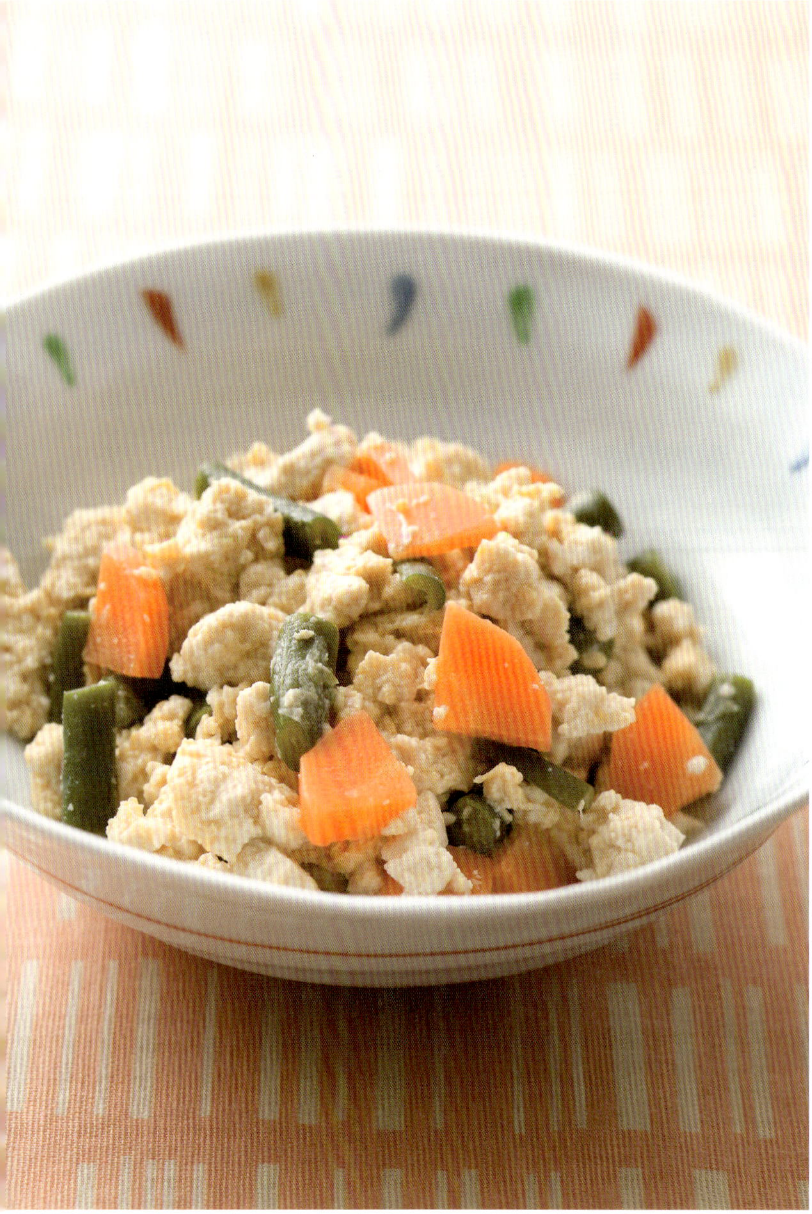

야채를 듬뿍 넣은 으깬 두부조림

두부의 양을 줄이고, 동물성 식품과 야채를 더한 요리입니다.
번거로워 보이지만, 야채의 종류를 줄인다면, 매우 손쉽습니다.
익히지 않은 야채와 두부를 끓여서 계란으로 버무린다면,
입에 딱 맞는 부드러운 완성품이 됩니다.

재료 [2인분]

두부	200g
당근	30g
깍지콩	6개
육수	3/4컵
멘쯔유(3배 희석)	4작은술
계란	1개

1 두부는 페이퍼타월로 감싸서 잠시 두고, 물기를 제거한다.

2 당근은 얇게 은행잎 모양으로 썬다. 콩깍지는 1~2cm 길이로 자른다.

3 냄비에 **2**와 육수를 넣고 끓이고, 야채가 익기 시작하면 두부를 손으로 잘게 찢어서 넣는다.

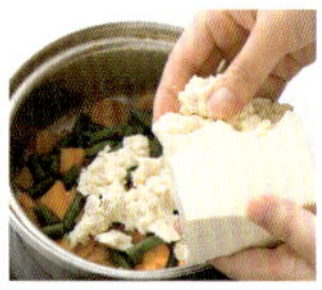

4 멘쯔유로 조미하고, 두부에 맛이 밸 때까지 끓이고, 계란을 깨서 저어서 넣고, 크게 저은 후 불을 끈다.

1인분 **131**kcal 염분 **1.2**g

추천 식재료

두부

두부는 양질의 단백질을 함유하고, 칼슘과 철분 등이 많다. 하지만, 90% 가까이 수분이므로, 같은 100g에도, 고기와 생선의 반 정도의 단백질밖에 없다. 많이 못 먹는 시기에는, 수분을 빼고 양을 반으로 줄이거나, 고기와 생선을 더해서 영양분을 높이는 것이 필요하다.

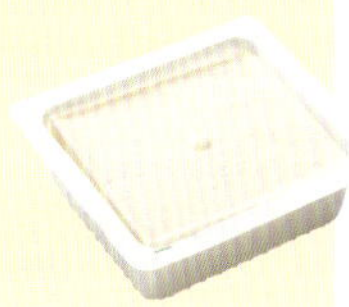

포크빈즈*

일식 고모쿠마메*보다 이 양식 콩조림을 추천하는 것은, 맛, 영양과 함께 균형이 좋은 조합이기 때문입니다. 동물성 단백질과 비타민 B1이 풍부한 돼지고기, 그 비타민의 효력을 높이는 마늘, 맛 성분과 항산화 성분을 담은 양파와 토마토. 마카로니와 빵을 곁들인다면 1끼 식사의 영양이 담기게 됩니다.

* 포크빈즈 ポークビーンズ: pork and beans. 돼지고기와 강낭콩에 토마토를 넣어 푹 끓인 요리.
* 고모쿠마메: 대두를 비롯, 당근, 우엉, 곤약, 버섯 등의 재료를 다시물과 간장양념에 졸여낸 반찬류.

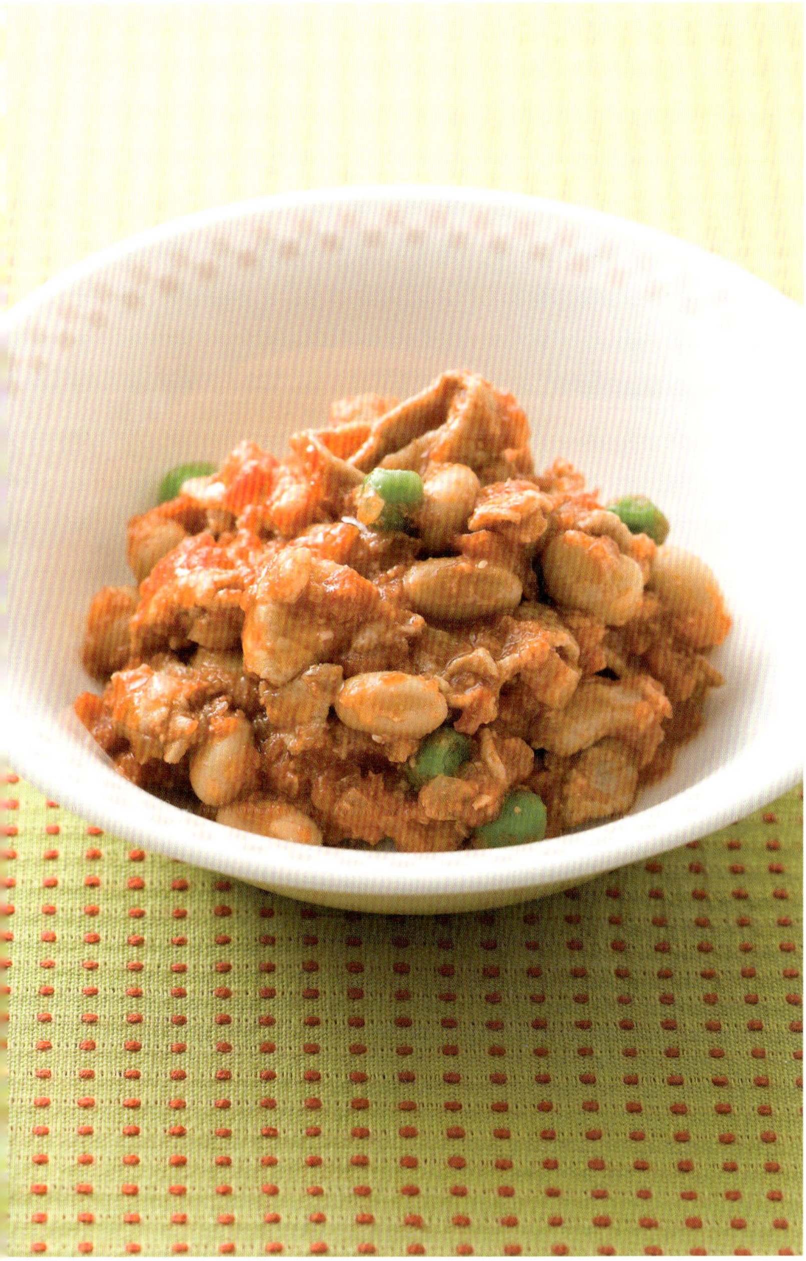

재료 [2인분×2회분]

- 삶은 대두 ········ 130g
- 얇게 썬 돼지엉덩이살 ········ 100g
- 양파 ········ 1/2개(100g)
- 마늘 ········ 소량
- 기름 ········ 1작은술
- 익힌 토마토 통조림(자른 것) ········ 1큰 캔(400g)
- 소금·후추 ········ 각 소량
- 치즈가루 ········ 1작은술
- 토마토케첩 ········ 1작은술
- 익힌 완두콩 통조림 ········ 5g

1 돼지고기는 1cm 두께로 자른다. 양파와 마늘은 잘게 자른다.

2 냄비에 기름과 마늘을 넣고 익히다가, 향이 나기 시작하면 양파를 넣고 익히고, 숨이 죽으면 돼지고기를 넣고 익혀준다.

3 돼지고기의 색이 변하면 토마토 캔의 국물까지 넣고, 대두도 넣어준다. 한 번 끓기 시작하면 불을 약하게 줄이고 10분간 삶는다.

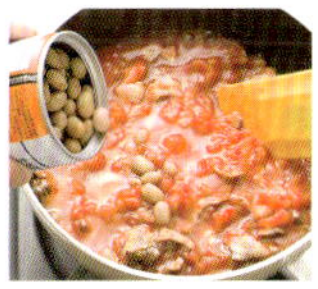

4 맛을 봐서 소금과 후추, 치즈, 케첩으로 조미한다.

5 완두콩은 겉껍질을 벗기고, 불을 끄기 직전에 뿌려준다.

※ 취향대로 파마산치즈를 뿌려도 된다.

1인분 **149**kcal 염분 **0.9**g

만들어두는 것 OK

냉장고에서 3~4일간 보관 가능하다. 냉동보관도 가능하다.

추천 식재료 ▶▶

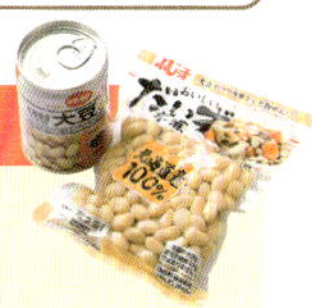

삶은 대두

대두는 밭의 고기라고 불릴 정도로, 동물성식품 못지않은 영양의 보물창고. 지금까지, 삶은 콩은 소화흡수율이 낮다고 했지만, 최근 연구에서는 90% 이상, 가공품과 동등한 정도. 삶은 것이 일반적이지만, 끓인 통조림도 있다.

중국풍 깍지콩과 다진고기조림

깍지콩은 요리의 구색을 맞추기 위한 주변 역할이었지만,
중국요리에서는 자주 다진 고기와 함께 익혀 먹습니다.
거기서, 향신료를 빼고, 수프를 늘려서 부드럽게 삶고,
녹말가루로 점성을 더합니다. 부드러운 맛으로,
단백질도 보급하고, 만들어두는 것도 편리한 요리입니다.

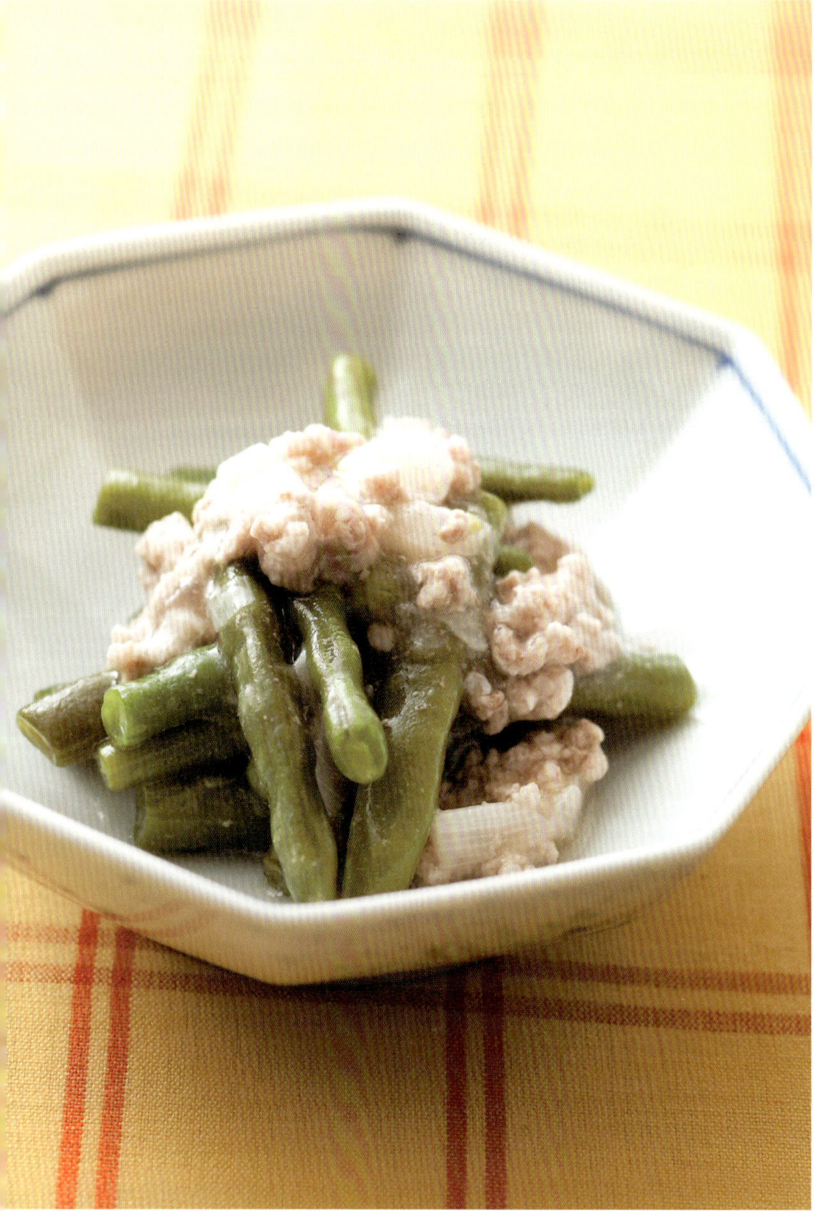

재료 [2인분]

깍지콩	100g
다진 돼지고기	50g
파	20g
기름	1작은술
a 물	2/3컵
a 파우더치킨스톡	1/2작은술
간장·청주	각 1작은술
b 녹말가루	1/2작은술
b 물	1작은술
참기름	1작은술

1 깍지콩은 길이를 반으로 자른다. 파는 비스듬하게 얇게 잘라놓는다.

2 냄비에 기름을 넣고 가열하고 다진 고기를 넣고 흩어질 때까지 익히고, **1**을 더해서 익혀준다.

3 **a**를 넣고 5~6분, 완두콩이 부드러워질 때까지 익히고, 맛을 보고 간장으로 조미한다.

4 한 번 끓기 시작하면 **b**를 넣고 점성을 더해, 마지막에 참기름을 넣어준다.

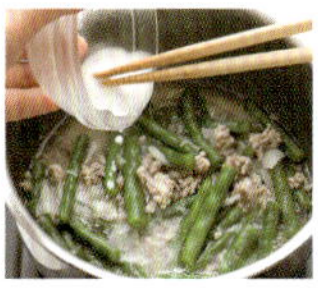

1인분 **113**kcal 염분 **0.8**g

만들어두는 것 OK

냉장고에서 2일 보관 가능하다.

추천 식재료 ▶▶

깍지콩

베타카로틴이 토마토보다 많은 녹황색채소이다. 콩과의 특징으로 비타민 B군도 많고, 칼슘과 마그네슘도 풍부하다. 껍질도 섬유도 부드러워 빨리 익고, 떫은맛도 없으므로, 손쉽게 조리할 수 있다.

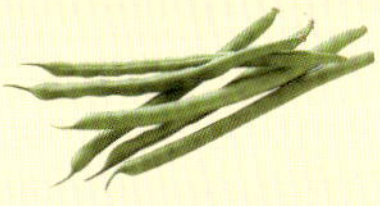

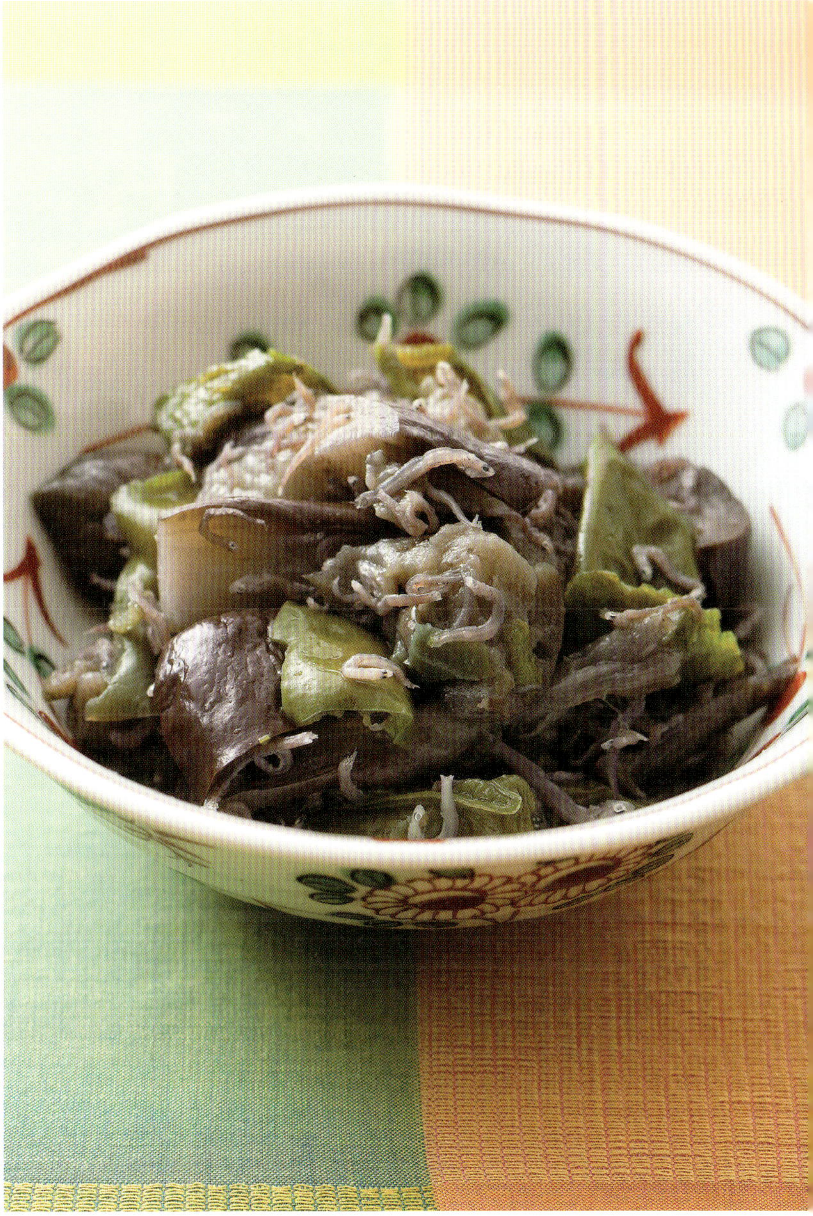

피망가지뱅어포볶음

피망도 가지도 뱅어포도 궁합이 좋고, 바싹 익을 때까지 볶으면 야채가 갖고 있는 은은한 단맛이 빠져나옵니다. 만들어두는 것보다, 식혀서 맛이 잘 스며든 것이 맛있습니다. 여름에 만들어두는 밑반찬으로 제격입니다.

재료 [2인분]

피망	3개(90g)
가지	큰 것 2개(210g)
뱅어포	3큰술
육수	1컵
청주	1큰술
간장	1/2큰술

1 피망은 꼭지와 씨를 제거하고, 가로세로 4등분한다. 가지는 반으로 자르고 2cm 두께로 자르고, 물로 씻는다.

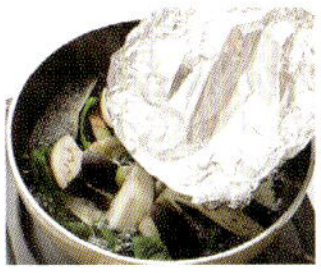

2 냄비에 육수와 뱅어포를 넣고 한 번 끓인 뒤, 가지는 물기를 짝 빼서 넣고, 피망을 넣는다. 알루미늄 포일 등으로 뚜껑 대신 덮고, 천천히 끓여서 불기운으로 끓인다.

3 가지가 익기 시작하면 청주와 간장을 넣고, 더욱 맛이 배도록 끓인다.

1인분 **54**cal 염분 **1.2**g

MEMO

피망 씨는, 씹지 않고 삼키면 목이 멜 염려가 있다. 반드시, 깨끗이 없애 두도록 한다.

만들어두는것도 OK

냉장고에서 2~3일간 보관 가능하다. 여름에는 차게 먹으면 더위를 식힐 수 있다.

추천 식재료 ▶▶

피망

비타민 C와 E, 베타카로틴이 비교적 많고, 항산화 비타민이 3가지나 모여서 많으므로 매력이 있다. 껍질이 얇고, 과육도 싱싱하고, 불에 익히면 부드럽지만, 식물성 식이섬유는 푸른 야채만큼이나 많다.

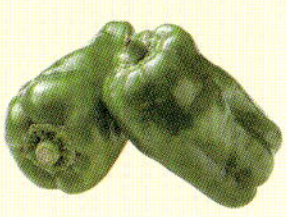

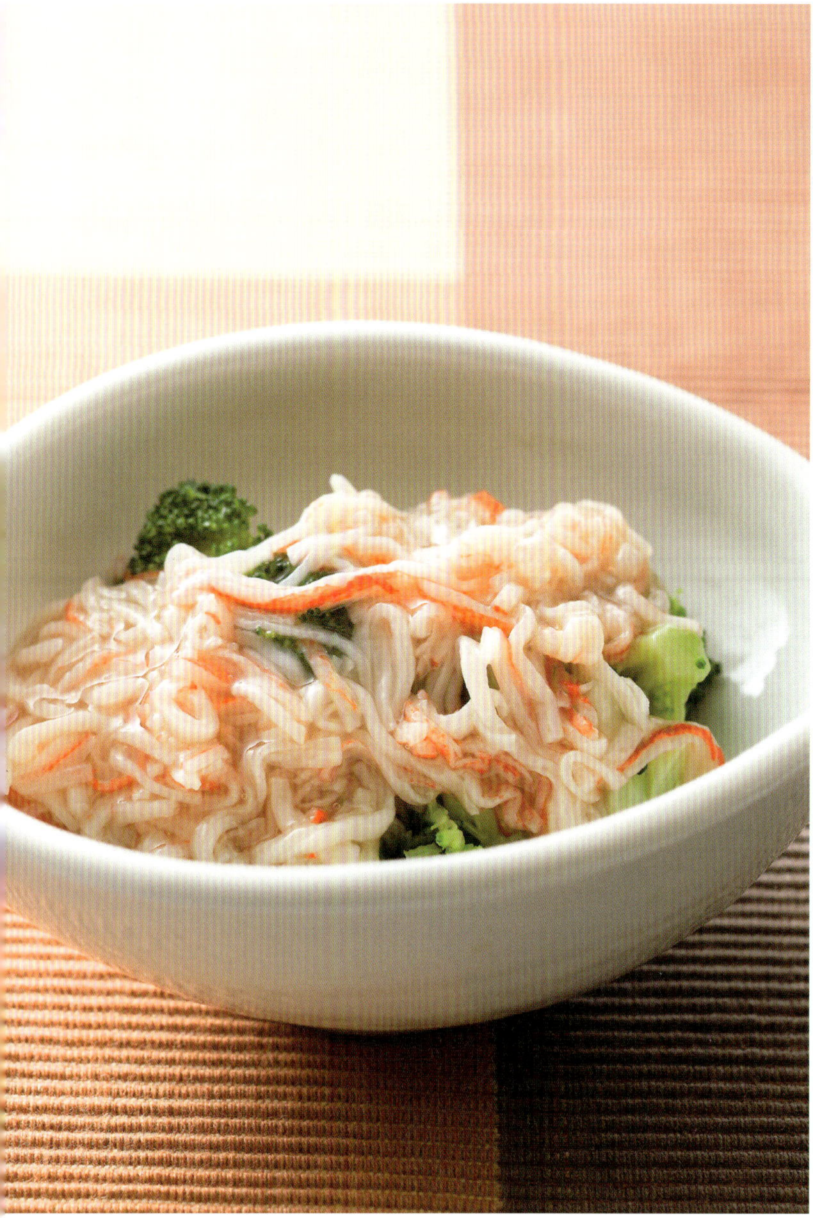

재료 [2인분]

- 브로콜리 ······ 160g
- 게맛살 ······ 4개(72g)
- 물 ······ 1/2컵
- 파우더치킨스톡 ······ 1작은술
- 청주 ······ 1작은술
- a ┌ 녹말가루 ······ 1~2작은술
- └ 물 ······ 2~4작은술
- 참기름 ······ 1/2작은술

1 브로콜리는 작게 나눠서 부드럽게 데치고, 물기를 빼 그릇에 담는다.
2 게맛살은 작게 잘라서 풀어준다.
3 냄비에 물과 닭 육수를 넣고 끓이다가, 게맛살을 넣는다.
4 한 번 더 끓기 시작하면 청주를 넣고, **a**를 풀어 넣어 점성을 더하고, 참기름을 뿌린다.

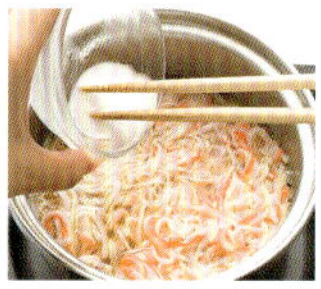

5 브로콜리에 **4**의 게맛살 고명을 올린다.

1인분 **76**kcal 염분 **1.5**g

MEMO

게맛살 대신에 진짜 게를 사용하면 더욱 맛이 좋다. 게맛살도, 삶은 게살도, 게 통조림도 염분이 있기 때문에, 소금을 더하지 않아도 된다.

걸쭉한 게맛살을 얹은 브로콜리

브로콜리는 줄기도 없이, 부드럽게 데치면 입맛에 맞는 좋은 야채이지만, 부스러지는 식감을 싫어하는 사람도 있습니다. 그런 사람에게는, 걸쭉한 고명을 얹은 요리를 추천합니다. 게살을 사용한다면, 양을 듬뿍 고명도 간단합니다.

추천 식재료 ▶▶

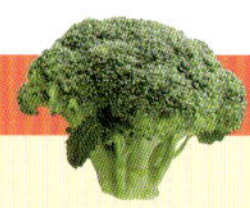

브로콜리

베타카로틴이 피망의 2배, 비타민 C는 딸기의 2배, 비타민 E도 야채로서는 제법 많고, 항산화 비타민 3종류가 모여있다. 추운 계절이 본래 계절 식품. 여름에는 영양가가 떨어지므로, 냉동식품(75쪽 참조)을 추천한다.

양배추와 다진고기 토마토조림

다진 고기의 맛이 배인 황홀한 양배추 롤의 맛을 마는 수고 없이 즐길 수 있습니다. 재료를 냄비에 쌓는 것만으로 충분합니다. 요리 초보자라고 할지라도 가볍게 만들 수 있습니다.

재료 [2인분]

다진 돼지고기 ··· 100g
양배추 ··· 1/8개(180g)
양파 ··· 1개(120g)
당근 ··· 1개(90g)
물 ··· 1컵
고형치킨스톡 ··· 1/2개
익힌 토마토 통조림(자른 것) ··· 1/2캔(200g)
소금·후추 ··· 각 소량

1 양배추는 조금 크다 싶게 자른다. 양파는 길게 4등분으로 나누고, 당근은 5~6cm 길이로 길게 자른다.

2 냄비에 **1**을 번갈아 쌓듯이 넣고, 다진 고기를 올린다. 물을 버리고, 육수를 부숴서 뿌려준다.

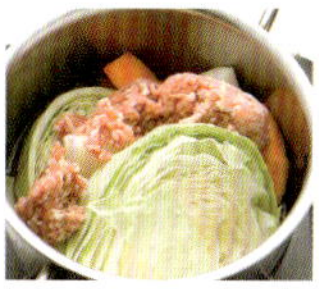

3 약불에서 끓이다가 끓기 시작하면 불을 작게 줄이고 뚜껑을 덮고, 10~15분간 삶는다.

4 야채가 익기 시작하면 토마토를 육수까지 더해 넣고, 10~15분 더, 양배추가 흐물흐물해질 때까지 삶다가, 소금과 후추로 조미한다.

1인분 **192**kcal 염분 **1.5**g

MEMO

야채는 큰 상태로 삶는 것이 맛 성분을 함유한 수분이 도망가지 않으므로 맛있다. 급할 경우에는 한 입 크기로 잘라서 담백하게 삶아서, 맛 성분이 빠져나온 육수를 먹으면 좋다.

만들어두면 OK

1일에 1회 따뜻하게, 서늘한 계절에는 실온에 3일은 보관 가능하다.

추천 식재료

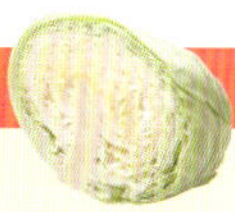

양배추

비타민 C가 푸른 채소에 비해 풍부하고, 카로틴도 비교적 많다. 소화성 궤양을 치유하거나, 면역기능을 높이는 등, 많은 기능성 성분이 보고되고 있다. 해도 가깝고, 악취도 떫은맛도 없고 용도가 넓기 때문에, 상비 야채로도 최적이다.

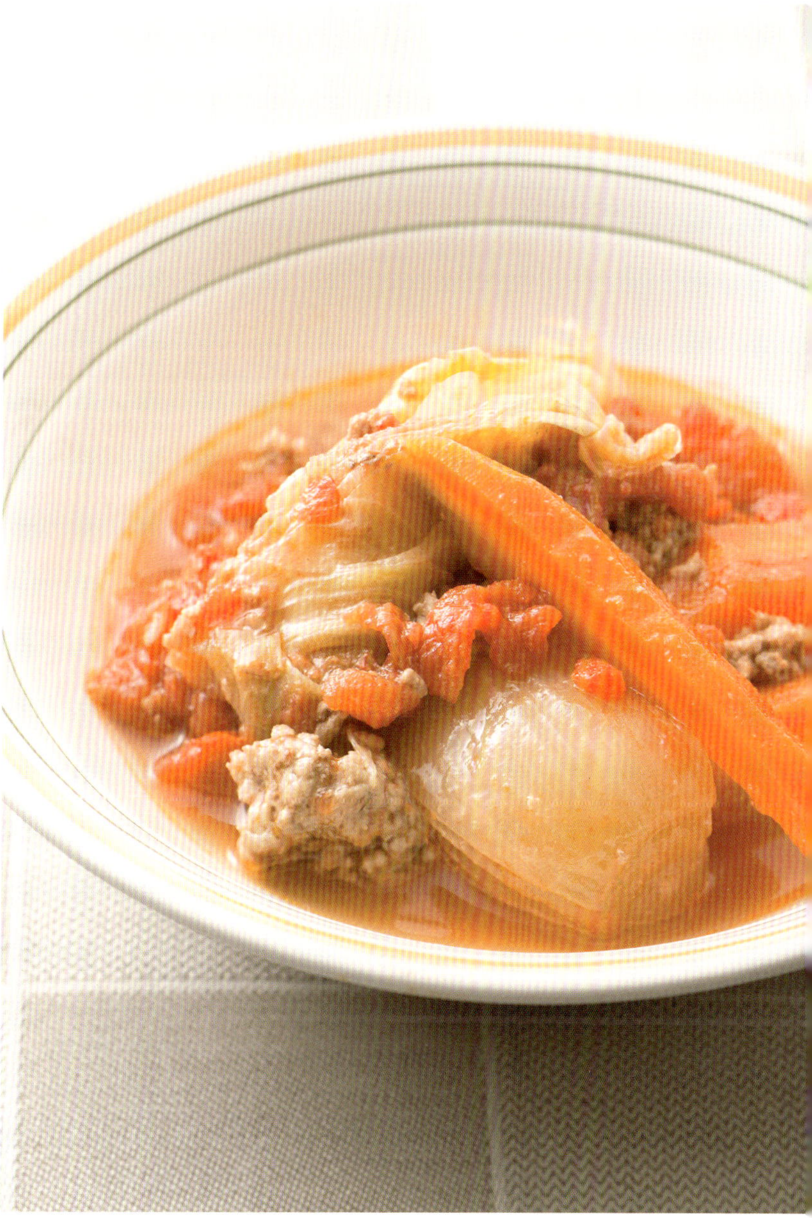

시금치와 가리비 관자 크림소스조림

푸른 야채를 싫어하는 사람에게도 환영받을 수 있는 크림소스조림이다. 크림소스의 순한 맛이 풀냄새를 커버하고, 점성이 목 넘김을 도와줍니다. 화이트소스캔과 밑작업이 필요 없는 가리비 관자를 사용하면 손쉽게 할 수 있습니다.

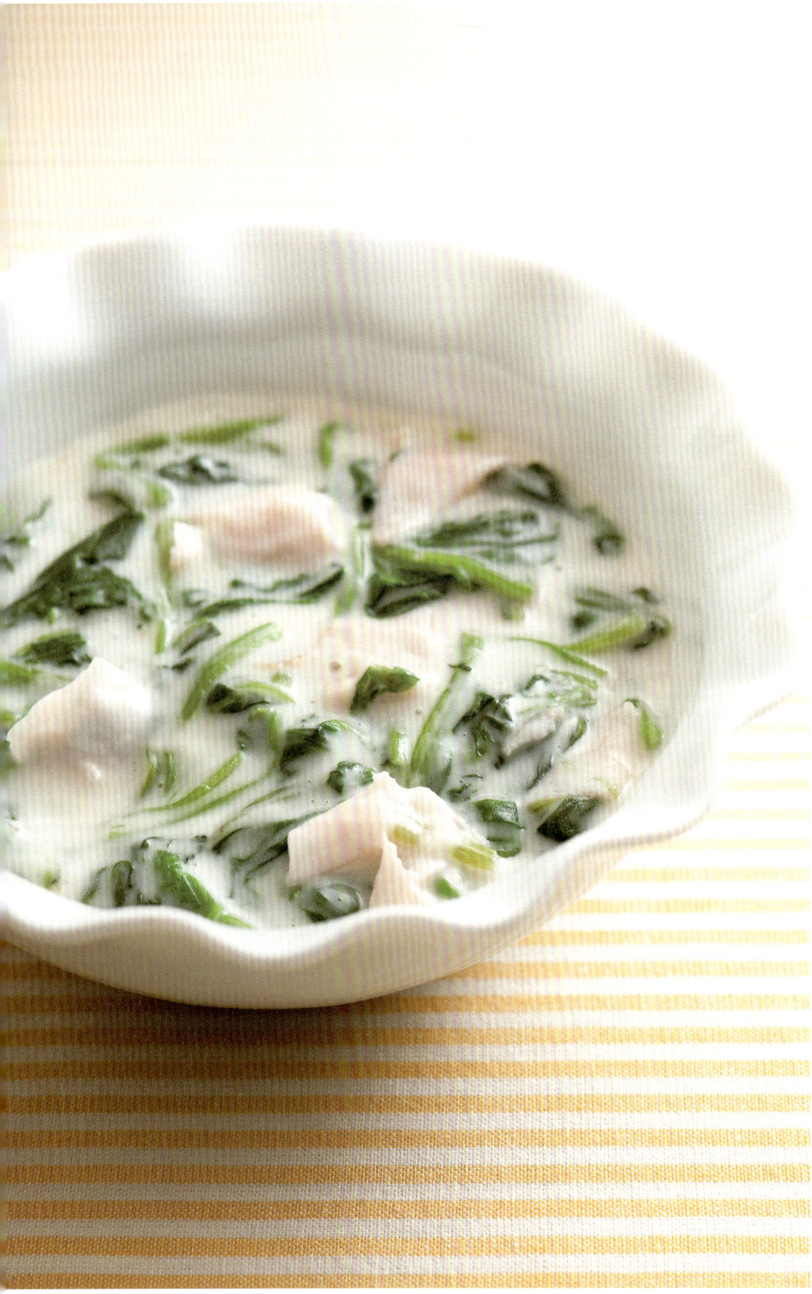

재료 [2인분]

- 시금치 ··· 100g
- 가리비 관자 ··· 작은 것 6개(100g)
- 버터 ··· 작은술2½
- 크림소스캔(66쪽 참조) ··· 1/2캔(145g)
- 우유 ··· 90ml
- 화이트 와인 ··· 1큰술
- 파마산치즈 ··· 1큰술

1 시금치는 끓는 물에 데쳐서 물기를 빼고, 3cm 길이로 자른다. 가리비 관자는 세로로 2~4등분 한다.

2 냄비에 버터를 녹이고 가리비 관자를 익히다가, 색이 변하면 시금치를 넣고 익혀준다.

3 크림소스와 우유를 넣고 부드럽게 섞어주면서 끓이다가, 점성이 생기면 화이트 와인과 치즈를 넣는다.

1인분 222kcal 염분 1.1g

MEMO

가리비 관자는 캔을 사용해도 좋다. 그 경우에는 맛의 엑기스가 나온 캔 육수도 3에 더 넣어서 남김없이 사용한다.

추천 식재료 ▸▸

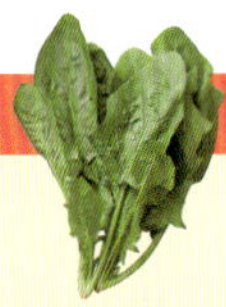

시금치

항산화 비타민을 시작으로, 철반과 칼륨, 엽록소도 풍부하다. 일 년 내내 출하되지만, 본래에는 늦가을부터 겨울에 수확한 것이 최고 영양가가 풍부하다. 떫은맛을 함유한 옥살산을 제거하기 위해서, 데쳐서 물에 헹구는 밑작업이 필수이다. 물기를 확실히 제거해 두면 냉장고에서 3일간 보관 가능하다.

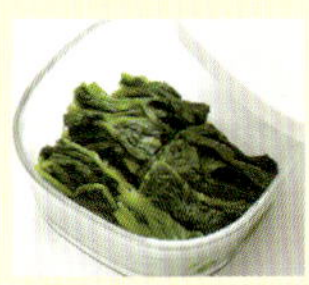

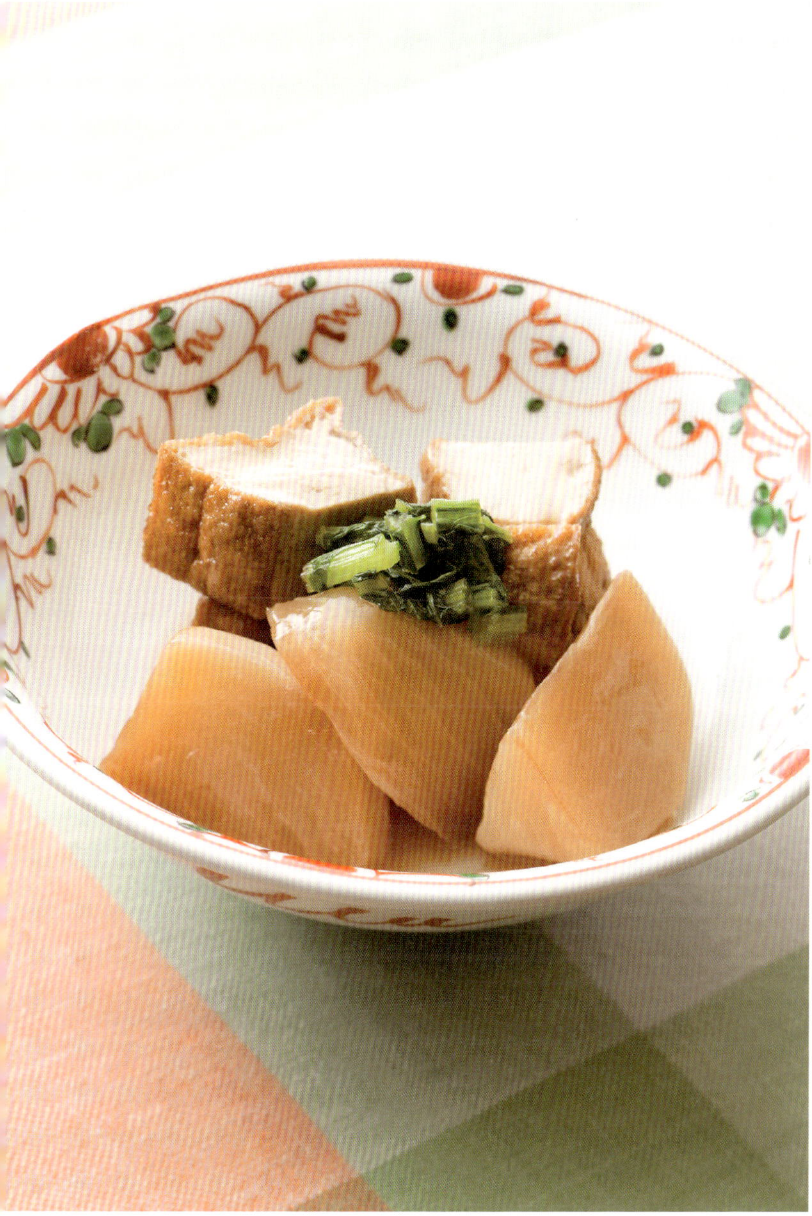

무와 튀긴 두부조림

순무는 삶으면 육질이 끈적끈적하고
부드러워지면서, 독특한 은은한 단맛이 식욕을
돋웁니다. 무엇보다 빨리 익는 것도 좋다.
뿌리보다 영양가도 높은 잎도 반드시 이용합시다.

재료 [2인분]

순무 ······ 큰 것 2개(180g)
무청 ······ 2개분(40g)
두껍게 썰어 기름에 튀긴 두부 ······ 큰 것 1개(100g)
육수 ······ 1/2컵
미린 ······ 2작은술
간장 ······ 2작은술

1 순무는 1개당 약 6등분으로 자르고, 껍질을 벗긴다.
2 무청은 끓는 물에 살짝 데치고, 물기를 제거하고, 2~3cm 길이로 자른다.
3 두부는 뜨거운 물을 뿌려 기름기를 제거하고, 길게 반으로 자르고, 가로로 1.5cm 두께로 자른다.
4 냄비에 육수, 미린, 간장을 넣고 끓이다가, 순무와 두부를 넣는다. 한 번 끓기 시작하면 불을 약하게 줄이고 알루미늄 포일을 뚜껑으로 덮고, 무가 부드러워질 때까지 삶는다.
5 마지막에 무청을 넣고 살짝 끓여 맛이 배게 한다.

1인분 **111**kcal 염분 **0.9**g

MEMO

기름에 튀긴 두부의 껍질은 잘 씹지 않으면, 목이 메는 경우가 있다. 염려가 되는 경우에는 두부나 유바를 사용하면 좋다.

만들어두는것도 OK

냉장고에서 2일간 보관 가능하다. 데우는 것은 육즙이 증발하지 않게 전자레인지를 이용한다.

추천 식재료

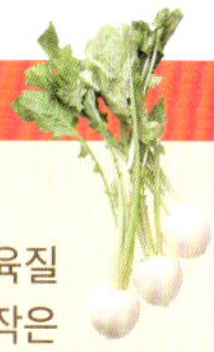

순무

절임용의 지방품종은 육질이 딱딱하지만, 사지의 작은 무청은 껍질이 얇고, 육질이 부드럽다. 영양가는 높지 않지만, 소화효소가 풍부하다. 잎은 소송채에 지지 않을 정도로 비타민과 미네랄의 보물창고이다. 상하기 쉽기 때문에 빨리 뿌리부터 잘라서, 데쳐서 보관한다.

무소고기조림

무는 의외로 불에 익히기 힘듭니다. 천천히 맛이 스며든 싱싱한 맛을 단시간에 내고 싶은 경우 추천하는 것은, 마구 써는 것입니다. 소고기와 함께 조린다면, 감칠맛이 만점입니다. 밥맛이 나는 맛입니다.

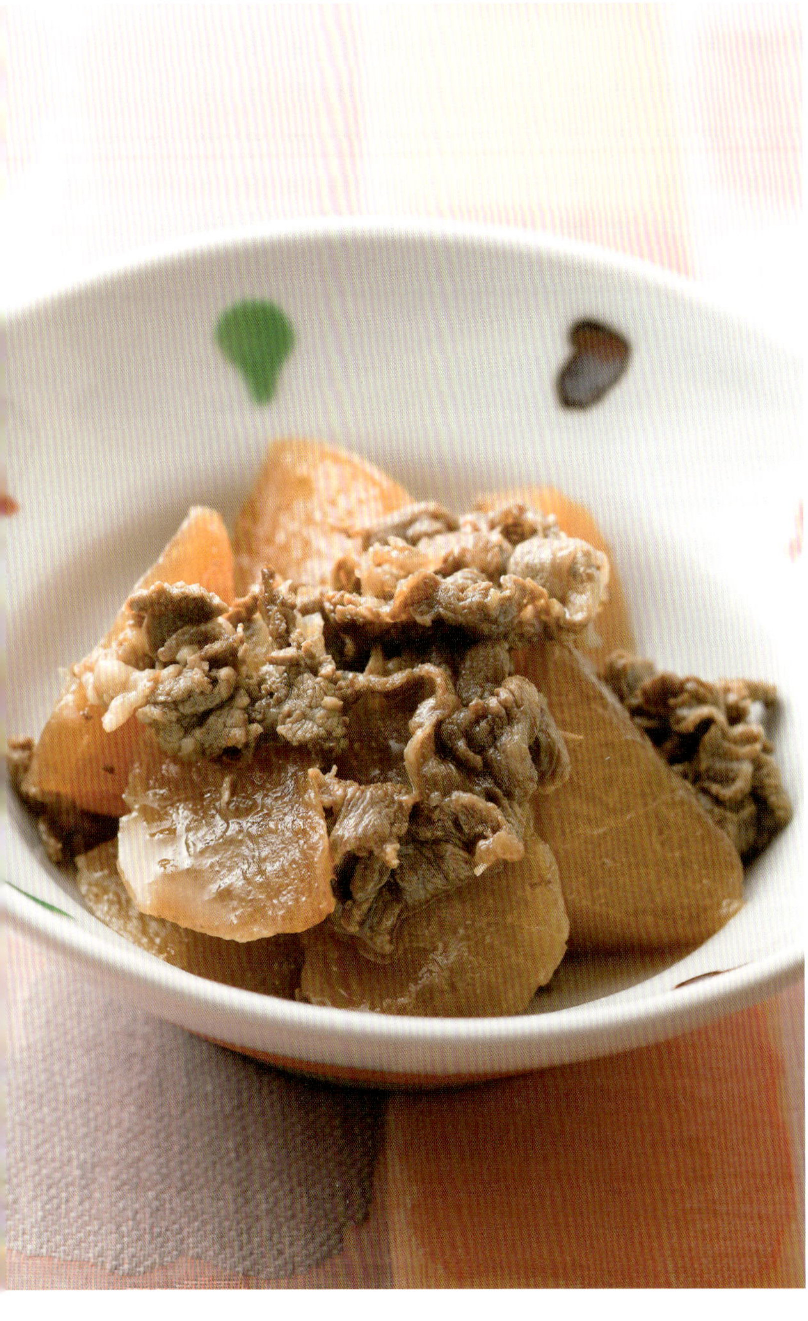

재료 [2인분×2회분]

- 무 …… 300g
- 얇게 썬 소고기 …… 100g
- 기름 …… 2작은술
- 물 …… 1½컵
- 미린 …… 2큰술
- 설탕 …… 1큰술
- 간장 …… 3큰술

1 무는 껍질을 벗기고 길게 자른다. 소고기는 한입 크기로 자른다.

2 냄비에 기름을 넣고 무를 넣고 가볍게 익혀주다가, 소고기를 넣고 함께 익혀준다.

3 소고기의 색이 대부분 변하기 시작하면, 물을 넣는다.

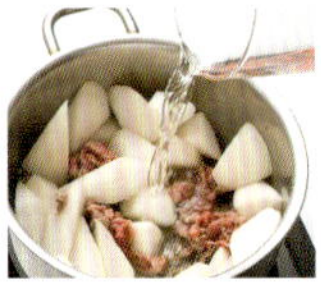

4 한번 끓기 시작하면 부글부글 끓는 열로 익히고 거품을 정성스럽게 떠낸다.

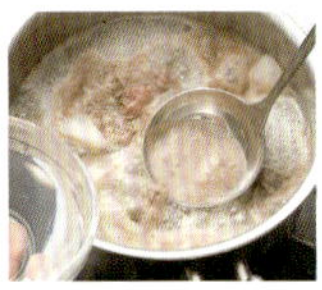

5 무가 부드러워질 때까지 끓이다가, 조미료를 전부 넣고 알루미늄 포일 등으로 뚜껑을 덮고, 맛이 배어나도록 15~20분간 끓인다.

※당근을 길게 잘라서 넣어주면 맛있다. 얇고 길게 어슷썰기 하면, 끓이는 시간을 더욱 단축시킬 수 있다.

1인분 136kcal 염분 1.6g

만들어두는것도 OK

냉장고에서 3일간 보관 가능하다. 데우는 것은 불이 좋다. 전자레인지에서 가열하면 소고기는 딱딱해질 우려가 있다.

재료 [2인분×2회분]

- 닭허벅지살(껍질 없이) ···· 1장(250g)
- 소금 ···· 1/4작은술
- 무 ···· 200g
- 당근 ···· 100g
- 연근 ···· 80g
- 기름 ···· 1/2큰술
- 물 ···· 2컵
- 청주 ···· 1큰술
- 미린 ···· 2큰술
- 간장 ···· 1½큰술
- 깍지완두(스노우피) ···· 20g

1 닭고기는 한입 크기로 자르고, 소금을 뿌려서 잠시 두고, 국물을 버린다.

2 무, 당근, 연근은 대충 자르고, 연근은 물에 씻어서 떫은맛을 제거하고, 물기를 닦는다.

3 냄비에 기름을 가열하고, 닭고기를 넣고 갈색으로 구워준다. **2**의 야채를 한 번에 넣고 함께 익히다가, 기름이 돌아서 윤이 나면 물을 넣는다.

4 한 번 끓기 시작하면 불을 약하게 줄이고 떫은맛을 정성껏 제거한다. 떫은맛이 없어지면 알루미늄 포일 등으로 뚜껑을 해서 약 10분간 끓인다.

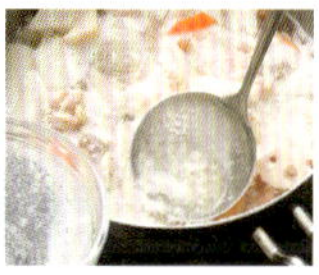

5 청주과 조미료를 넣고 10분 정도 더 끓이고, 깍지완두를 넣어서 한 번 더 끓여준다.

1인분 **133**kcal 염분 **1.2**g

만들어두는것도 OK

냉장고에서 3일간 보관 가능하다. 추운 계절이라면 실온에 두고, 하루에 한 번은 데워주면 좋다.

추천 식재료 ▶▶

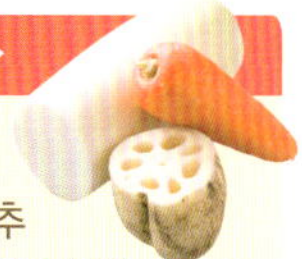

뿌리채소

뿌리채소 중에서도 추천하고 싶은 것은 소화효소의 보물창고, 무, 식물성 섬유질이 적지만 B-카로틴의 보물 창고, 당근, 전분이 많아서 불에 익히면 부드러워지는 연근. 연근은 비타민 C가 많고, 찰기의 성분에는 위와 장의 점막을 보호하는 능력이 있다.

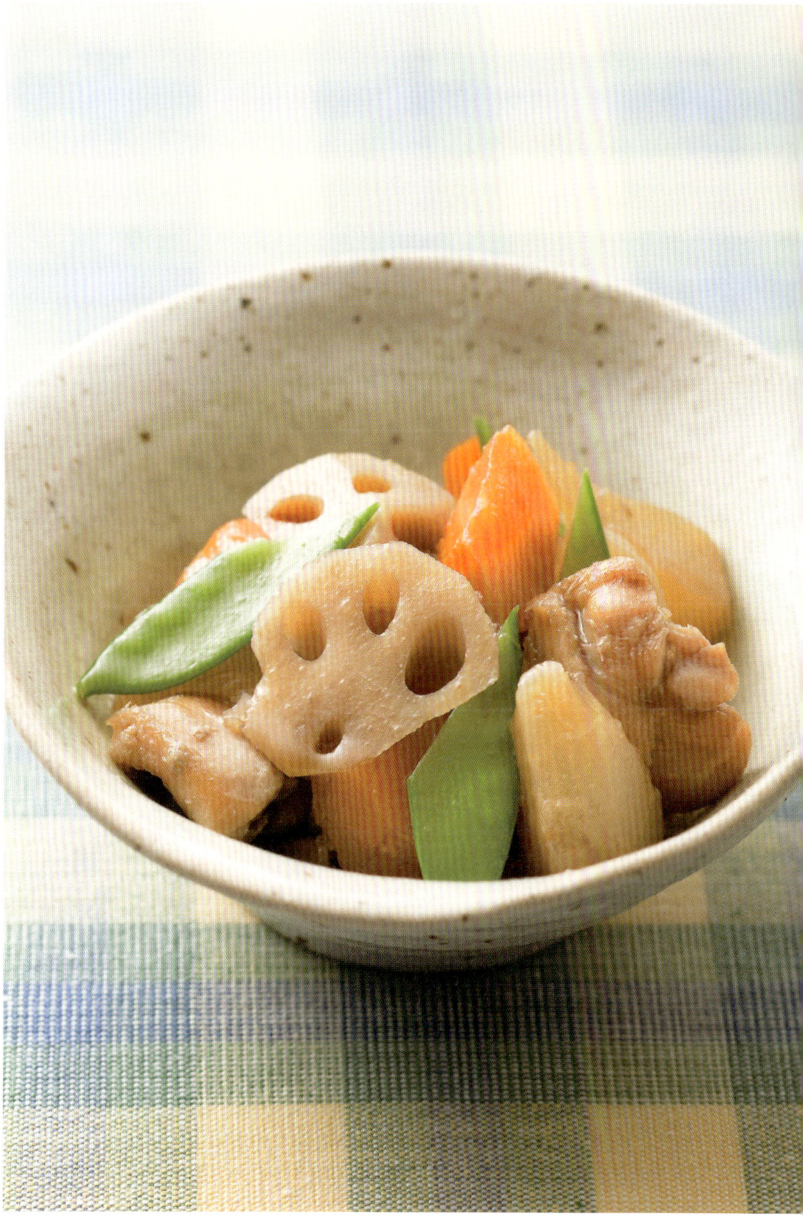

뿌리채소와 닭고기 조림

흔히 말하는 닭고기요리와 다른 것은, 우엉이나 곤약처럼 소화가 잘 되지 않는 식재료를 넣지 않는 것입니다. 중심은 무입니다. 조미료를 넣기 전에 확실히 익히고, 담백한 맛이 나도록 시간을 들여 뭉근히 조립니다.

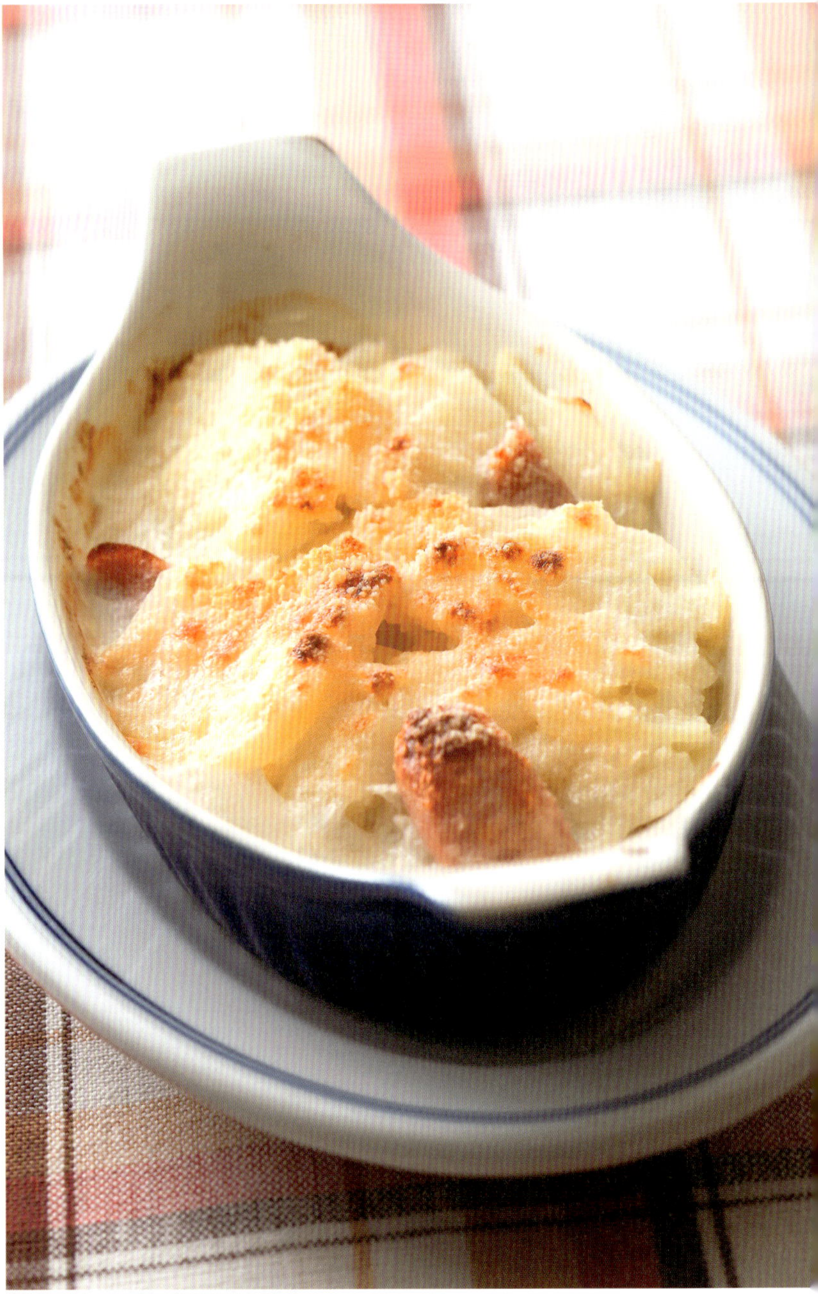

감자밀크그라탕

그라탕이라고 하면 화이트소스를 만드는 것이 귀찮다고 생각하는 경우가 많습니다. 하지만, 전분이 많은 감자라면 우유로 찌는 것만으로 크림 같은 식감을 즐길 수 있습니다. 치즈가 타는 고소함에 감자를 싫어하는 남성분들도 즐길 수 있을 것입니다.

재료 [1인분]

감자 ············ 작은 것 2개(200g)
우유 ························ 1컵
비엔나소시지 ············ 3개(55g)
소금 ························ 소량
치즈가루 ···················· 1큰술

1 냄비에 우유를 넣고, 감자를 7~8mm 두께로 자르고, 갈변하기 전에 우유에 넣는다. (여기서 물로 씻게 되면 전분이 씻겨나가 국물에 점성이 생기지 않는다.)

2 냄비를 불에 올리고 한 번 끓기 시작해 부글부글 끓어오르면 남은 열기로, 감자가 부드러워질 때까지 끓인다. (우유가 끓기 시작하면 지방의 막이 떨어져 막이 생기기 때문에, 뚜껑을 덮지 않는다. 뚜껑을 덮으면 끓어 넘친다.)

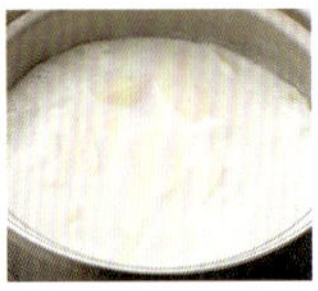

3 감자가 익기 시작하면 소시지를 먹기 좋게 잘라서 넣고, 소금으로 간을 하고, 국물에 점성이 생기면 불을 끈다.

4 내열용기에 옮겨서 치즈가루를 뿌리고, 오븐 토스터에서 치즈가 녹을 때까지 굽는다.

1인분 **495**kcal 염분 **1.8**g

추천 식재료 ▶▶

감자

악취가 없고, 소화도 잘되고, 먹기 좋은 식재료의 한 가지. 비타민 C가 풍부한 데다가, 가열해도 손실이 적다. 남작과 농림 1호 등의 분질 감자는, 포슬포슬한 가루가 목을 메게 할 염려가 있기 때문에, 국물을 더해서 먹으면, 점질 감자 메이퀸(감자의 한 종류)으로 선택한다.

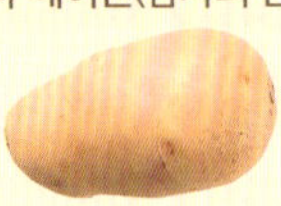

간단 토란조림

안심하고 먹을 수 있는 대표 야채이지만, 껍질 벗기기와 미리 데쳐두는 일이 번거롭습니다. 그런 수고를 한 번에 처리하는 기술을 사용한다면, 남은 것은 글자 그대로 찌고 굴리는 것뿐입니다. 간을 맞추는 것도 멘쯔유를 사용하면 아주 간단히 완성. 중독이 되는 간편함과 맛입니다.

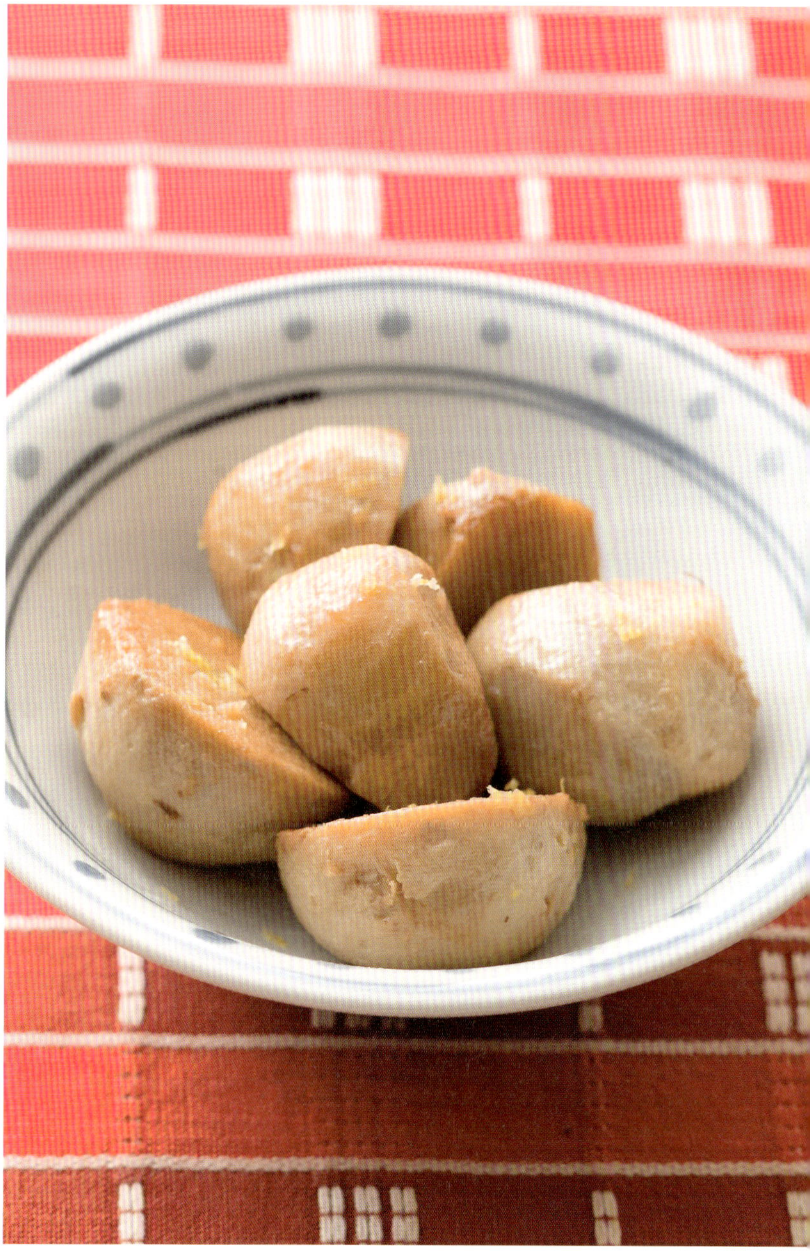

재료 [2인분]

토란 ··· 200g
기름 ··· 1큰술
멘쯔유(3배 희석) ··· 1큰술
유자껍질(있다면) ··· 소량

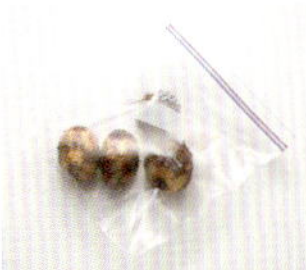

1 토란은 껍질의 흙을 깨끗이 씻고, 내열성 비닐봉지에 넣고 전자레인지에서 5분간 가열한다.

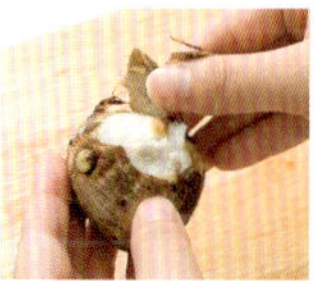

2 봉지에서 꺼내서 만질 수 있을 정도로 식으면 껍질을 벗긴다. (가열했기 때문에 주르륵 하고 간단하게 벗겨진다.) 큰 것은 반으로 자른다.

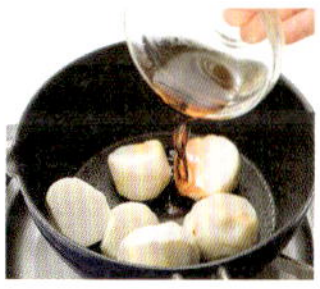

3 냄비에 기름을 가열하고 토란을 넣고, 굴리면서 가볍게 익히고, 멘쯔유를 넣는다. (기름에 볶으면 멘쯔유가 휘감기기 쉽다.) 국물이 없어질 때까지 더욱 굴리면서 익힌다.

4 그릇에 담고, 있다면 유자 껍질을 잘게 자른 것을 뿌려준다.

1인분 **122**kcal　염분 **0.8**g

추천 식재료 ▸▸

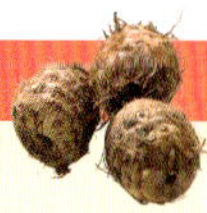

토란
특별한 찰기는 침샘과 위액의 성분을 함유하므로, 소화를 도와준다.

냉동토란

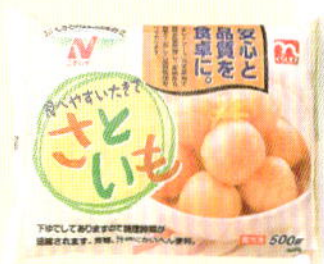

토란은 제철인 가을, 겨울을 지나면 품귀되고 품질도 떨어진다. 그럴 때에는 냉동품을 추천. 껍질을 벗긴 채 한 번 데쳐져 있으므로, 만드는 방법 3부터 시작할 수 있다.

PART 3

수술 후 100일을 맞아서

먹을 수 있게 되어도
소량씩 자주 먹는
식사를 지킵시다

수술 후 100일까지는 일단락되었지만, 식도암의 경우는
이제부터가 본격적인 회복의 고비입니다.
100일째 받는 축하밥상도 너무 빠른 것 같으면 좀더 기다리도록 합니다.
어느 날 문득 공복감을 느낀다면, 그것은 회복의 징조입니다.
축하밥상을 받아도 좋습니다. 하지만, 조금씩 잘 씹어서
천천히 먹는다는 기본은 계속 지키도록 하세요.

의료해설 4

수술 후 3개월부터 식사재활

호카무라 노부카즈外村修一

수술 후 3~6개월

먹는 양이 늘어난다면 어떤 주의가 필요합니까?

위의 기능이 회복됨에 따라, 식욕도 생길 것입니다. 한 번에 먹을 수 있는 양도 단계적으로 많아질 것입니다. 서서히, 수술 전의 식생활로 되돌아갑시다. 먹었던 감으로 1회량을 늘리는 것에 도전해도 좋을 것입니다.

다만, 〈잘 씹는 것〉. 이것은 항상 염두에 두십시오. 수술을 한 연결목 부분은 크기에 제한이 있습니다. 정상 식도처럼 넓어지지 않습니다. 그렇기 때문에 제법 많은 양을 한 번에 삼키면 막혀버리게 됩니다. 식사의 전체량을 늘리는 것은 상관없습니다만, 한 번에 입에 넣는 양에는 주의하도록 하세요.

잘 씹을 생각이었더라도, 삼킬 때 한 덩어리가 되기 쉬운 음식에는 고기, 오징어, 문어 등이 있습니다. 식도와 위의 연결목에 걸려서 멈추기 쉬운 식재료입니다. 하지민, 모두 딘백질이기 때문에 몸에 중요한 영양소입니다. 고기는 잘게 썰거나 다져서, 오징어는 오징어 소면으로, 문어는 타코야끼에 넣을 정도의 크기로 써는 등, 미리 작게 준비해 두면 안심하고 먹을 수 있을 것입니다.

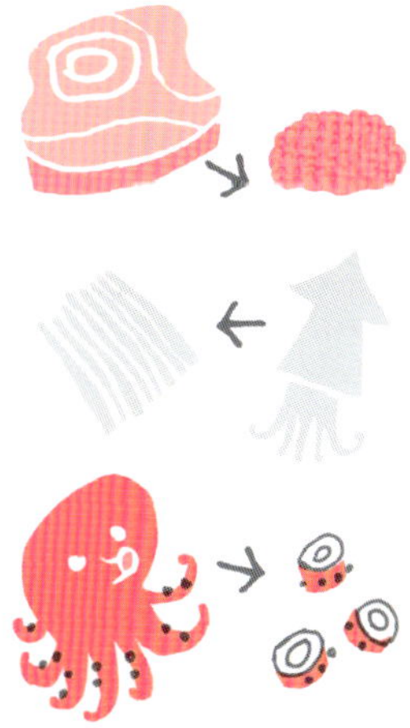

수술 후 6개월~1년

회복이 좋지 않을 때에는 어떻게 해야 합니까?

수술 후 반년이 지날 무렵에는 식사량도 단계적으로 회복해서, 수술 전에 가까울 정도까지 먹을 수 있는 사람도 많아집니다. 물론, 개인차가 있기 때문에 생각처럼 먹지 못할 수도 있습니다. 수술 후 1년차 이후에도 위니 소장의 기능회복은 계속되므로, 이 시점에서 생각했던 것처럼 회복되지 않은 사람이라도, 반드시 찾아올 밝은 미래를 믿고 식생활을 계속하도록 합시다.

또한 먹는 것은 일상생활 전반과 깊이 관련되어 있습니다. 먹는 것만을 생각하고 있더라도 생각대로 회복되지는 않습니다. 몸을 움직이는 것, 일을 하고 있었던 사람은 과감히 복직하는 것도 플러스가 될 것입니다.

식사가 좀처럼 진행되지 않을 때에는, 그때까지 〈먹으면 안 돼〉, 〈먹는 것이 무서워〉라고 생각했었던 식사에 도전해 보는 것도 좋습니다. 의외로 먹을 수 있는 경우가 있습니다.

〈라면을 먹어 보았더니 1인분 가까이 먹을 수 있었다〉, 〈카레라이스가 맛있어서 무심코 식구들과 같은 양만큼이나 먹어 버렸다〉 이렇게 말하는 분도 있습니다. 머리로 지나치게 생각하면 배도 지칩니다. 때로는 먹고 싶은 것을 입에 넣기도 해 봅시다. 물론 먹는 방법에는 주의하시기 바랍니다.

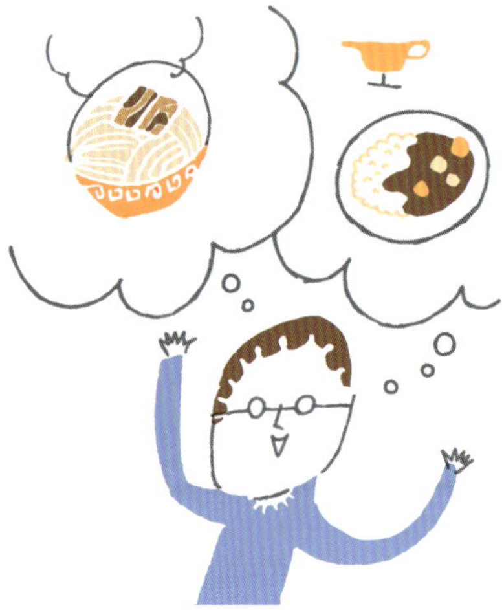

운동을 해도 괜찮습니까?

몸을 움직이면 근육을 유지할 수 있고 기분도 좋아질 것입니다. 수술 전에 운동을 하고 있었던 분은 서서히 시작해 보세요. 몸을 움직여 보고 특별한 통증이 없다면 괜찮습니다.

이 수술을 하고 나서 딱히 해서는 안 되는 운동은 없습니다. 다만, 잘라낸 부위는 어떻게 하든 단단하게 뭉칠 것입니다. 처음에는 천천히, 무리가 되지 않는 것부터 시작합시다. 〈점수를 낼 수는 없었지만, 이전처럼 라운드를 할 수 있었다.〉 골프를 좋아하던 환자분으로부터 들은 말입니다.

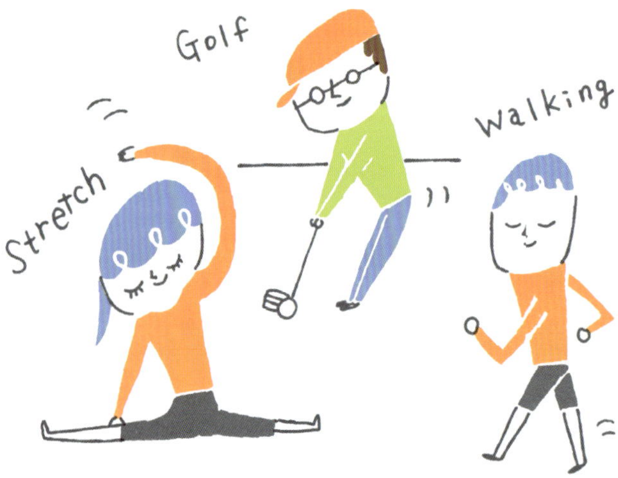

식사와 생활 포인트

그다지 먹을 수 없더라도 초조해하지 마세요

식도암 수술 후 3개월이 지나도 아직 그다지 잘 먹을 수 없는 경우가 적지 않습니다. 매우 큰 수술 후이기 때문에, 회복에는 시간이 걸립니다. 먹을 수 있게 되는 시기에는 개인차가 있기 때문에, 반년, 1년이나 걸리는 경우도 있습니다. 초조해하지 말고 지금까지 해오던 것처럼 식사를 지속하도록 합시다.

식욕에 의존해 과식하지 않도록 주의합시다

이 시기가 되면, 먹을 수 있는 양이 늘어난 분들이 많아집니다. 그러나, 수술 후의 위장은 한 번에 많이 먹을 수 있는 것에 대응할 수 없습니다. 배가 8부쯤까지 찰 때까지 잘 씹고 천천히 먹는 것이 만인의 건강법입니다만, 그중에서도 특히 식도암 수술을 한 분은 아무리 강조해도 지나치지 않을 정도로 중요한 것입니다.

외식이야말로, 잘 씹고, 천천히, 양껏 먹지 말고 8부 정도 배가 차도록 먹습니다

슬슬 외식을 즐기고 싶고, 지금까지 제한해 왔던 튀김과 라면에 도전해 보고 싶다는 목소리가 잦아지는 시기입니다. 튀김, 라면뿐만 아니라 외식은 일반적으로 고지방, 고염분입니다. 식사량이 적은 시기는 염분과 지방의 과잉섭취에 그다지 신경 쓰지 않아도 괜찮았습니다. 그러나, 식사량이 늘어나면 배려가 필요합니다. 또한, 먹을 수 있게 되더라도, 수술 후의 위와 장은 음식물의 이동이 매끄럽지 못한 것은 변함이 없습니다. 과식하거나, 빨리 먹거나 하면, 목에 걸리거나 토할 수도 있습니다. 고지방, 고염분의 외식이야말로 조금씩 잘 씹어서 천천히, 배가 80% 정도 찼을 때까지만 먹는 것을 엄수합시다. 그 후에, 조금씩 먹을 수 있는 메뉴를 넓혀갑시다.

1일 5~6회 먹는 습관을 지속하세요

식사는 잘 씹어서 천천히 먹으면, 소량으로도 배가 금새 부른 경우가 많습니다. 그런 경우에는 도중에 식사를 멈추고 남은 것은 다시 시간을 두고 먹도록 합시다. 그렇게 분할해서 먹으면 그만큼 몸의 부담은 가벼워질 것입니다. 무리해서 1일 3식으로 되돌릴 필요는 없습니다. 4회라도, 5회, 6회라도 자신이 먹을 수 있는 양에 맞춰 조절하세요.

(포인트 해설/마쓰바라 히로키松原弘樹)

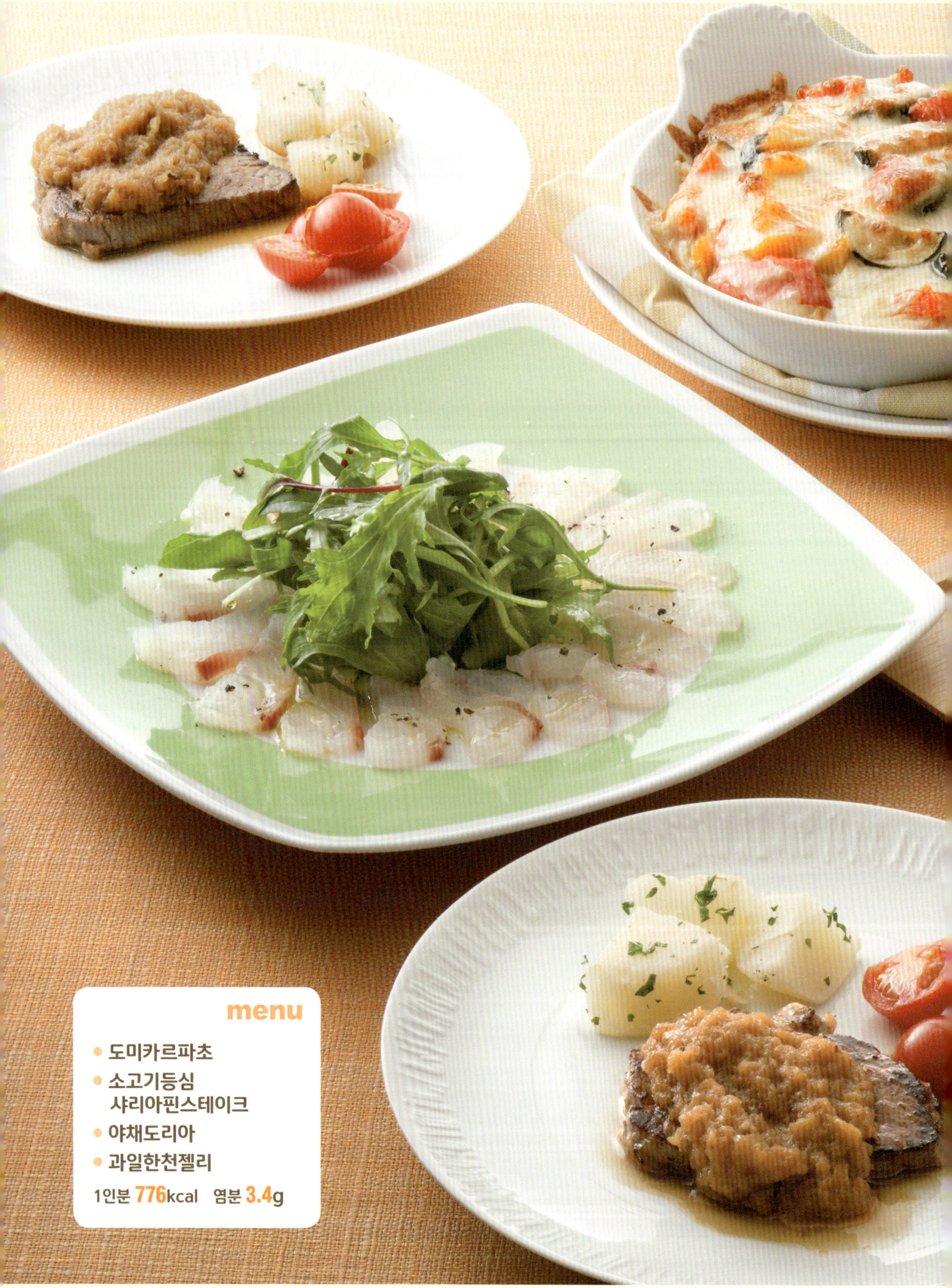

menu

- 도미카르파초
- 소고기등심 샤리아핀스테이크
- 야채도리아
- 과일한천젤리

1인분 776kcal 염분 3.4g

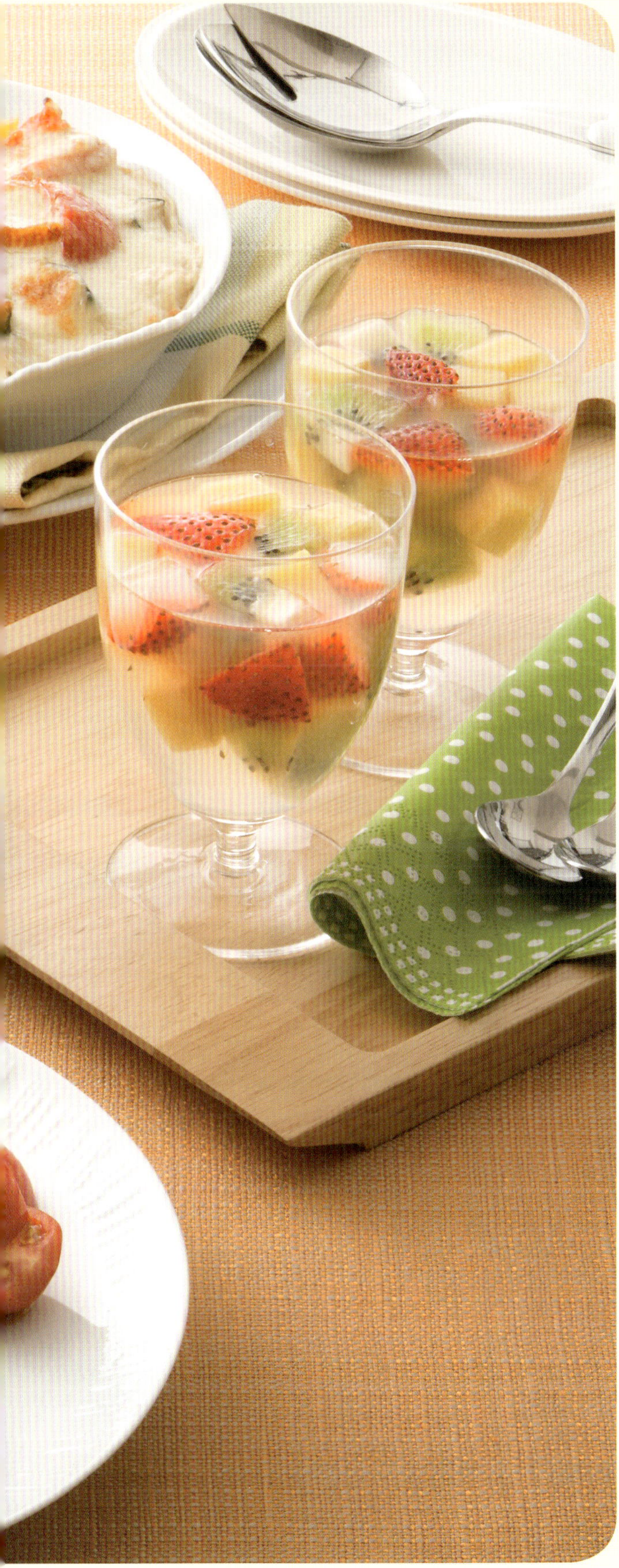

100일째 축하 밥상

축하합니다!

수술을 하고 100일이 지났습니다. 어느 날 문득, 위 부분이 가뿐하고, 식욕을 느끼게 됩니다. 몸이 새로운 상태에 익숙해졌다는 징조입니다. 그렇게 열심히 해온 자신의 몸과, 참을성 있게 함께해 온 자기 자신, 그것을 지지해 준 주위 사람들에게, 위로와 감사를 담아서 축하 밥상에 둘러앉읍시다.

식전요리(오르되브르)는 물이 좋은 생선의 양식 회 카르파초, 주요리는 스테이크와, 이제까지 제외해 왔던 메뉴를 먹습니다. 양식회는 소스를 싸서 먹기 때문에, 정성 들여 씹어도 맛이 없어질 일은 없습니다. 스테이크는, 지방이 적은 수입산 소고기의 등심을 고르고, 양파로 양념을 해서 고기의 힘줄을 부드럽게 합니다.
양을 늘리는 주역은 크림소스를 만들어서 야채를 듬뿍 넣은 도리아. 디저트는 과일이 듬뿍 들어간 한천 젤리입니다.
모두 양은 식욕에 맞춰서 감량해 주세요. 스테이크의 양을 줄이면 전채요리로 하고, 메인을 카르파초로 하거나, 디저트를 식간에 먹어도 좋습니다.

도미카르파초*

생선은 도미뿐만 아니라, 넙치, 벤자리, 날치 등 제철 흰살 생선으로 하고, 연어도 잘 맞습니다. 생선회가 씹기 전에 미끄러워 목구멍에 넘어가지 않도록, 생야채와 함께 입에 넣어서 잘 씹어서 먹습니다.

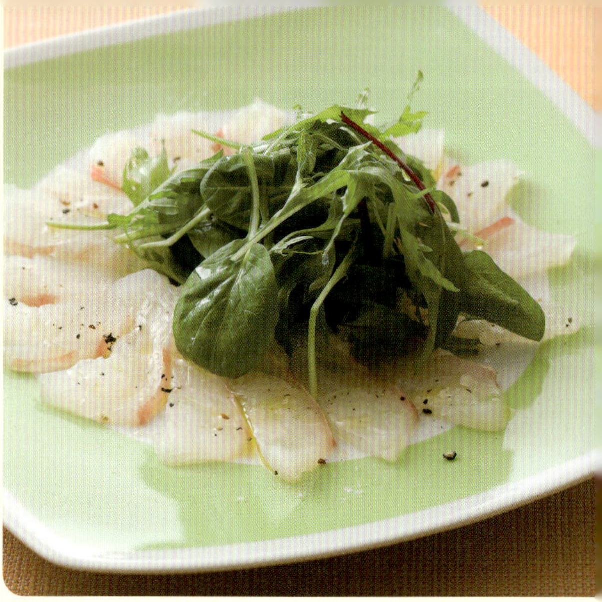

재료 [2인분]

도미(회) ···················· 120g

a ┌ 레몬즙 ·········· 1작은술
  └ 올리브유 ········ 2작은술

소금·흑후추 ·········· 각 소량

어린잎 채소 ·············· 20g

1 도미는 4~5mm 두께로 어슷 썬다.

2 어린잎 채소는 차가운 물에 넣어서 대충 씻어서, 물기를 잘 뺀다.

3 그릇에 도미를 넓게 담고, 어린잎 채소를 더한다.

4 **a**를 잘 섞어서 도미에 뿌려주고, 소금과 후추를 뿌린다. 식탁에서 어린잎 채소를 도미에 잘 싸서 함께 먹는다.

1인분 125kcal 염분 0.4g

MEMO

어린잎 채소가 없는 경우에는, 양상추나 적상추의 부드러운 싹 부분을 사용해도 좋다.

* 카르파초: 얇게 썬 쇠고기 육회에 소스를 뿌리고 루콜라 등 야채를 얹은 요리.

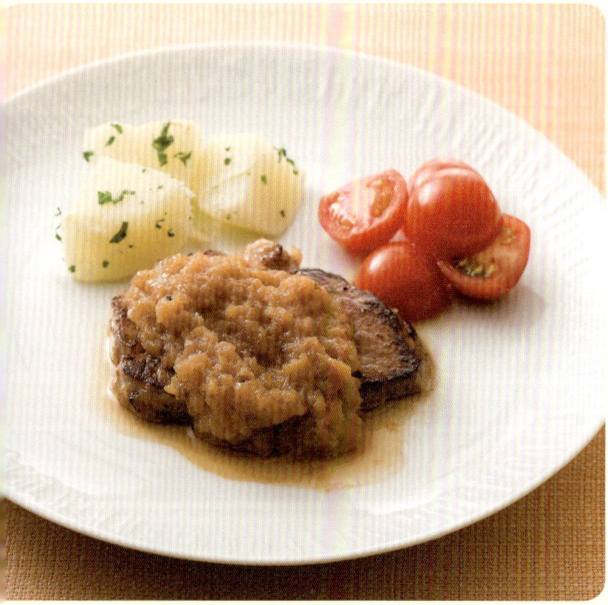

소고기등심 샤리아핀스테이크

지방이 와규의 3분의 1 정도인 수입 소고기를 사용합니다. 등심이라면, 힘줄이 얇아서 부드럽습니다. 더욱이, 칼집을 세세하게 넣어서 양파로 마리네(프랑스식 절임 요리)를 하고, 양파 소스를 바르면, 목넘김이 좋고, 고기의 맛을 증가시키는 효과도 만끽할 수 있습니다.

재료 [2인분]

스테이크용 소고기등심(오스트레일리아산) ··· 작은 것 2장(150g)

소금 ····················· 소량

후추 ····················· 소량

잘게 다진 양파 ············ 1/2개분(100g)

기름 ················· 1작은술

화이트 와인 ············ 1큰술

양파소스

┌ 잘게 다진 양파 ············ 1개분(200g)
│ 물 ····················· 1/2컵
│ 간장 ················· 1큰술
└ 버터 ················ 1작은술

곁들이는 야채

┌ 감자 ··········· 1/2개(100g)
│ 소금 ·················· 소량
│ 파슬리가루(있다면) ············ 소량
└ 방울토마토 ······· 6개(60g)

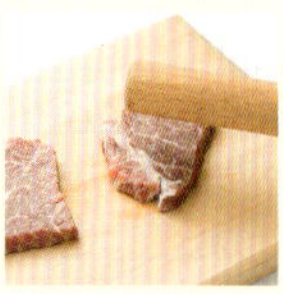

1 소고기 등심은 도마에 놓고, 밀대나 절구공이, 병의 둥근 부분 등으로 잘 두드리고, 포크의 앞부분으로 찌른다.

2 소금과 후추를 뿌리고, 양파를 골고루 바르고, 실온에서 20분간 둔다.

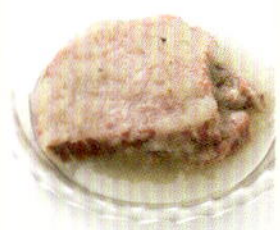

3 소고기 등심의 표면의 양파를 손으로 털어낸다.

4 프라이팬에 기름을 가열하고 **3**을 넣고, 약불에서 양면을 굽고, 화이트 와인을 뿌리고 증발시키고, 그릇에 옮겨 담는다.

5 빈 프라이팬에 소스용 양파와 물을 넣고 뚜껑을 덮고, 약불에서 7~8분간 끓인다. 수분이 없어지면 간장과 버터를 넣고, 뜨거울 때 스테이크에 뿌려준다.

6 곁들이는 야채의 감자는 한입 크기로 잘라서 데치고, 끓기 시작하면 물을 증발시켜 소금을 뿌리고, 파슬리를 버무려서, **5**에 곁들인다. 방울토마토를 먹기 좋게 잘라서 곁들인다.

1인분 282kcal 염분 1.9g

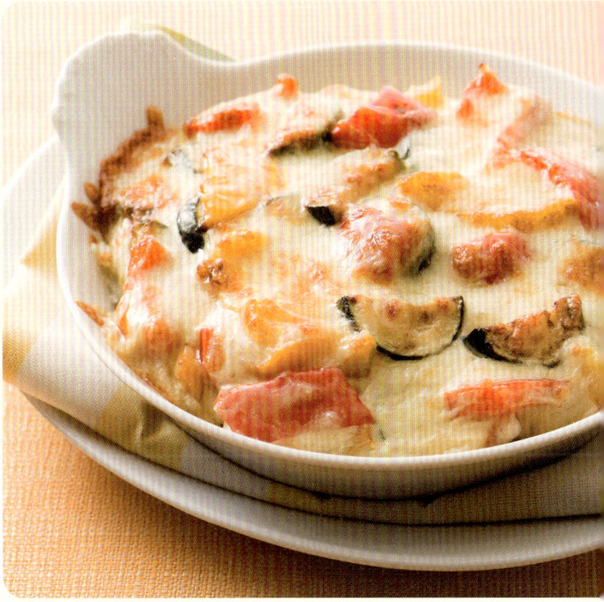

야채도리아

원래의 도리아는, 버터로 익힌 필라프(오일과 버터로 볶다가 스톡에 조리한 쌀밥요리)에 크림소스를 뿌려 구운 요리입니다. 하지만, 그렇게 하면 지방과다가 됩니다. 그러므로 밥은 볶는 양의 절반을 버터로 버무리는 정도로 합니다. 크림소스는 익힌 양파를 베이스로 만들어 버터를 절약합니다. 이 방법이라면 처음 하는 사람도 실패 없이 입에 딱 맞는 부드러운 크림소스가 완성됩니다.

재료 [2인분]

파프리카(빨간 것, 노란 것) ·········· 합쳐서 1개(100g)
주키니 호박 ········ 1개(150g)
버터 ················ 1작은술

필라프

- 밥 ················ 120g
- 버터 ············ 1/2작은술
- 파슬리가루 ········ 1/2큰술

화이트소스

- 다진 양파 ···· 1/4개분(50g)
- 버터 ·············· 1큰술
- 밀가루 ············ 2큰술
- 우유 ················ 1컵
- 화이트 와인 ······ 1/2큰술
- 소금 ············ 1/4작은술
- 후추 ················ 소량

치즈가루 ············ 1/2큰술

1 파프리카는 꼭지와 씨를 제거하고, 2~3cm 크기로 자른다. 주키니 호박은 1cm 두께로 자른다. 함께 버터로 가볍게 익힌다.

2 화이트 소스를 만든다. 양파는 버터로 끈적해질 때까지 익히고, 밀가루를 첨가하여 양파에 묻히면서 볶는다.

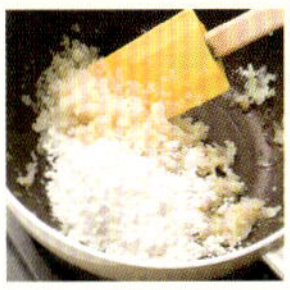

3 가루가 없어지기 시작하면, 불을 끄고 우유를 한 번에 더하고, 빠른 속도로 섞어준다.

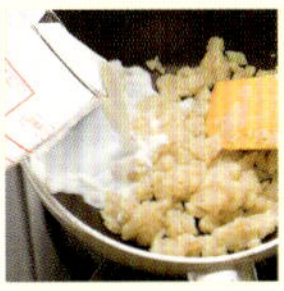

4 다시 한 번 불에 올려 거품기 등으로 섞으면서 끓이고, 부드러워지면 화이트 와인을 더해, 걸쭉해지면 소금, 후추로 조미한다.

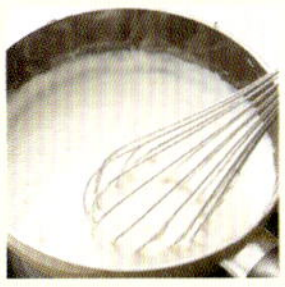

5 필라프의 밥은 전자레인지로 데워서 버터와 파슬리 가루를 섞어준다.

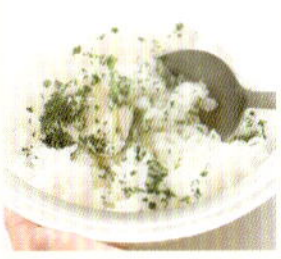

6 내열용기에 필라프를 넣고 **1**의 야채를 얹고, **4**의 소스를 뿌린 후, 치즈가루를 뿌려주고 200도의 오븐이나 오븐 토스터기로 갈색이 될 때까지 굽는다.

1인분 **312**kcal 염분 **1.1**g

과일한천젤리

젤리가 입안에서 녹지 않고, 목구멍에 천천히 넘어가는 한천으로 굳힙니다. 실온에서 굳히지만, 급할 때에는 냉장고에 넣습니다.

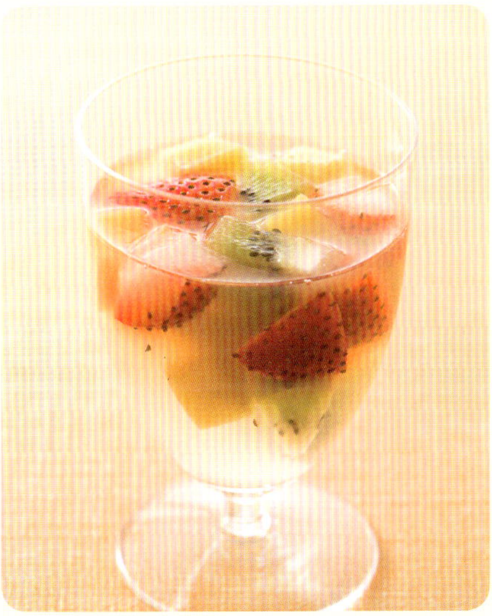

재료 [2인분×2회분]

망고 ················ 1/2개(120g)
딸기 ······················ 8개
키위 ················ 1개(50g)

한천액

- 한천가루 ········ 1/2작은술(1g)
- 물 ······················ 1컵
- 설탕 ···················· 25g
- 레몬즙 ············ 1작은술

1 망고, 딸기, 키위는 각각 2cm 크기 정도로 동글동글하게 자르고, 그릇에 나눠서 담는다.

2 a의 물을 냄비에 붓고 한천은 더해서, 불에 올려 끓기 작하면 약불에서 2분간 끓이다가, 설탕을 넣고 녹인다. 불에서 내려서 어느 정도 열기가 식으면 레몬즙을 더해서 섞는다.

3 **1**의 그릇에 **2**를 붓고, 식혀서 굳힌다.

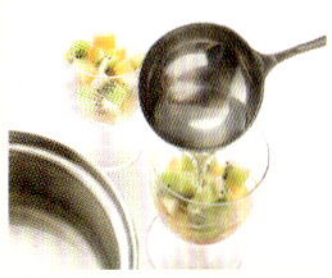

1인분 **57**kcal 염분 **0.0**g

체 험 담 2

혼자 사는 삶을 도운 것은 야채주스 & 두부 & 낫토

야나가와 마사루 씨 柳川 勝(60세)

야나가와 씨의 식도암이 발견된 것은 바로 "상처의 공"이 컸습니다. 척추증으로 입원 중, 위에 통증을 느껴서 내시경 검사를 받았을 때였습니다. 병기 2기로 임파절 1군데 전이가 있었습니다.

수술 전에 화학요법을 2회 받았을 때는, 설사와 발열, 구내염의 부작용으로 괴로워서, 식사는 전적으로 두부와 낫토뿐이었습니다. 〈평생 먹을 만큼을 다 먹었습니다.〉

퇴원 후에도 장루 영양제에다 죽과 두부 중심이었습니다. 야나가와 씨는 혼자 살고 있었습니다. 밥을 지어 먹기도 하지만, 60~70퍼센트는 시판식품과 외식에 의존했습니다. 퇴원했을 때는 한여름 가장 무더울 때였습니다. 〈발이 앞으로 나가지 않았다〉며 무기력함과 싸워가면서 장을 보러 나간 날도 있었다고 말합니다.

수술 후 3개월이 지난 어느 날의 식단은, 아침은 주먹밥 1개 반, 즉석된장국, 야채주스였습니다. 점심은 라면. 우동은 목을 통과하지 못했지만, 라면과 국수는 괜찮았습니다. 저녁은 무찜을 안주로 저녁반주를 하였습니다.

〈원래는 좋아하지 않았던〉 야채는 1일 2~3팩 마시는 야채주스와, 야채가게에서 얻은 야채를 찐 음식에 의지하였습니다. 수술 후에 10kg 줄어들었던 체중도 절반 정도는 되돌아왔다고 말하는 야나가와 씨입니다만, 이것을 기회로 밥을 짓는 데 힘을 보태 저녁반주의 안주를 늘려보는 것이 어떨까요?

Doctor Advice

술도 적당량이라면 식사재활에 도움이 될 수 있습니다.

술은 과음하면 악이지만, 적당량이라면 기분을 온화하게 하고 식욕을 높이는 효과도 있습니다. 어디까지나 식생활의 보조로서 술을 이용해 봅시다.

체 험 담 4

반년 후에도 위산의 역류로 잠이 깼습니다

쓰치야 이사오 씨 土屋勇夫(65세)

음식물이 목에 걸리면 정신이 번쩍 들면서도, 나이 탓이라고만 생각했었던 쓰치야 씨인데, 종양을 발견한 것은 이비인후과에서였습니다. 3기로 진단을 받고 수술 전에 화학요법을 받았지만, 티슈 냄새에도 구역질이 나서 전혀 먹을 수가 없어 체중이 크게 줄었습니다. 1회에서 중지하고 1개월 동안 보양을 한 후 수술하였습니다.

수술 후에는 영양보조식품도 구역질 때문에 먹을 수 없었기 때문에, 오로지 장루 영양뿐이었습니다. 3개월 후, 〈이제 괜찮다〉고 말하는 의사에게 〈관을 뽑아버려서 좋든 싫든 먹을 수밖에 없게 되었다〉고 합니다.

뭐든 좋지만, 단 소화가 잘되는 음식을 조금씩이라고 말하는 의사의 지도를 실감한 것은 〈조금만 과식해도 위가 찌르듯이 아파서 진땀이 나고, 누워도 1~2

체험담 3

요리를 좋아해서 혼자서도 식사치료에 만전을 기했습니다.

나카지마 시게 씨 中島 繁(70세)

혈압도 혈당치도 이상 없는 나카지마 씨의 단점은 〈술을 펌프처럼 마신다〉는 것이었습니다. 자각증상이 없는 채, 검진으로 조기 식도암이 발견된 것은 행운이었다고 할 수 있습니다.

더욱더 행운이었던 것은 남성이 혼자 살면서도 요리를 좋아하고, 양식보다 일식, 고기보다 해조류, 야채를 좋아한다는 것입니다. 퇴원 후 2주간은 장루 영양제에 죽과 푸딩 등을 먹는 것이 겨우였지만, 먹을 수 있게 되면서 실력을 드러낼 수 있었습니다. 〈보통 밥이라도 낫토를 비비면 잘 넘어간다〉 〈된장국에 건더기를 많이 넣으면 편하게 영양을 섭취할 수 있다〉 〈생선은 찌는 것보다 굽는 것이 먹기 쉽다〉 등 자신의 몸 상태를 잘 아는 자신이 만드는 것뿐이니, 힘든 점은 없었다고 말합니다.

그러나, 수술 후 반년이 지난 어느 날, 식도에서 출혈이 있어 1주일간 입원치료를 받았습니다. 진단명은 역류성식도염. 〈수술 연결부위에 상처가 난 걸까?〉라고 스스로 분석한 나카시마 씨이지만, 사실은 치아가 거의 없었다는 것입니다. 식사의 레벨업을 지나치게 서두른 것일지도 모르겠습니다.

하지만, 매일 30~40분씩 걸어서 좋아하는 대중목욕탕에 다니며 체력을 기르고, 1년간 노력한다면 공공 직업 안정소에 갈 것이라고 생각하면서 긍정적인 치료생활을 지속하고 있습니다.

Doctor Advice

상반신을 높이고 쉽시다.

나카지마 씨는 후종격경로에서 재건되었기 때문에 통과가 좋은 만큼, 위액이 역류하기 쉬워 역류성 식도염을 일으킬 수 있습니다. 상반신을 높게 하고 쉬도록 합시다.

시간 이상 괴로웠다〉는 경험을 했던 때입니다. 이후, 50프로 정도 배가 찼다고 느낄 정도로만 엄수해서 먹었습니다.

반년 남짓 지나도, 〈삼켜도 음식물이 아래로 내려가지 않고 역류하기만 한다〉고 해서, 식후 30분은 바로 눕지 않았습니다. 취침 중에 위산이 역류해서 잠에서 깬 적도 있었다고 합니다.

수술 전보다 15kg이나 야위어버린 토야 씨입니다. 하지만, 의기양양합니다. 하반신을 단련하기 위해 하이킹과 골프에 매일매일 힘쓰고 있습니다.

Doctor Advice

먹을 수 없는 경우에는 장루영양을 이용하세요.

쓰치아 씨는 경구섭취가 불가능한 상태가 지속되었지만, 〈어쨌든 3개월 후에는 꼭 변할 것이다〉라고 노력을 지속했습니다. 그러자, 3개월 후에는 식욕이 생기기 시작해, 경구섭취가 회복되었습니다. 경구섭취가 기본이지만, 아무리 해도 안 되는 경우도 있습니다. 그럴 때에는 영양제를 이용한다면, 적절한 영양공급이 가능할 것입니다.

체 험 담 5

수술 후 반년은 구토와의 전쟁…
2년이 지난 지금은 해외여행도 즐기고 있습니다.

구메 쓰요시 씨 久米 毅(66세)

건강검진에서 느닷없이 4기!

구메 씨가 식도암으로 진단받은 것은 정년퇴직한 해의 여름이었습니다. 매년 받고 있는 위조영 촬영 검사에서 목에서 위까지 연속해서 촬영했는데, 식도에 작년까지는 없었던 돌기가 있는 것을 알게 되었다고 합니다. 즉시 내시경 검사를 받았을 때 조기암이라고 진단받았지만, CT검사에서 4기라고 판명되었습니다. 임파절 전이도 발견되었습니다. 술과 담배도 즐기지 않았고, 야채와 과일을 좋아했으며, 40년 샐러리맨 생활 속에서 병가를 낸 것은 고작 하루였다고 하는 구메 씨에게 있어서는 청천벽력과도 같은 일이었습니다.

하지만, 입원하고 10일간 항암제치료를 받은 구메 씨는, 뒷머리는 전부 빠져버렸지만 부작용으로 먹을 수 없는 사람들이 많은 가운데, 일반식을 매일같이 다 챙겨 먹었습니다. 체중도 치료 전보다 늘어서, 암도 내시경으로는 포착할 수 없을 정도로 축소되었습니다.

식도를 절제하고 위로 재건하는 수술을 받은 직후에도, 정맥 영양 주사와 장루 영양에 의존하는 가운데, 체중은 5kg 줄어 신기하게도 적정선이 되고, 쪼그렸다 일어나기도 하루에 40회나 할 수 있을 정도로 회복되었습니다. 이 정도라면, 1년 내에 골프를 할 수 있을 것 같다고 〈기뻐하며 기운차게〉 퇴원했습니다.

"지옥"이 시작된 것은 수술 후였습니다

퇴원 후에는 매뉴얼대로 〈소화가 잘 되는 음식을 잘 씹어서 천천히 먹는다〉는 것을 유념하면서 순조롭게 회복하고 있었습니다. 그런데, 1주일이 지난 어느 날, 음식은 물론이고 물도 삼킬 수 없게 되었습니다. 서둘러 택시를 타고 병원으로 급히 달려갔을 때, 봉합자국이 안쪽에서 부풀어 올라 식도를 가로막고 있었습니다. 부지라고 하는 관을 삽입하여 식도를 확장하고, 무사히 고비를 넘기고 집으로 돌아왔지만, 그 이후 1주일 정도 지나면 또 목이 막히고, 넓히고 나면 또 막히고 하는 반복의 연속이었습니다. 협착은 주 1회, 때로는 2~3회에도 달했고, 일어서는 것도 마음대로 되지 않는 괴로움부터, 병원까지 택시로 1시간 이상 걸리기 때문에 교통비 부담도 커졌습니다. 그때, 부지를 구입하여 집에서 부인에게 도움을 받게 되었습니다. 영양은 장루로 주입하는 영양제로 공급할 수 있지만 수분을 넣으려면 하루 7~8팩이나 되기 때문에 7~8시간 걸려 주입하지 않으면 안 되었습니다. 튜브에 공기가 들어가지 않도록 눈을 떼지 않고 지켜봐야 했기 때문에 부인은 외출도 마음대로 할 수 없었습니다. 게다가 제대로 먹지도 못하는데도 구역질과 구토가 생겨 하루 종일 쓰레기통을 붙들고 사는 괴로움이 지속되었습니다. 가족들도 그런 구메 씨의 모습에 어떻게 대처해야 할지 모르고 말 그대로 비위를 거스르지 않으려고 조심했습니다. 본인도 걱정해 주는 것이 번거롭기도 하고, 그렇다고 해서 아예 놓아둬 버리면 마음이 초조해지고, 〈가족도 대하기 어렵구나…〉 하고 생각했습니다.

항우울제로 구역질·구토로부터 탈출

퇴원 시에 62kg이었던 체중은 52kg까지 떨어졌습니다. 수술 후의 항암제 치료도 할 수 없었습니다. 하지만 검사를 해도 구토의 원인이 되는 기능적인 문제는 발견되지 않았습니다. 그때 정신과 검사를 추천받아 항우울제를 처방받았습니다.

그 항우울제가 효과가 있었습니다. 구역질·구토의 빈도가 줄어들고, 5개월 후 드디어 입으로 식사를 할 수 있게 되고 장루를 뺄 수 있게 되었습니다. 퇴원 후 7개월이 경과하고 있을 때였습니다.

먹을 수 있게 된 이후, 눈에 띄게 회복이 되어 산책, 골프, 국내 여행으로 행동범위도 넓히고 1년 후에는 해외여행도 갈 수 있었습니다. 하지만, 2년 남짓 지난 지금도 식도는 좁습니다. 위 카메라 검사도 통과하지 못해 6개월에 한 번은 식도를 넓히는 처치를 받았다고 합니다.

식사는 〈한 입에 최소한 40회, 면은 50회 이상 씹지 않으면 목에서 넘어가지 않고, 양은 제대로 먹을 수 없지만, 질에는 문제없습니다.〉 수술 후 느낀 적이 없었던 공복감도 맛도 겨우 되돌아왔습니다. 단지, 〈맛있다!〉고 한 번에 먹으면 목이 막혀 구토해 버립니다. 남들 2배는 먹었던 대식가였지만, 지금의 적정량은 다른 사람의 절반 정도입니다. 취미도 라면 맛집 탐방에서 운동으로 바꾸고, 50군데 명산 답파를 목표로 매일 아침 1시간 반씩 걷는 데 힘쓰는 매일 매일입니다.

Doctor Advice

봉합불완전의 개운치 못한 협착은 정기적인 확장술로 대처
먹을 수 없는 스트레스를 이겨내기 위해서는 항우울제가 필요한 것도

구메 씨는 봉합불완전을 일으켜서 그 후 솔기가 좁아지는 합병증의 하나인 협착이 일어난 증례입니다. 이런 증상을 예방하는 것은 곤란하지만, 정기적인 확장술 등으로 대처할 수 있습니다.

본래, 매우 활력이 넘치던 구메 씨였지만, 협착으로 먹을 수 없게 되고, 먹을 수 없기 때문에 정신적으로 우울해져서 더욱더 먹을 수 없게 되는 악순환으로 고통스러웠을 것입니다. 심장 두근거림을 시작으로 여러 가지 신체 증상도 나타났습니다.

그런 정신적인 증상이 강한 경우에는 구메 씨처럼 향정신제를 잘 사용하면 유효한 것이 있을 것입니다. 협착의 확장술을 되풀이하면서 부인의 지지로 극복해 낸 구메 씨, 현재는 원래대로 건강하게 생활하고 있습니다.

의료해설 5

식도암의 치료법과 특징

호카무라 노부카즈

암은 진행도에 따라 치료법이 달라집니다.
식도암이라도 최근에는 수술뿐만이 아니라,
내시경 치료와 화학방사선치료도 행해지게 되었습니다.
어떤 치료법에도 장단점이 있습니다.
여기에서는 각각의 치료법의 개요에 덧붙여,
합병증과 부작용에 대해서도 이야기합니다.
긍정적으로 치료를 받고, 치료 후의 문제에
능숙하게 대처하는 데 도움이 되길 바랍니다.

식도암의 진행도와 치료법

식도암의 치료법은 어떻게 해서 정하는 것입니까?

식도암의 치료법은 크게 나누어, 내시경에 의한 치료, 수술, 화학요법, 방사선치료의 4가지가 있습니다. 식도암으로 진단받은 후 여러 가지 검사에 따라 암 진행도가 결정됩니다. 진행도는 표1(118쪽)에 나와 있는 것처럼 1병기부터 4병기까지 있고, 4가지 치료법의 선택과 조합은 기본적으로 병기에 따라 결정합니다.

암의 〈병기〉는 무엇을 나타내는 것입니까?

〈병기〉는 암의 진행도를 나타내는 분류법입니다. 우선, 주의를 드리고 싶은 것은 마찬가지의 1, 2, 3이라고 하는 숫자로 표현하기 때문에 혼동하기 쉬운 〈단계〉라는 단어가 있다는 것입니다.

〈단계〉는 〈그 세포가 얼마나 암다운가?〉를 의미합니다. 1단계부터 4단계까지 있고, 1단계는 완전히 정상적인 세포, 4단계는 완전한 암세포가 됩니다. 4단계라고 들으면, 〈당신의 병은 암입니다〉라고 하는 것과 같습니다.

식도암은 암으로 진단하기 쉬운 병으로, 암일까 아닐까 하는 판단에 망설이는 일은 많지 않습니다. 유방암 등은 암이라고 완전히 말할 수 없는 경우가 있어, 어느 쪽이라고도 할 수 없는 3단계라는 진단을 받는 경우가 있습니다.

한편, 〈병기〉는 〈당신의 암이 어느 정도로 진행되어 있습니까?〉를 나타내기 위한 분류입니다. 식도암에는 1기부터 4기까지 있습니다. 1기라도 암은 암입니다. 하지만, 전이 등이 확인되지 않고, 식도에 생긴 병도 깊지 않기 때문에 완치 가능성이 높은 암입니다. 4기는 꽤 진행이 심한 암으로, 지금의 의학으로는 완치가 어려운 암입니다.

〈병기〉는 표 1에 표시된 것처럼 식도에 생긴 암의 깊이와 전이의 정도로 결정됩니다. 암이 점막 아래의

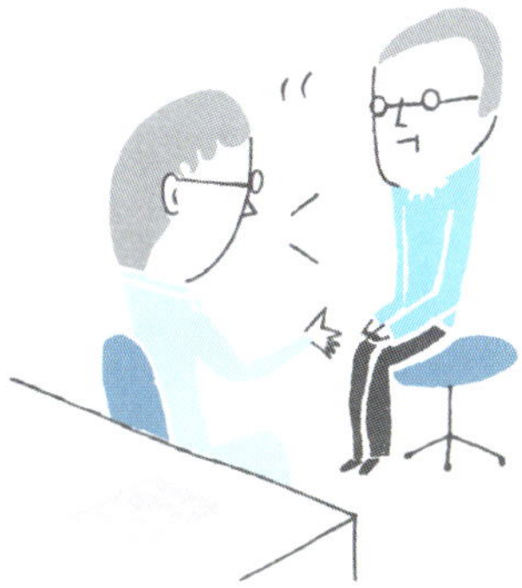

지방조직(이것을 〈점막하층〉이라고 합니다)까지만 있고, 동시에 전이가 확인되지 않으면, 병기는 1기가 됩니다.

암이 점막하층까지만 있어도 임파절에 전이가 확인되면 병기는 2기가 됩니다.

폐와 간 등, 그 밖의 장기에 전이되어 있으면, 4기가 됩니다. 병명은 식도암이지만, 이미 전신에 퍼져있다고 생각할 수 있는 〈전신병〉이라고 할 수 있습니다.

식도암으로 외래 진찰을 받는 환자분들의 절반은 3기 이상입니다. 식도암은 점막하층까지 퍼진 경우, 50% 정도의 환자에게서 임파절 전이가 발견됩니다. 이렇게 진행되어 처음 진단받는 환자분이 적지 않습니다. 식도암이 낫기 어려운 암이라고 불리는 것은 바로 이 때문입니다.

표 1 식도암의 진행도 분류

식도암의 진행도 분류에는 일본식도학회가 정한 것과, 국제 분류도가 있습니다. 국립암연구센터 중앙병원에서는 치료 전의 진단에서는 국제 분류를 따르고, 수술 후의 진단에서는 일본의 분류법을 이용하고 있습니다.

일본의 진행도 분류

암의 침윤도 / 임파절전이		NO 전이 없음	N1 전이 수가 2개 이하	N2 전이 수가 3~6개	N3 전이 수가 7개 이상	N4 식도에서 떨어진 임파절 전이	M1 다른 장기에 전이가 있음
T0 T1a	점막 내에 머무름 (※1)	병기 0	병기 1	병기 2	병기 3	병기 4a	병기 4b
T1b	점막하부까지 침윤	1	2				
T2	근육까지 침윤	2		3			
T3	외막까지 침윤		3				
T4	주위의 막모양 장기까지 침윤	3	4a				

※1 T0은 원발소에 암이 확인되지 않는 경우입니다. 방사선치료 후에 수술을 하면 암이 지워져 있다고 하는 경우입니다. 그 경우라도, 임파절에 전이되어 있는 경우도 있습니다. 임파절에도 암이 확인되지 않는다면 완전치유의 치료효과를 얻을 수 있다고 평가됩니다.

표 2 식도암의 치료방법

침윤도	임파절 전이	타 장기 전이	시행할 수 있는 치료법
점막 내 (T0, T1a)	확인 안됨	확인 안됨	내시경치료
	확인됨	확인 안됨	수술 화학방사선치료
점막하부 (T1b)	확인 안됨	확인 안됨	내시경치료(+보조요법)(※2) 수술 화학방사선치료
	확인됨	확인 안됨	수술(+보조요법) 화학방사선치료
근육이상 (T2, T3)	전이 유무에 관계없이	확인 안됨	수술(+보조요법) 화학방사선치료
주위 장기에 침윤 (T4)	전이유무에 관계없이	확인 안됨	화학방사선치료 스텐트 삽입 임시방편수술(우회술 등)
완전한 침윤	광범위한 임파절전이 (T4)	확인됨	화학요법 화학방사선치료 고식적 수술(우회술 등)

그림 1 식도암의 침윤도(T)

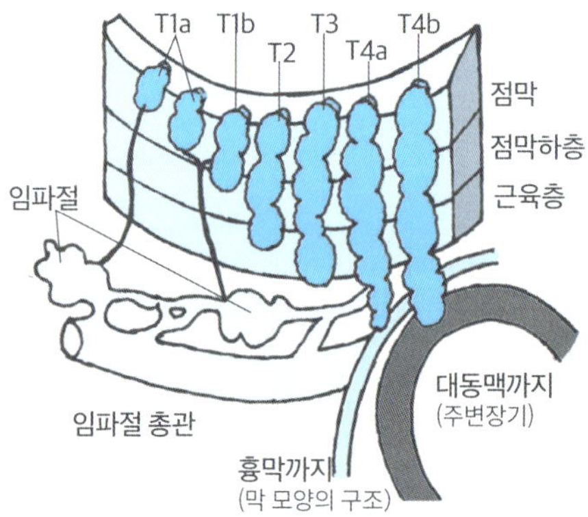

표1, 2, 그림 1의 자료 / 도무라 슈이치

※2 고령자 등 신체조건에 따른 상대적인 적응. 병리학적으로 전이위험이 높다면 어느 정도의 보조요법이 바람직하다.

그림 2 대표적인 내시경 치료 방법(캡 법)

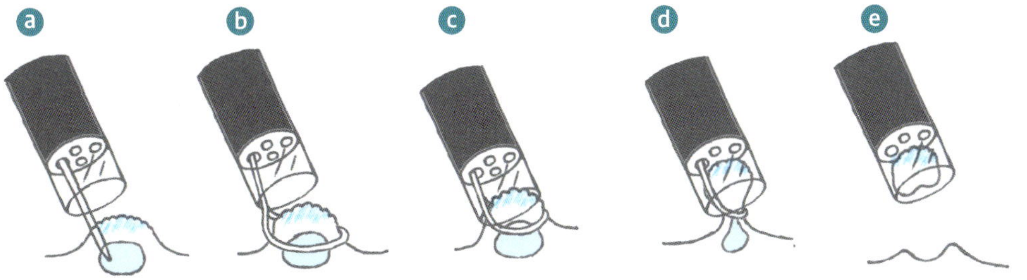

ⓐ 병변의 점막 아래에 생리식염수를 주입해서 병변부 주위의 점막을 띄운다.

ⓑ 가볍게 흡인을 걸면서 캡 인에서 스네이(절제용 바늘)를 연다.

ⓒ 흡인으로 점막을 끌이당기면서 스네어를 서서히 조인다.

ⓓ 충분히 스네어를 조어 당기면서 전기를 통하게 하여 점막을 절제한다.

ⓔ 흡인을 걸면서 절제 표본을 회수.

자료 / 도무라 슈이치

내시경에 의한 치료

대상이 되는 것은 어떤 병변입니까?

병이 점막 안에서 그친 상태라면 우선 내시경치료를 생각할 수 있습니다. 내시경으로 도려낼 수 있다면, 몸에 가해지는 부담도 거의 없을 것입니다. 식사도 다음 날부터 가능한 경우가 많고 입원도 1주일간 정도입니다.

하지만, 병의 뿌리가 얕아도 제법 넓은 경우, 다시 말해 지름이 긴 경우, 혹은 360도로 암이 식도를 빙 둘러싸고 있는 경우에는 내시경치료를 원칙적으로 시행할 수 없습니다.

지름이 5cm 이상 비정상적으로 넓은 병변은 〈표층확대병변〉이라고 불리고, 5cm 미만의 병변에 비해 전이 등의 가능성이 높다고 생각할 수 있습니다. 그렇기 때문에 더 진행된 암에 준한 치료가 필요합니다.

또한, 360도 빙 둘러싸고 있는 암을 내시경으로 절제하면, 〈협착〉이 반드시라고 할 수 있을 정도로 생기게 됩니다.

협착이란, 식도가 좁아져서 음식물이 통과하지 못하게 되는 것입니다. 그것을 넓혀서 먹을 수 있도록 하기 위해서는 1주일에서 1개월에 1회 정도, 내시경을 사용한 확장술을 시행할 필요가 있습니다. 협착이 심하면, 이 치료법이 수 회에서 수십 회 필요하게 되는 경우도 있습니다. 시간도 비용도 들고, 생활에도 지장이 나타납니다. 이러한 이유로 〈주변을 둘러싼 병변〉에는 내시경 치료는 원칙적으로 시행할 수 없습니다.

내시경 치료에도 위험성이 있습니까?

몸에 가해지는 부담이 적은 내시경 치료이지만, 합병증이 없는 것은 아닙니다. 식도의 벽의 3mm 정도밖에 되지 않습니다. 어쩌다가 식도에 구멍이 생기는 경우가 있습니다. 내시경 치료의 결과, 내시경 치료만으로는 고칠 수 없는 암이라고 알려진 것도 있습니다. 그럴 때에는 수술이나 방사선 치료를 시행합니다.

어차피 내시경 치료는 기술이 필요한 치료이기 때문에, 전문의가 있는 병원에서 받도록 하십시오.

수술에 의한 치료

2기부터 3기, 더 나아가 4기 중 일부의 식도암에 대해서는 〈수술을 중심으로 한 치료〉나 〈방사선을 중심으로 한 치료〉가 행해집니다.

흉부식도암의 수술에 대해 가르쳐 주세요

20년 정도 전까지는, 식도암을 낫게 할 수 있는 치료는 수술뿐이라고 생각되었습니다. 현재에도 식도암의 표준 치료는 수술입니다. 식도암 수술은 매우 어려워, 60년 정도 전에는 성공하는 것만으로도 큰 뉴스거리가 되었습니다. 현재는 수많은 외과의의 노력에 의해 안전하게 행할 수 있게 되었습니다. 하지만, 지금도 수술과 관련된 사망은 100명 중 5명 정도로 확인됩니다.

일본인의 식도암의 90%는 가슴 속의 식도에 생기는 흉부식도암입니다. 이 암의 수술을 예로 들어, 왜 그렇게 어려운가도 포함해 이야기해 보도록 합시다.

흉부식도암의 표준적인 수술로는 적어도 가슴과 배, 두 군데를 절개해야 합니다. 이렇게만 해도 다행

그림 3 주요 임파절의 위치

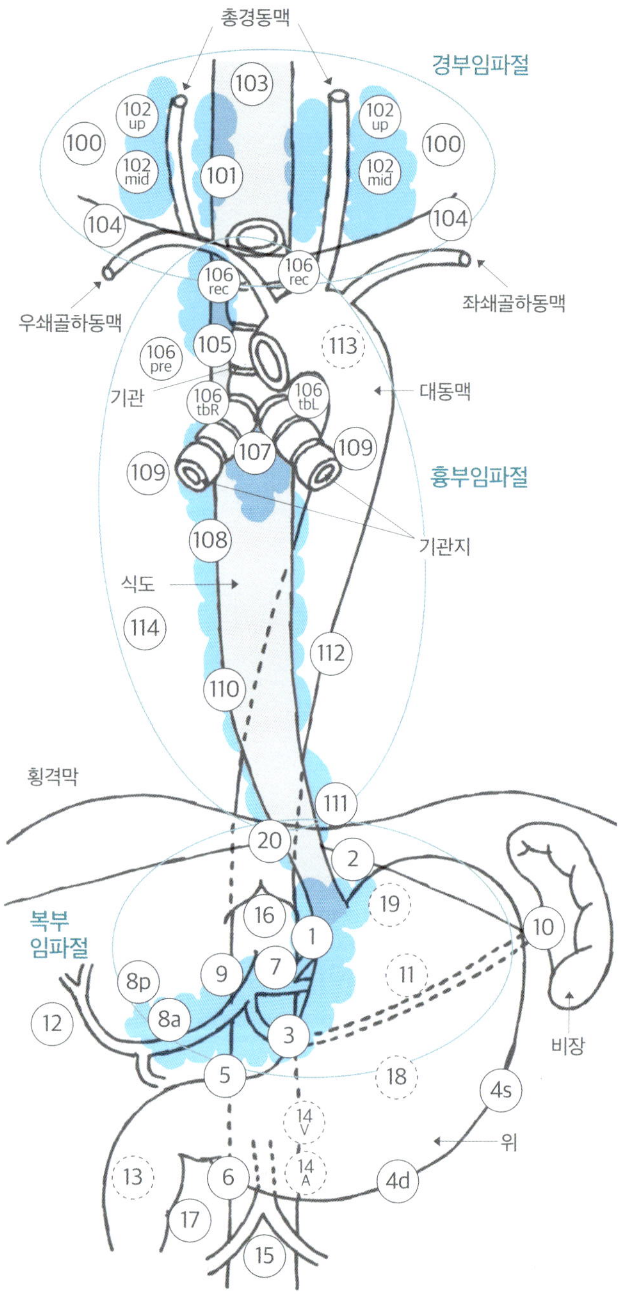

식도의 주위에 기록한 숫자는 부속 임파절 번호입니다.
1개의 번호에 임파절이 1개밖에 없는 것은 아닙니다. 식도가 얼마나 넓은 범위의 임파절에 둘러싸여 있는가를 알 수 있습니다.
자료 / 호카무라 노부카즈

입니다. 이런 수술은 그 외에는 없습니다. 〈가슴과 배 양 쪽에 손을 댑니다.〉 이것이 식도암의 수술을 어렵다고 하는 첫 번째 이유입니다.

식도는 그 대부분이 가슴에 있습니다. 또한 가슴의 임파절에 전이되기 쉽기 때문에 식도와 임파절을 절제하기 위해서는 가슴을 여는 것이 필요합니다. 가끔 식도뿐만 아니라, 폐와 심막 등 주위의 장기와 조직을 함께 절제하는 경우도 있습니다.

식도가 없어지면 먹을 수 없게 됩니다. 새로운 식도는 위 혹은 대장 등의 장기를 사용해 만듭니다. 복부의 임파절에도 전이되기 쉽기 때문에 그것들을 절제하면서 새로운 식도를 만듭니다. 그러기 위해서는 아무래도 배를 절제할 필요가 있습니다. 같은 소화기관의 암이라도 위, 대장과는 전혀 다른 수술입니다. 더 나아가 경부(목)도 열어서 임파절을 절제합니다. 도합 세 군데를 열게 되는 것입니다.

위와 대장의 수술에서는 가까이 있는 장기끼리 연결합니다. 식도암의 수술에서는 새로운 식도를 만들어서 경부까지 들어올리지 않으면 연결이 안 됩니다. 어떠한 새로운 식도를 만들 것인가, 어떻게 해서 들어올릴 것인가. 여기에는 몇 가지 방법이 있고, 외과의사가 여러 가지 생각을 해서 최선의 방법으로 재건을 할 것입니다.

〈절제하기 위해서는 목, 가슴, 배 세 군데를 열어야 한다.〉 〈먹을 수 있도록 하기 위해서 배의 장기를 경부까지 들어올려야 한다.〉 이것들이 식도암 수술을 어렵다고 하는 이유입니다. 기술적으로는 완성되어 있지만, 이만큼의 수술을, 고령에 영양장애가 있는 환자에게 행해야만 합니다. 최근에는, 기초 질환을 갖고 있는 사람도 적지 않습니다. 고치기 위해서는 포기해 버리지 않습니다. 그러나 지나치게 하면 목숨과 관련된 합병증이 많아집니다. 이 점이 식도암 수술을 어렵게 하는 요인입니다.

그림 4 식도암의 절개 예

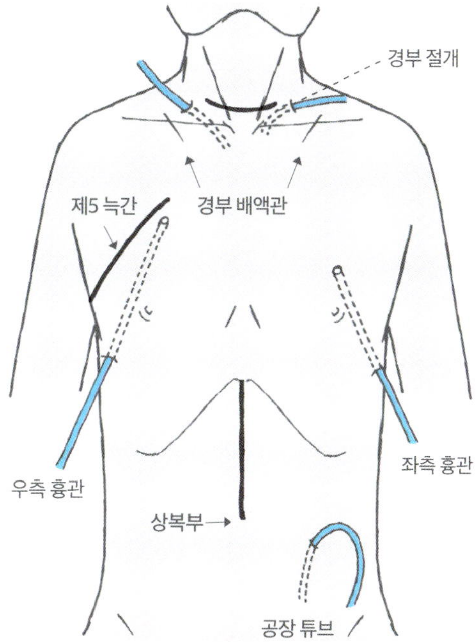

그림은 흉부식도암의 경우. 경부를 목덜미에서 절개하고, 흉부는 제5늑간을 절개합니다.
자료 / 호카무라 노부카즈

수술 후의 합병증에 대해 가르쳐주세요

폐렴

수술 후, 가장 무서운 합병증이 폐렴입니다. 식도암에 걸린 환자분의 많은 수가 애연가입니다. 게다가, 가슴을 열어 수술을 하기 때문에 수술 후에는 폐렴을 일으킬 위험이 높은 것이 특징입니다.
영양섭취에 장애가 있으면 폐렴이 심해져 생명과도 직결되게 됩니다. 식도암 수술에서는 폐렴을 어떻게 예방할지 어떻게 치료할지가 성공여부를 결정한다고 해도 과언이 아닙니다. 치명적인 폐렴을 예방하기 위해서라도 수술 전후의 영양관리는 매우 중요합니다.

봉합부전(식도연결부위 누출)

이것도 식도암에서 10~20% 정도로 알려진 합병증입니다. 이것은 식도와 재건장기의 연결목이 완전히 달라붙지 않는 합병증입니다. 애당초, 배 속에 있는 장기를 목까지 들어올린다는 것에 무리가 있습니다. 여러 가지 방법이 시행되고 있지만, 그래도 어느 정도의 환자에게서 봉합부전은 일어나고 있습니다.
봉합부전은 가끔 심각해져서 목숨과 연관되는 경우도 있습니다. 그렇게까지 심해지지 않더라도, 낫는 데도 2주에서 1개월 정도의 시간이 걸립니다. 봉합부전을 일으키면, 꿰맨 부분이 좁아져 통과가 나빠지는 경우(협착)도 있습니다. 이것에 대한 치료도 필요하게 됩니다.

쉰 목소리

목소리가 쉬는 합병증입니다. 목소리를 내기 위해서는 목에 있는 성대가 제대로 움직여야 합니다. 성대는 반회신경이라고 하는 신경이 기능하고 있습니다. 식도암은 이 반회신경에 따른 임파절에 전이가 많이 된다고 알려져 있습니다. 거기에서 표준적인 수술로는 이 신경을 따른 임파절을 완전히 절제하는 것입니다. 신경 근처를 손대기 때문에, 100명 중 20명에서 일시적인 성대의 마비가 일어납니다. 그중 15명은 2~3개월 이내에 성대의 기능이 회복되지만, 5명 정도는 아무리 해도 원래대로 되돌아가지 않습니다. 목소리를 내는 것이 직업인 사람에게는 매우 큰 합병증이 될 것입니다.
목소리가 쉬기만 하는 것은 아닙니다. 사레들기 쉬워지기 때문에 폐렴의 위험도 증가합니다.
중간 중간에 숨을 들이마시는 일이 많아지기 때문에 호흡하는 것에 체력을 소모하여 살이 빠지는 사람도 많다고 합니다.

감염증 등

이상의 3가지가 식도암 수술에서 특히 문제가 되는 합병증입니다. 그 외에는 출혈과 감염증이 있습니다. 감염증은 세균에 의해 일어나는 합병증입니다. 폐렴도 그중 하나입니다. 식도암 수술에서는 체력이 현저히 저하되기 때문에 세균에 대응하는 저항력이 약해집니다. 그 결과, 감염증을 일으키기 쉽고, 또한 심각해지기 쉬워집니다. 세균과 그 독소가 혈액에 들어가 패혈증을 일으키고, 전신의 장기에 영향이 미치면 다장기부전을 일으켜 생명을 위태롭게 합니다.
현재에도 약 40%의 환자분이 위와 같은 어느 정도의 합병증을 일으키고, 5% 정도는 목숨을 잃습니다.

그림 5 식도의 구조

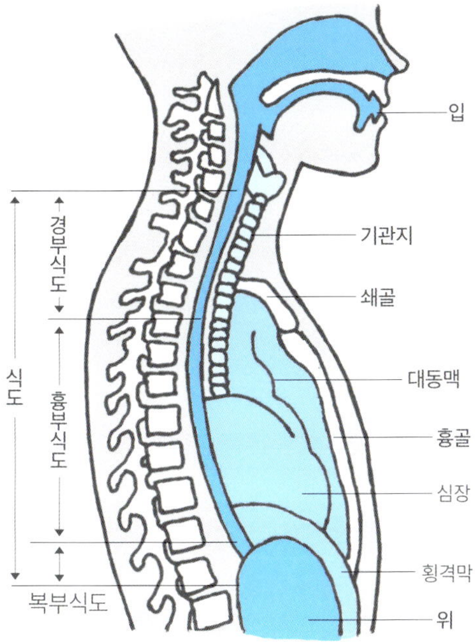

인체를 가로로 본 그림입니다. 식도 입구부터 흉골상연까지를 경부식도, 흉골상연부터 식도열공상연까지를 흉부식도, 식도열공상연부터 식도위접합부까지가 복부식도입니다.

자료 / 국립암연구센터 암대책정보센터 암정보서비스 홈페이지

경부와 복부식도암에 대해 가르쳐주세요

식도는 30cm 정도의 긴 장기입니다. 암이 생기는 장소에 따라, 수술 방법도 달라집니다.

경부의 식도에 생기는 경부식도암, 배 속의 식도에 생기는 복부식도암은 둘을 합쳐도 전체 식도암의 10%에도 미치지 않는, 비교적 드문 병변입니다.

그 수술은 각각 다음과 같이 행해집니다.

경부식도암

목에 가까운 식도를 경부식도라 합니다. 경부식도는 목과 연결되어 있기 때문에 여기에 진행암이 생기면, 성대도 함께 절제하지 않으면 안 되는 경우가 있습니다. 성대를 함께 절제하면, 목소리를 낼 수가 없습니다.

경부식도를 절제한 경우는 소장의 일부를 잘라내 그것을 목과 남은 식도 사이에 이식해서 재건합니다. 혈관끼리도 문합합니다.

이렇게 경부식도암에서는 특수한 수술이 시행됩니다. 전문적인 기술이 필요한 수술이지만, 가슴을 절개하지 않아도 되고, 배도 작은 상처로 족합니다. 흉부식도암 수술보다 몸에 가해지는 부담도 적습니다.

경부식도의 절제만으로 해결되는 경우는 성대가 남기 때문에 물론 목소리를 내는 것이 가능합니다.

복부식도암

위와 식도의 연결목 부근의 식도를 복부식도라고 합니다. 여기에 암이 생긴 경우도 좀 바뀐 수술을 시행합니다.

많은 경우, 왼쪽 가슴과 배를 연속해서 가릅니다. 복부식도암은 목 쪽에는 전이되기 어렵기 때문에, 이렇게 해서 식도의 하부와 위의 상부(분문부)를 절제합니다.

절제 후는 소장을 들어올려서 식도와 위를 우회하도록 연결해서 재건합니다. 가슴을 크게 자르지 않기 때문에 이것도 몸에 가해지는 부담은 적은 수술입니다. 식도도 길게 남기 때문에 연하에도 거의 영향이 없습니다. 무엇보다도 위암 수술과 가까운 수술입니다.

화학방사선치료

항암제와 방사선만으로 치료할 수 있습니까?

방사선치료는 이전에 수술의 보조로서 행해지거나, 수술이 불가능한 환자에게 어쩔 수 없이 행해지거나 했습니다. 그런데, 1980년대 중반 즈음, 방사선과 항암제를 함께 사용하면 식도암이 낫는다는 것이 알

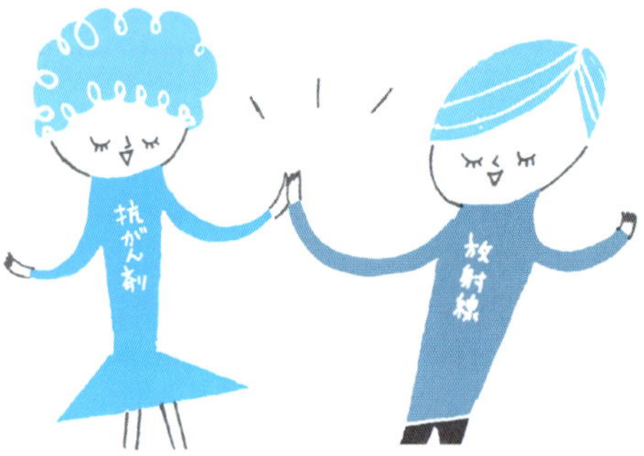

려졌습니다. 1990년대에는 일본에서도 진행된 식도암 환자에게 이 병용치료를 시행하여 매우 높은 치료성적이 보고되었습니다. 〈수술은 무리〉라고 외과의가 포기했던 환자 중에 낫는 사람이 나왔기 때문에 우리 외과의들은 매우 놀랐습니다. 최근에는, 수술로 고칠 수 있을 것 같은 환자에게도 이 치료가 행해지게 되고, 실제로 절제하지 않고 나은 분들도 많이 계십니다. 〈더 이상 수술은 필요없다.〉 그런 말에 우리 외과의는 두렵기도 했습니다.

화학방사선치료는 어떻게 행해지는 것입니까?

방사선과 항암제를 병용하는 치료법을 〈화학방사선치료〉라고 합니다. 여기에는 몇 가지의 방법이 있습니다. 가장 표준적으로 행해지고 있는 것이 2종류의 항암제 치료와 방사선치료를 동시에 행하는 방법입니다. 항암제에 관해서는 (식도암에서는 허가된 내복약이 없기 때문에) 전부 주사로 투여됩니다. 가장 일반적인 방법은 5-FU(플루오로우라실)라고 하는 항암제를 24시간 4일간 연속해서 투여하고 CDDP(씨스플란틴)라고 하는 항암제를 첫째 날에 간헐 투여합니다. 방사선은 25~30회 정도 실시합니다. 토, 일을 제외하고 매일 시행해서 전부 완료할 때까지 6~7주 정도 걸립니다. 그 첫째 주와, 넷째 주 혹은 다섯째 주에 항암제 치료를 병행하여 시행합니다. 암의 진행도에 따라서는 그 후 항암제 치료만을 추가하는 경우도 있습니다.

화학방사선치료의 장점을 가르쳐주세요

화학방사선치료로는 식도가 남기 때문에 잘 나으면 지금까지와 똑같이 먹을 수 있습니다. 수술에 따른 위험도 없습니다. 화학방사선치료는 부작용에 따라 치료를 조절할 수 있다는 것도 장점입니다. 수술은 정해진 것을 예정대로 시행합니다. 도중에 그만둘 수 없습니다. 그렇기 때문에 수술을 해버린 후에는 되돌릴 수 없습니다. 한편, 화학방사선치료는 6주 정도로 나누어 시행하므로 부작용에 따라 치료를 조절하거나, 쉬거나 하는 것이 가능합니다. 도중에 그만

둘 수도 있습니다. 그러므로 수술보다 안전한 치료라고 할 수 있습니다. 물론 치료를 쉬거나 줄이거나 하면, 치료효과도 낮아집니다.

화학방사선치료에는 어떤 부작용이 있습니까?

그렇지만, 화학방사선치료는 진행암이 나을 만큼 효과가 있는 방면, 부작용이 강하게 나타나는 사람도 적지 않습니다. 방사선에 의한 장해는 항암제를 병용할 때 명백히 심해집니다. 식도가 너무 타서 염증이 생겨 식도염이 나타나고, 물을 마시는 것조차 괴로워져 입원하여 수액주사를 맞아야 하는 사람도 있습니다.

항암제 부작용으로 구역질과 구토를 호소하는 사람도 있습니다. 혈액 중의 백혈구와 적혈구, 혈소판 등의 수가 줄어버리는 사람도 있습니다. 탈모를 호소하기도 합니다.

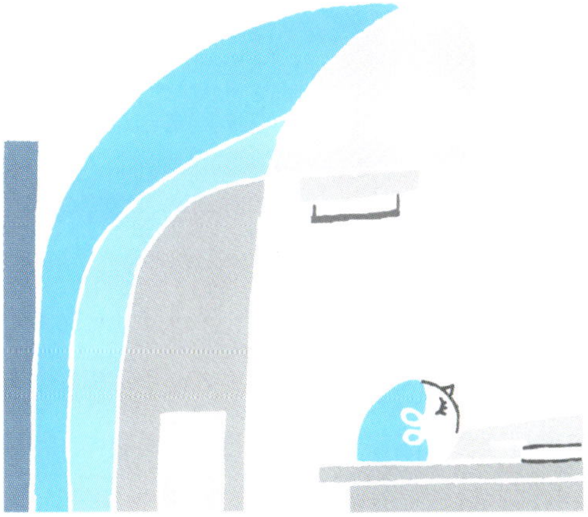

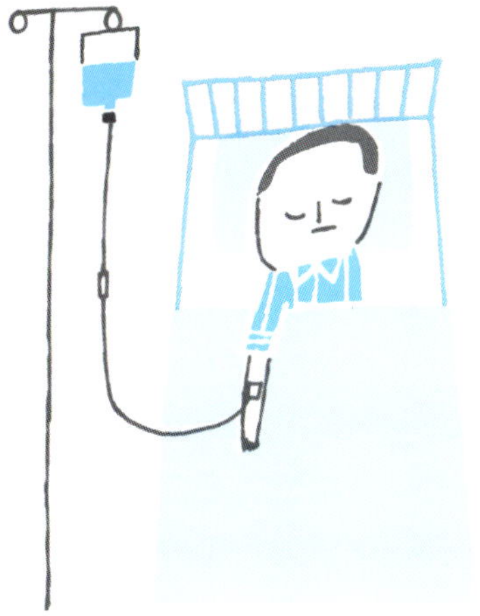

치료 중에 출현하는 부작용은 치료를 조절하는 것으로 대처 가능합니다. 그러나, 방사선의 영향은 평생 남습니다. 한 번 방사선을 쏘인 피부는 평생 흉터의 치유가 어려울 것입니다. 특히, 화학방사선치료에서는 치료가 끝나고 나서 부작용이 나타나는 경우가 있습니다. 위독한 것으로는 심장의 피해로서 심막염과 부정맥입니다. 심하면 심부전에 빠지는 경우도 있습니다. 폐에 대한 영향으로 생기는 방사선폐렴도 대처를 잘못하면 생명과 연관되는 경우도 있습니다. 식도가 너무 타면 식도에 구멍이 열리는 식도천공이 일어나고 종격염 등이 잇달아 생겨 목숨에 지장을 주기도 합니다. 또한 식도가 좁아져 먹을 수 없게 되는 협착이 일어나고 환자에 따라서는 치료 전보다 먹기 어려워지는 경우도 있습니다. 화학방사선치료 후의 협착은 고도의 섬유화에 의해 매우 비정상적으로 딱딱해지기 때문에 아무렇지 않게 확장술을 시행하면 식도가 찢어져 종격염을 일으키는 경우가 있습니다. 이런 부작용은 치료가 끝나고 난 후 나타나게 됩니다. 암은 나았지만 이런 증상을 치료하기 위해 통원치료를 지속해야 하는 사람도 있습니다.

화학방사선치료 후의 수술에는 어떤 위험이 있습니까?

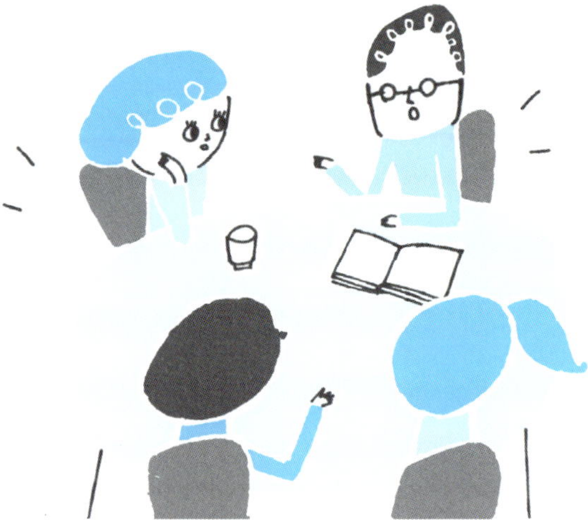

암이 외막에 침윤해 있는 T3의 진행암에서는 화학방사선치료만을 시행할 경우 완전히 낫는 사람은 30퍼센트 정도입니다. 나머지 60~70퍼센트는 암이 남든지, 나았다고 생각하지만 나중에 다시 나타납니다. 방사선치료는 같은 장소에는 한 번밖에 할 수 없기 때문에 이런 환자들을 치료하는 방법은 수술밖에 없습니다. 그런데, 화학방사선치료는 식도 주위에 심한 화상을 만들 뿐만 아니라 몸 전체에도 커다란 손상을 남기므로, 화학방사선치료 후의 수술은 그렇지 않은 경우에 비해 합병증의 위험이 꽤 높아집니다. 일반적으로 〈잘라내지 않고 고치는 훌륭한 치료〉라고 생각되고 있는 화학방사선치료이지만, 치료와 관련된 합병증도 밝혀졌습니다. 방사선을 쏘이는 것은 전문의지만 조사장치에 따라 쏘이는 방법이 달라지는 경우가 있습니다. 담당의의 설명을 확실히 듣고 충분히 납득한 후에 치료를 받도록 합시다.

간과 폐에 전이된 경우

어떤 치료법이 있습니까?

이미 간과 폐 등, 다른 장기까지 암이 퍼져있는 경우에는 어떤 치료법이 있을까요?

유감스럽게도, 이미 전신에 병이 퍼져있다고 생각되므로 현재의 의학으로는 고치는 것은 극도로 곤란합니다. 병의 진행을 늦출 수 있고 임상증상을 조금이라도 좋게 하는 것이 치료의 중심이 됩니다. 병의 진행을 늦추기 위해서는 주로 항암제 치료가 행해집니다. 〈음식물이 목에 걸려서 먹을 수가 없다〉는 증상에 대해서는 식도 스텐트라고 하는, 터널을 대체할 수 있는 관을 식도 속에 넣는 치료를 시행하는 경우도 있습니다.

〈임파절이 암 때문에 부어서 아프다〉 〈식도암이 커서 음식을 먹을 수가 없다〉 등, 암으로 인한 증상이 심한 경우는, 그 증상을 조금이라도 완화시키는 것을 목적으로 방사선조사를 함께 시행하는 경우도 있습니다.

이런 증상 완화 목적의 치료에서는, 환자의 생활의 질(QOL이라고 합니다)을 유지하는 것이 제일 우선입니다. 그러므로, 치료 효과보다도 치료에 따른 합병증과 부작용을 줄이는 것을 중시하여 행해집니다. 합병증과 부작용이 너무 심한 경우는 치료 자체를 재점검할 필요가 있습니다.

의료Column

식도암의 재발을 예방하기 위해

호카무라 노부카즈 外村修一

암에 걸려도 낫는 사람이 많아졌습니다. 미국에서는 암으로 진단받은 사람가운데 60퍼센트 이상이 생존해 있습니다. 물론, 완전히 암이 나은 사람도 있고, 암을 안고 생활하고 있는 사람도 있습니다. 암이 나은 사람이 많아진 현재, 암치료가 끝난 사람의 생활을 지지해 주는 것이 중요해지고 있습니다.

암에 걸린 사람은 여러 가지 위험요소를 안고 있습니다. 특히, 식도암 환자 중에는 애연가와 폭주가가 많은 것이 특징입니다. 이것들은 다른 암의 위험요소도 됩니다. 특히 많은 것이 같은 편평상피로 되어 있는 두경부암입니다. 구체적으로는 인두암과 후두암, 설암 등에 걸린 사람이 20~30퍼센트입니다. 그 외에도 위암, 대장암, 폐암 등도 걸리기 쉽다고 여겨지고 있습니다.

담배와 술은 암 이외의 질병의 위험인자이기도 합니다. 심혈관계질환, 구체적으로 고혈압과 심장병, 뇌경색 등이 있습니다.

수술 후에는 체중이 줄기 때문에 일시적으로 혈압이 떨어지는 분도 많을 것입니다. 혈압약이 필요 없어질 때도 자주 있을 깃 입니다. 하지만, 수술 전과 마찬가지의 생활을 지속하면, 이런 질병에 걸릴 위험이 높아질 것입니다. 당뇨병을 포함해 이런 생활습관병은 생활습관을 개선하는 것이 필요합니다.

수술 후의 영양상태도 중요합니다. 유방암과 전립선암에서는 치료 후의 영양상태가 재발과 관계 있는 것으로 여겨지고 있습니다. 영양상태가 나쁘면 몸의 면역력이 약해져 몸에 남은 암세포가 있으면 그것들이 다시 증식하기 쉬워진다고 생각됩니다. 암의 재발을 예방하기 위해서는 하루하루의 식생활이 매우 중요합니다.

〈수술했기 때문에 먹을 수 없는 것은 어쩔 수 없다.〉 그렇게 생각해 버리면 병도 재발하기 쉬워질지도 모릅니다. 항암제 같은 약은 일정 기간밖에 몸에 들어가지 않습니다. 하지만, 먹는 것은 매일 행해지는 것입니다. 재발 예방에 어느 쪽이 깊이 관여되어 있냐고 하면, 저는 식생활이라고 생각합니다.

〈암의 재발을 예방한다〉〈새로운 암에 걸리지 않는다〉〈생활습관병에 걸리지 않는다〉 이것들을 가능하게 하기 위해서는 적절한 식생활밖에 없다고 생각합니다.

현재, 암의 재발예방과 관련된 식생활의 연구가 진행되고 있습니다. 하지만, 여러 가지 인자가 복잡하게 연관되어 있어 아직 확실한 것은 밝혀지지 않았습니다.

다만, 적어도 건강한 사람에게 있어서의 암 예방 가이드 라인은 재발예방에도 도움이 될 것이라 생각됩니다. 암환자는 다른 암과 생활습관병에 걸릴 위험이 높기 때문에, 그나마 일반적인 암 예방 가이드라인을 참고하는 것이 하루하루 생활을 보내는 데 유익하다고 할 수 있습니다. 몇 가지의 가이드라인 중에서 다음에 표시한 〈세계암연구기금보고서〉도 정확한 내용이라 생각되니 참고하시기 바랍니다.

표2 암예방을 위한 추천 (2007 세계암연구기금보고서)

	항목	추천
1	비만	마르지 않은 범위에서 가능한 체중을 줄인다
2	운동	매일 30분 이상 운동한다(빨리 걷기처럼 중간 정도의 운동)
3	체중량과 연관된 음식과 음료	고칼로리 식품을 억제하고, 당분이 첨가된 음료를 피한다 (패스트푸드와 소프트드링크 등)
4	식물성 식품	여러 가지 야채, 과일, 곡물가루, 콩류를 먹는다 (야채와 과일은 1일 400g 이상)
5	동물성 식품	육류(소, 돼지, 양 등, 닭고기는 제외)를 줄이고, 가공육(햄, 베이컨, 소세지 등)을 피한다(육류는 주 500g 미만)
6	알코올 음료	알코올 음료는 마신다면 남성은 1일 2잔, 여성은 1잔까지 한다 (1잔은 알코올 10~15g 정도)
7	식품의 보관·가공·조리법	염분이 많은 식품을 제한한다
8	첨가물	암예방의 목적으로 첨가물을 사용하지 않는다.
9	특별한 집단에의 추천 1 (출산 후)	생후 6개월까지는 모유만으로 키우도록 한다(엄마의 유방암 예방과 소아비만 예방)
10	특별한 집단에의 추천 2 (암치료 후)	치료 후의 암 체험자는 암 예방을 위해 상기 추천사항을 따른다
+1	금연	금연을 잊지 않도록!

쓰보노 요시타카 감수《암 서포트》2008년 2월호(에비던스사)

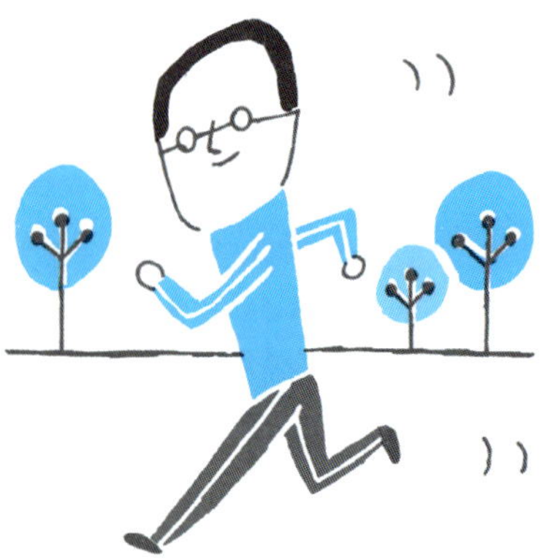

식사 기록표

기록 방법

- 이 페이지를 복사해서 사용하세요. 기록한 표를 검진 시에 담당의 혹은 영양사에게 보여주는 것으로 당신의 영양관리의 귀중한 정보가 될 것입니다.
- 우선, 병원의 의사 혹은 영양사와 상담하고, 당신에게 적당한 주식, 주찬, 부찬, 우유 및 유제품, 과일의 목표량을 지시 받으세요.
- 지시받은 목표량의 몇 할을 섭취했는지의 숫자를 각 항목에 기입합니다. 목표량대로 섭취했다면 10, 반을 섭취했다면 5, 그 이상의 양이라면 12 등으로 기입합니다.
- 병원으로부터 목표량의 지시가 없는 경우는, 이 책 14~17페이지를 참고해 주세요.
- 부찬은 무침과 찜 등, 2가지를 먹은 경우와 국물도, 주찬 이외의 반찬을 전부 합쳐서 부찬의 항목에 카운트합니다.
- 간식은 먹은 시간을 메모해 두면, 규칙적인 시간에 먹는 습관이 길러집니다.

	아침					점심					저녁				
일 / 월 (요일) (날씨)	주식	주찬	부찬	우유·유제품	과일	주식	주찬	부찬	우유·유제품	과일	주식	주찬	부찬	우유·유제품	과일
	간식(00 : 00)					간식(00 : 00)					간식(00 : 00)				
기입 예시 일 / 월 (요일) (날씨)	10	10	10	5	5	8	10	10	5	0	12	10	10	0	5
	젤리 1개(10:00)					카스텔라 1개(10:00)					아이스크림 1개(15:00)				
/ ( ) ( )															
/ ( ) ( )															
/ ( ) ( )															
/ ( ) ( )															
/ ( ) ( )															
/ ( ) ( )															
/ ( ) ( )															
/ ( ) ( )															
/ ( ) ( )															

식도암 수술 전, 수술 후 100일 레시피

영양성분식일람

PART 1 입원 전

		게재 페이지	열량	단백질	지방	탄수화물	나트륨	칼슘	철	아연	비타민 A (레티놀)	비타민 D	비타민 B_1	비타민 B_2	비타민 B_{12}	비타민 C	식이섬유	염분
			kcal	g	g	g	mg	mg	mg	mg	μg	μg	mg	mg	μg	mg	g	g
식단 · 일반적으로 먹을 수 있는 분들에게																		
아 침	무즙을 곁들인 훈제연어구이	24	138	14.8	7.3	2.1	239	22	0.3	0.3	16	15.0	0.10	0.10	4.5	6	0.7	0.6
	시금치깨소금무침	24	45	2.2	2.3	4.8	264	71	1.4	0.6	158	0.0	0.07	0.11	0.0	16	1.8	0.7
	두부와 파를 넣고 끓인 된장국	24	38	3.2	1.6	2.8	495	44	0.6	0.3	1	0.0	0.04	0.03	0.5	0	0.6	1.3
	밥	24	252	3.8	0.5	55.7	2	5	0.2	0.9	0	0.0	0.03	0.02	0.0	0	0.5	0.0
	아침 합계		473	24.0	11.7	65.4	1000	142	2.5	2.1	175	15.0	0.24	0.26	5.0	22	3.6	2.6
점 심	계란참치감자 샌드위치	25	389	13.5	20.3	37.6	1116	41	1.3	1.1	61	1.0	0.11	0.17	0.5	18	2.3	2.9
	방울토마토샐러드	25	36	0.7	2.1	4.5	119	7	0.2	0.1	48	0.0	0.04	0.03	0.0	21	0.8	0.3
	우유	25	104	5.1	5.9	7.4	64	171	0.0	0.6	59	0.5	0.06	0.23	0.5	2	0.0	0.2
	점심 합계		529	19.3	28.3	49.5	1299	219	1.5	1.8	168	1.5	0.21	0.43	1.0	40	3.1	3.4
간식 10시	딸기	26	26	0.7	0.1	6.4	0	13	0.2	0.2	1	0.0	0.02	0.02	0.0	47	1.1	0.0
	간식 10시 합계		26	0.7	0.1	6.4	0	13	0.2	0.2	1	0.0	0.02	0.02	0.0	47	1.1	0.0
간식 15시	카스텔라	26	128	2.5	1.8	25.3	22	12	0.4	0.2	19	0.0	0.01	0.17	0.1	0	0.2	0.0
	밀크티	26	36	1.8	2.0	2.6	22	58	0.0	0.2	20	0.2	0.02	0.09	0.2	1	0.0	0.1
	간식 15시 합계		164	4.3	3.8	27.9	44	70	0.4	0.4	39	0.2	0.03	0.26	0.3	1	0.2	0.1
저 녁	생강소고기로스구이	27	174	11.2	10.8	7.5	606	11	1.1	2.5	32	0.0	0.07	0.16	0.6	65	1.3	1.5
	중국풍 삼색야채 초무침	27	52	0.9	1.1	9.9	185	26	0.3	0.2	180	0.0	0.03	0.03	0.0	10	1.5	0.5
	청경채수프	27	8	0.5	0.1	1.6	465	51	0.6	0.2	85	0.0	0.02	0.04	0.0	12	0.6	1.2
	밥	27	252	3.8	0.5	55.7	2	5	0.2	0.9	0	0.0	0.03	0.02	0.0	0	0.5	0.0
	저녁 합계		486	16.4	12.5	74.7	1258	93	2.2	3.8	297	0.0	0.15	0.25	0.6	87	3.9	3.2
	1일 합계		1678	64.7	56.4	223.9	3601	537	6.8	8.3	680	16.7	0.65	1.22	6.9	197	11.9	9.3

		게재 페이지	열량	단백질	지방	탄수화물	나트륨	칼슘	철	아연	비타민						식이섬유	염분
											A (레티놀)	D	B_1	B_2	B_{12}	C		
			kcal	g	g	g	mg	mg	mg	mg	μg	μg	mg	mg	μg	mg	g	g
식단 · 삼키기 어려운 분들에게																		
아 침	토마토를 곁들인 프렌치토스트	30	255	10.2	11.6	27.2	331	115	0.8	1.1	115	0.7	0.10	0.25	0.5	8	1.5	0.9
	잘게 썬 브로콜리 샐러드	30	67	1.7	6.1	1.9	197	19	0.4	0.3	26	0.1	0.05	0.08	0.0	36	1.3	0.5
	바나나요거트우유	30	83	2.7	2.5	13.3	28	77	0.1	0.4	27	0.2	0.05	0.12	0.2	8	0.5	0.1
	아침 합계		405	14.6	20.2	42.4	556	211	1.3	1.8	168	1.0	0.20	0.45	0.7	52	3.3	1.5
점 심	돼지고기와 배추를 넣은 니코미우동	31	288	17.7	3.4	45.5	1556	66	1.2	1.4	177	0.1	0.51	0.20	1.4	15	2.8	4.0
	다진 딸기를 곁들인 우유젤리	31	77	1.8	2.0	13.6	22	62	0.1	0.2	20	0.2	0.02	0.08	0.2	7	0.5	0.1
	점심 합계		365	19.5	5.4	59.1	1578	128	1.3	1.6	197	0.3	0.53	0.28	1.6	22	3.3	4.1
간식 10시	묽게 만든 양갱	32	103	1.6	0.1	24.0	34	6	0.5	0.2	0	0.0	0.00	0.01	0.0	0	1.3	0.1
	호지차 (점도증강제 함유)	32	0	0.0	0.0	0.2	2	3	0.0	0.0	0	0.0	0.00	0.03	0.0	0	0.0	0.0
	간식 10시 합계		103	1.6	0.1	24.2	36	9	0.5	0.2	0	0.0	0.00	0.04	0.0	0	1.3	0.1
간식 15시	사과전자레인지찜	32	151	1.9	6.8	21.8	77	63	0.1	0.2	47	0.1	0.04	0.09	0.1	3	1.1	0.2
	간식 15시 합계		151	1.9	6.8	21.8	77	63	0.1	0.2	47	0.1	0.04	0.09	0.1	3	1.1	0.2
저 녁	돗돔조림	32	204	19.3	9.0	12.0	1092	37	0.6	0.5	63	2.0	0.04	0.08	1.1	1	0.0	2.7
	다진 오크라와 참마	32	153	16.7	5.5	8.5	953	51	1.2	1.1	85	0.9	0.07	0.26	2.0	1	0.1	2.5
	고명을 얹은 계란찜	32	24	1.0	0.1	4.9	173	12	0.2	0.2	4	0.0	0.04	0.02	0.0	3	0.7	0.4
	죽	32	107	1.8	0.3	23.1	0	2	0.2	0.4	0	0.0	0.02	0.01	0.0	0	0.2	0.0
	저녁 합계		488	38.8	14.9	48.5	2218	102	2.2	2.2	152	2.9	0.17	0.37	3.1	4	1.0	5.6
	1일 합계		1512	76.4	47.4	196.0	4465	513	5.4	6.0	564	4.3	0.94	1.23	5.5	81	10.0	11.5
단품 · 삼키기 어려운 분, 쉽게 사레들리는 분들에게																		
주 식	흰죽	36	285	4.9	0.7	61.7	1	4	0.6	1.1	0	0.0	0.06	0.02	0.0	0	0.4	0.0
	계란죽	36	336	11.0	5.6	57.0	345	40	1.1	1.6	75	0.9	0.09	0.27	1.4	0	0.5	0.9
	명란젓덮밥	37	128	5.4	1.0	23.2	136	5	0.3	0.9	4	0.6	0.13	0.07	2.7	5	0.2	0.3
	소고기덮밥	37	121	3.7	0.6	23.4	(79)	2	0.2	0.4	0	0.0	0.02	0.01	0.0	0	0.2	0.2
	연어소보로덮밥	37	125	3.9	1.3	23.1	160	2	0.2	0.4	0	0.0	0.02	0.01	0.0	0	0.2	0.4
	연어알덮밥	37	148	6.7	2.6	23.2	137	16	0.5	0.7	50	6.6	0.09	0.09	7.1	1	0.2	0.3
	멸치덮밥	37	118	4.1	0.4	23.2	160	23	0.3	0.5	14	4.6	0.04	0.01	0.4	0	0.2	0.4
	가다랑어포덮밥	37	130	3.7	1.5	24.3	215	22	0.4	0.4	1	0.0	0.03	0.02	0.0	0	0.5	0.5

			게재페이지	열량	단백질	지방	탄수화물	나트륨	칼슘	철	아연	비타민						식이섬유	염분
												A (레티놀)	D	B_1	B_2	B_{12}	C		
				kcal	g	g	g	mg	mg	mg	mg	μg	μg	mg	mg	μg	mg	g	g
PART 1 입원 전	다진 고기로 만든 주찬	두부햄버그	38	245	12.7	9.9	25.9	570	103	1.6	1.5	28	0.2	0.36	0.18	0.2	61	2.6	1.4
		삼색닭고기덮밥	39	243	12.5	5.5	34.3	540	37	1.8	1.2	155	0.5	0.11	0.25	0.5	11	1.1	1.4
	흰살 생선으로 만든 주찬	청새치조림	40	196	13.8	10.8	9.6	680	28	0.7	0.7	36	7.7	0.06	0.08	1.3	12	1.3	1.7
		간장소스를 곁들인 삼치토마토찜	41	173	17.1	7.9	7.6	367	26	0.9	1.0	32	5.6	0.11	0.30	4.2	12	1.4	1.0
	부 찬	당근수프	42	114	2.8	4.6	15.6	328	81	0.3	0.5	477	0.2	0.06	0.11	0.2	5	2.1	0.9
		브로콜리수프	43	113	5.6	4.9	13.4	242	91	0.9	0.9	85	0.2	0.14	0.23	0.2	93	3.7	0.6
		단호박수프	43	143	3.6	4.7	21.9	227	74	0.5	0.5	282	0.2	0.08	0.15	0.2	35	3.0	0.6
		옥수수수프	43	231	6.7	4.9	40.7	706	117	0.8	1.2	47	0.3	0.08	0.25	0.3	7	3.4	1.9
		삶은야채스톡조림	44	59	2.5	0.4	14.2	5	32	0.8	0.4	94	0.0	0.13	0.09	0.0	71	4.6	0.0
		돼지고기소테 · 여름야채소스	44	134	14.1	7.2	2.6	285	7	0.8	1.3	15	0.0	0.61	0.18	0.2	13	0.7	0.7
		겨울야채스톡조림	45	275	11.3	1.2	60.9	72	134	2.7	2.0	1121	0.0	0.45	0.42	0.0	251	14.7	0.3
		야채를 듬뿍 넣은 콘스튜	45	131	4.0	2.5	23.8	357	66	0.5	0.7	86	0.2	0.06	0.15	0.2	17	2.5	0.9
PART 2-1 수술 후 (퇴원부터 1~2주간)	**식단 · 부드러운 음식**																		
	아 침	계란노른자를 얹은 낫토	56	160	10.1	10.7	5.2	181	67	2.6	1.6	96	1.2	0.07	0.33	0.6	0	2.7	0.5
		마른멸치를 올린 오이초절임	56	20	1.9	0.1	2.9	334	26	0.2	0.2	22	2.8	0.02	0.02	0.3	7	0.6	0.8
		감자양파된장국	56	95	6.0	1.2	17.3	534	97	3.6	1.3	525	0.0	0.23	0.34	0.6	69	5.7	1.3
		밥(진밥)	56	190	3.3	0.5	41.1	1	3	0.4	0.7	0	0.0	0.04	0.01	0.0	0	0.3	0.0
		아침 합계		465	21.3	12.5	66.5	1050	193	6.8	3.8	643	4.0	0.36	0.70	1.5	76	9.3	2.6
	점 심	가리비리조또	59	226	13.8	6.4	27.3	415	159	0.6	2.0	62	0.3	0.08	0.22	1.4	21	1.2	1.1
		단호박샐러드	59	123	5.1	5.6	13.4	352	17	0.5	0.5	209	0.2	0.18	0.09	0.1	38	2.2	0.9
		점심 합계		349	18.9	12.0	40.7	767	176	1.1	2.5	271	0.5	0.26	0.31	1.5	59	3.4	2.0
	간식 10시	커피젤리	58	126	0.5	6.0	18.0	5	14	0.1	0.0	52	0.1	0.00	0.01	0.0	0	0.4	0.0
		간식 10시 합계		126	0.5	6.0	18.0	5	14	0.1	0.0	52	0.1	0.00	0.01	0.0	0	0.4	0.0
	간식 15시	핫케이크	58	242	6.6	4.9	42.7	228	103	0.5	0.5	38	0.4	0.08	0.16	0.3	0	1.0	0.6
		야채주스	58	77	0.8	0.0	18.5	81	-	-	-	1010	9.5	2.30	2.55	4.0	1000	-	0.2
		간식 15시 합계		319	7.4	4.9	61.2	309	103	0.5	0.5	1048	9.9	2.38	2.71	4.3	1000	1.0	0.8

PART2-1 수술 후(퇴원부터 1~2주간)

		게재 페이지	열량	단백질	지방	탄수화물	나트륨	칼슘	철	아연	비타민 A (레티놀)	비타민 D	비타민 B_1	비타민 B_2	비타민 B_{12}	비타민 C	식이섬유	염분
			kcal	g	g	g	mg	mg	mg	mg	µg	µg	mg	mg	µg	mg	g	g
저 녁	돼지고기야채말이	60	202	16.1	11.2	9.2	728	31	1.0	1.7	289	0.1	0.67	0.21	0.2	5	1.7	1.9
	쑥갓당근두부무침	60	122	7.0	7.2	9.4	293	171	2.0	0.5	410	0.0	0.13	0.17	0.0	18	3.3	0.7
	푹 삶은 배추	60	34	2.4	1.4	3.3	154	42	0.5	0.3	25	0.2	0.04	0.09	0.4	14	1.0	0.4
	밥(진밥)	60	190	3.3	0.5	41.1	1	3	0.4	0.7	0	0.0	0.04	0.01	0.0	0	0.3	0.0
	저녁 합계		548	28.8	20.3	63.0	1176	247	3.9	3.2	724	0.3	0.88	0.48	0.6	36	6.3	3.0
	1일 합계		1933	77.4	61.6	267.4	3312	746	12.5	10.1	2789	14.8	3.89	4.23	8.0	1172	20.7	8.4
식단 · 연하곤란식																		
아 침	간 오이를 곁들인 으깬 낫토	57	161	10.4	10.7	5.3	182	61	2.4	1.4	103	1.2	0.11	0.26	0.6	4	2.6	0.5
	간 감자된장국	57	86	3.9	1.4	14.8	494	26	0.8	0.4	0	0.0	0.10	0.05	0.5	24	1.4	1.3
	흰죽	57	71	1.2	0.2	15.4	0	1	0.2	0.3	0	0.0	0.02	0.00	0.0	0	0.1	0.0
	아침 합계		318	15.5	12.3	35.5	676	88	3.4	2.1	103	1.2	0.23	0.31	1.1	27	4.1	1.8
점 심	점심(부드러운 음식과 동일) 합계		349	18.9	12.0	40.7	767	176	1.1	2.5	271	0.5	0.26	0.31	1.5	59	3.4	2.0
간식 10시	간식 10시(부드러운 음식과 동일) 합계		126	0.5	6.0	18.0	5	14	0.1	0.0	52	0.1	0.00	0.01	0.0	0	0.4	0.0
간식 15시	요거트팬케이크	58	291	7.6	8.9	44.8	241	134	0.5	0.7	75	0.4	0.09	0.20	0.3	1	1.0	0.6
	간식 15시 합계		291	7.6	8.9	44.8	241	134	0.5	0.7	75	0.4	0.09	0.20	0.3	1	1.0	0.6
저 녁	걸쭉한 소스를 얹은 돼지고기야채말이	61	215	11.1	13.6	13.4	711	19	0.5	1.0	146	0.1	0.37	0.12	0.2	2	0.8	1.8
	쑥갓당근두부무침	61	111	5.9	7.0	7.5	218	111	1.2	0.4	220	0.0	0.08	0.09	0.0	8	1.7	0.5
	걸쭉한 배춧국	61	53	4.0	2.7	3.4	191	48	0.7	0.5	44	0.5	0.05	0.14	0.5	14	1.0	0.5
	흰죽	61	71	1.2	0.2	15.4	0	1	0.2	0.3	0	0.0	0.02	0.00	0.0	0	0.1	0.0
	저녁 합계		450	22.2	23.5	39.7	1120	179	2.6	2.2	410	0.6	0.52	0.35	0.7	24	3.6	2.8
	1일 합계		1534	64.7	62.7	178.7	2809	591	7.7	7.5	911	2.8	1.10	1.18	3.6	111	12.5	7.2
단품																		
원 플레이트 메뉴	야채가 듬뿍 들어간 마파두부덮밥	62	464	20.6	11.5	66.0	986	121	1.9	2.9	125	0.3	0.45	0.22	0.2	32	2.2	2.5
	눅진눅진한 오므라이스	63	446	11.9	13.7	65.1	375	57	1.5	1.9	227	1.0	0.14	0.29	0.5	6	2.2	1.0
	호우토우풍 유바와 두유를 넣은 미소우동	64	283	12.9	4.6	46.5	627	72	2.8	1.3	285	0.0	0.14	0.14	0.6	24	5.4	1.6
	계란을 풀어 넣은 걸쭉한 소바	65	268	15.2	6.2	37.3	1564	77	2.3	1.3	175	0.9	0.13	0.32	1.5	4	2.3	4.0
	양배추새우크림펜네	66	461	20.4	19.2	48.7	706	78	0.9	1.7	89	0.1	0.13	0.09	1.1	15	2.0	1.8
	다진 돼지고기와 마른 멸치 오코노미야키	67	517	25.4	21.9	50.3	1279	94	2.0	2.4	116	6.0	0.39	0.40	1.2	38	1.7	3.2
	야채밭의 피자토스트	68	339	18.5	17.6	27.2	543	179	0.7	0.6	112	0.8	0.07	0.15	0.4	30	2.7	1.4
	시금치크로크무슈	69	458	21.0	22.1	43.7	1000	239	1.0	1.1	243	0.2	0.23	0.22	0.1	17	2.9	2.5

			게재 페이지	열량	단백질	지방	탄수화물	나트륨	칼슘	철	아연	비타민 A (레티놀)	비타민 D	비타민 B_1	비타민 B_2	비타민 B_{12}	비타민 C	식이섬유	염분
				kcal	g	g	g	mg	mg	mg	mg	μg	μg	mg	mg	μg	mg	g	g
PART 2-1 수술 후(퇴원부터 1~2주간)	시판식품 활용 메뉴	카니타마	70	125	8.9	7.7	3.8	319	42	1.1	1.4	85	0.9	0.04	0.23	0.5	2	0.3	0.8
		캔고등어감자 마요네즈구이	71	485	20.2	36.3	17.0	431	30	1.1	0.9	35	7.3	0.15	0.25	11.9	0	0.0	1.1
		꽁치카바야키덮밥	72	351	11.8	6.0	60.6	278	150	1.9	1.1	161	4.8	0.05	0.17	4.7	6	1.4	0.7
		캔오징어무조림	73	107	14.0	1.2	10.5	732	43	0.7	1.7	4	0.0	0.05	0.07	2.6	14	1.6	1.8
		만두가리비수프	74	205	13.8	6.8	22.2	662	98	1.7	1.2	95	0.0	0.09	0.14	1.0	17	1.0	1.7
		브로콜리미트소스를 얹은 두부구이	75	224	12.9	13.7	12.6	525	135	1.3	0.9	27	0.0	0.13	0.11	0.0	48	2.2	1.3
		스페인식연어오믈렛	76	214	13.3	12.3	11.4	248	39	1.2	0.9	118	8.6	0.09	0.28	1.6	6	0.5	0.7
		고기경단과 배추조림	77	328	15.5	19.8	23.1	1062	76	2.1	0.3	127	0.0	0.17	0.26	0.0	22	1.9	2.7
PART 2-2 수술 후(퇴원부터 3주간~3개월)	**식단 · 레퍼토리를 늘립시다.**																		
	아 침	아스파라거스 소테를 곁들인 옥수수오믈렛	80	153	8.1	9.7	7.8	509	45	1.3	1.0	124	1.0	0.11	0.30	0.5	8	1.5	1.3
		토스트	80	149	4.2	5.2	21.0	255	14	0.3	0.4	20	0.0	0.03	0.02	0.0	0	1.0	0.7
		밀크티	80	70	3.5	3.9	5.0	43	114	0.0	0.4	39	0.3	0.04	0.16	0.3	1	0.0	0.1
		아침 합계		372	15.8	18.8	33.8	807	173	1.6	1.8	183	1.3	0.18	0.48	0.8	9	2.5	2.1
	점 심	돼지고기퓨질리 미네스트로네	81	123	6.1	3.1	18.0	552	27	0.9	0.7	150	0.0	0.23	0.10	0.0	31	3.0	1.4
		빵(바게트)	81	84	2.8	0.4	17.3	186	5	0.3	0.2	0	0.0	0.02	0.02	0.0	0	0.8	0.5
		포도	81	41	0.3	0.1	11.0	1	4	0.1	0.1	1	0.0	0.03	0.01	0.0	1	0.4	0.0
		점심 합계		248	9.2	3.6	46.3	739	36	1.3	1.0	151	0.0	0.28	0.13	0.0	32	4.2	1.9
	간식 10시	크림치즈를 얹은 크래커	82	183	3.5	8.3	23.3	179	26	0.2	0.2	50	0.0	0.02	0.05	0.0	2	0.6	0.5
		코코아	82	177	7.9	9.1	18.4	85	235	0.9	1.2	78	0.6	0.09	0.32	0.6	2	1.4	0.2
		간식 10시 합계		360	7.9	9.1	18.4	85	235	0.9	1.2	78	0.6	0.09	0.32	0.6	2	1.4	0.2
	간식 15시	고구마 자킨시보리	82	93	0.5	1.2	20.5	35	15	0.2	0.1	10	0.0	0.04	0.01	0.0	10	0.8	0.1
		호지차	82	0	0.0	0.0	0.2	2	3	0.0	0.0	0	0.0	0.00	0.03	0.0	0	0.0	0.0
		간식 15시 합계		93	0.5	1.2	20.7	37	18	0.2	0.1	10	0.0	0.04	0.04	0.0	10	0.8	0.1
	저 녁	새우돼지고기양배추의 단식초볶음	83	273	19.3	14.2	16.2	1048	68	1.3	1.9	207	0.6	0.34	0.20	1.6	27	2.4	2.6
		전자레인지를 이용한 가지나물	83	27	1.3	0.1	6.1	195	19	0.3	0.2	8	0.0	0.05	0.05	0.0	4	2.2	0.5
		모로헤이야와 두부맑은국	83	28	3.0	0.9	2.7	448	76	0.5	0.3	189	0.0	0.09	0.13	0.6	15	1.4	1.2
		밥	83	252	3.8	0.5	55.7	2	5	0.2	0.9	0	0.0	0.03	0.02	0.0	0	0.5	0.0
		저녁 합계		580	27.4	15.7	80.7	1693	168	2.3	3.3	404	0.6	0.51	0.40	2.2	45	6.5	4.3
		1일 합계		1653	60.8	48.4	199.9	3361	630	6.3	7.4	826	2.5	1.10	1.37	3.6	98	15.4	8.6

			게재 페이지	열량	단백질	지방	탄수화물	나트륨	칼슘	철	아연	비타민 A (레티놀)	비타민 D	비타민 B_1	비타민 B_2	비타민 B_{12}	비타민 C	식이섬유	염분
				kcal	g	g	g	mg	mg	mg	mg	μg	μg	mg	mg	μg	mg	g	g
PART2-2 수술 후(퇴원부터 3주간~3개월)	**단품**																		
	식재료별 추천 레시피	돼지고기감자양파찜	84	191	12.4	5.2	23.3	546	17	0.9	1.3	8	0.1	0.55	0.14	0.2	37	2.2	1.4
		돼지등심피카타	85	258	27.4	11.8	8.2	850	110	2.4	2.8	234	0.9	0.85	0.50	0.8	7	1.2	2.2
		저민 닭가슴살과 오이매실무침	86	104	16.2	0.6	8.7	677	20	0.5	0.6	17	0.0	0.08	0.10	0.1	8	0.7	1.7
		인도풍 닭가슴살 소테	87	192	18.7	3.9	20.3	418	60	0.8	0.9	32	0.0	0.19	0.19	0.1	58	2.2	1.1
		찬찬식 생연어 포일구이	88	258	23.2	11.1	17.4	1162	86	2.0	1.3	80	26.2	0.19	0.27	5.0	35	2.9	3.0
		생연어와 파프리카의 구운 난반	89	217	17.9	9.1	15.5	1033	26	1.1	0.7	60	22.4	0.16	0.25	4.2	140	1.9	2.6
		흰살 생선의 일식 야채소스조림	90	91	13.3	0.2	8.6	558	39	0.4	0.5	113	0.7	0.10	0.10	1.2	3	0.8	1.4
		중국풍 가리비 관자 배추조림	91	208	23.3	6.3	13.7	914	65	0.8	2.6	10	0.0	0.04	0.13	2.6	26	1.6	2.3
		야채를 듬뿍 넣은 으깬 두부조림	92	131	10.8	6.8	6.3	467	151	1.6	1.1	150	0.5	0.12	0.18	0.5	2	1.3	1.2
		포크빈즈	93	149	11.8	6.9	10.5	359	45	1.3	1.4	50	0.0	0.37	0.12	0.1	12	4.1	0.9
		중국풍 깍지콩과 다진고기조림	94	113	5.9	7.8	4.6	316	30	0.7	0.8	28	0.1	0.19	0.12	0.1	6	1.4	0.8
		피망가지뱅어포볶음	95	54	5.3	0.5	8.7	486	67	0.6	0.6	41	4.6	0.09	0.09	0.8	38	3.3	1.2
		걸쭉한 게맛살을 얹은 브로콜리	96	76	7.9	1.6	9.5	582	74	0.9	0.6	61	0.4	0.12	0.17	0.3	96	3.5	1.5
		양배추와 다진고기 토마토조림	97	192	12.3	8.1	18.8	583	76	1.4	1.7	363	0.3	0.44	0.19	0.2	55	5.0	1.5
		시금치와 가리비 관자 크림소스조림	98	222	14.0	12.3	13.6	447	120	1.1	1.7	225	0.2	0.08	0.23	1.2	19	1.4	1.1
		무와 튀긴 두부조림	99	111	7.0	5.8	8.9	368	195	2.0	0.8	46	0.0	0.09	0.09	0.2	33	2.2	0.9
		무소고기조림	100	136	5.2	8.7	9.3	664	22	0.6	1.4	2	0.0	0.04	0.07	0.4	9	1.0	1.6
		뿌리채소와 닭고기조림	101	133	13.1	4.0	11.7	470	29	0.8	1.5	184	0.0	0.10	0.17	0.3	22	1.8	1.2
		감자밀크그라탕	102	495	19.9	25.6	46.9	695	315	1.3	2.4	93	0.9	0.41	0.48	1.4	78	2.6	1.8
		간단 토란조림	103	122	1.9	6.1	14.8	312	12	0.6	0.3	0	0.0	0.07	0.03	0.0	8	2.4	0.8
PART3 수술 후 100일을 맞아서	100일째 축하밥상	도미카르파초	110	125	12.6	7.5	0.6	175	24	0.3	0.3	35	3.0	0.06	0.05	0.7	8.5	0.3	0.4
		소고기등심 샤리아핀 스테이크	110	282	19.4	11.2	25.9	763	51	2.6	3	52	0.0	0.2	0.24	1.4	42.9	3.6	1.9
		야채도리아	111	312	8.1	12.2	42.0	427	168	0.8	1.4	141	0.4	0.14	0.26	0.4	99.2	2.6	1.1
		과일한천젤리	111	57	0.5	0.1	14.9	1	14	0.2	0.1	14	0.0	0.02	0.02	0.0	32	1.2	0.0
		100일째 축하밥상 합계		776	40.6	31	83.4	1366	257	3.9	4.8	242	3.4	0.42	0.57	2.5	182.5	7.7	3.4

식도암 수술 전후
100일간의 식단
회복에서 식사 계획까지

초판 발행 2019년 9월 10일
초판 4쇄 2024년 2월 8일

지은이 호카무라 노부카즈·마쓰바라 히로키·고스케 요코
옮긴이 황진욱·하길매·최보람·김달님
펴낸곳 고려대학교출판문화원
www.kupress.com
kupress@korea.ac.kr
(02841) 서울특별시 성북구 안암로 145
Tel 02-3290-4230, 4232
Fax 923-6311
찍은곳 네오프린텍(주)

ISBN 978-89-7641-984-2 13590

값 20,000원
※ 잘못 만들어진 책은 바꿔드립니다.

저자

의료해설 **호카무라 노부카즈**外村修一
(전) 독립행정법인 국립 암연구센터 중앙병원 식도외과
도쿄대학 의학부 의학과 졸업. 도쿄대학 병원, 도쿄 공제병원, 도쿄 도립 보쿠토 병원, 간토 체신병원(현 NTT 동일본 간토병원 근무), 군마 현립 암센터, 국립 암연구센터 중앙병원 등을 거쳐 현재 기타(北原) 국제병원 근무. 식도암, 식도 위접합부 암 전문. 일본 외과학회 일본 소화기외과 학회 전문의·지도의. 식도암 수술 전후 영양 관리 및 암과 영양 문제 컨설턴트로 활동하고 있다. 공저《표준 관리 지침 크리티컬 패스트 케어 계획 ② 식도암》(照林社),《Knach & Pitfalls 식도 외과의 요점과 맹점》(文光堂),《오늘의 소화기 질환 치료 지침 제3판 치료 수기 식도 수술 후 관리와 환자 교육》(医学書院) 등이 있다.

영양지도 **마쓰바라 히로키**松原弘樹
후나바시 시립 의료센터 영양관리실장. 영양사
도쿄농업대학 농학부 영양학과 영양학 전공 졸업. 닛신 의료 식품, 지바 서 종합병원, 국립 히로사키 병원, 국립 요양소 후쿠시마 병원, 국립 병원기구 센다이 의료센터, 국립 암연구센터 중앙병원 등을 거쳤다. 영양지원팀 전담 영양사, 당뇨병 요양 지도사로서의 일상 업무와 함께 학회 활동과 강연, 연구 활동을 하고 있다. 연구로 〈조혈모세포 이식시의 이식 음식 개선과 환자 QOL 향상의 검토〉(2008 (재)정책 의료 진흥 재단 보조금 연구 주임 연구원) 등이 있다.

레시피·요리개발 **고스케 요코**小菅陽子
요리·과자 연구가
쿠킹 스튜디오 콘 벨 샷시 온 주재. 조시에이요대학(女子栄養大学) 강사. 생활 습관병을 예방할 수 있는 건강한 음식 "한천"을 연구. 주관하는 스튜디오와 문화스쿨에서 건강과 영양에 대한 요리 교실을 열었다. 영양과 함께 맛을 모토로 한 요리가 인기를 끌고 있으며, TV·잡지·기업의 상품 개발 등 다방면에서 활약 중이다. 주요 저서에《한천 레시피 클럽》(女子栄養大学出版部),《맛있는 안티 에이징》(小学館),《10년 후에도 아름다움을 유지하기 위한 식사》(大泉書店) 등이 있다. 홈페이지 http://www.y-kosuge.com/

역자

황진욱 고려대학교 안산병원 흉부외과 교수
2001년 고려대학교 의과대학 의학사
2004년 고려대학교 흉부외과학 석사
2011년 고려대학교 흉부외과학 박사
2009년 서울아산병원 폐식도외과 임상강사
2010년 한국원자력병원 흉부외과 전임의
2011년 동남권원자력병원 흉부외과 전임의
2012년 - 현재 고려대학교 안산병원 흉부외과 근무

하길매 성빈센트병원 외래 간호사
2000년 부산외고 일본어과 졸업
2004년 인제대학교 간호학과 졸업
2004년 - 2007년 부산백병원 내과병동 간호사
2009년 청심국제병원 일본인 병동 근무
2010년 - 2011년 동남권 원자력병원 소화기내과 외래 근무

최보람 NYCHH Bellevue Hospital 간호사
2006년 JLPT (4급)
2007년 JLPT (2급)
2008년 JLPT (1급)
2007년 - 2010년 안산대학교 간호학 학사
2010년 Korean Registered Nurse License 취득
2010년 - 2018년 고려대학교 안산병원내과중환자실 책임간호사
2015년 Nclex-RN License 취득

김달님 고려대학교 안산병원 영양팀 주임영양사
2005년 수원대학교 식품영양학과 졸업
2005년 - 2006년 한국아라마크 근무
2009년 캘리포니아 주립대학교 언어학과 졸업
2011년 캘리포니아 주립대학원 영양학과 졸업
2012년 고려대학교 안암병원 영양팀 인턴 근무
2013년 - 고려대학교 안산병원 영양팀 근무